マンガで学ぶ感染症

著：岩田 健太郎
作画：弐月 匡　　制作：株式会社トレンド・プロ

中外医学社

まえがき

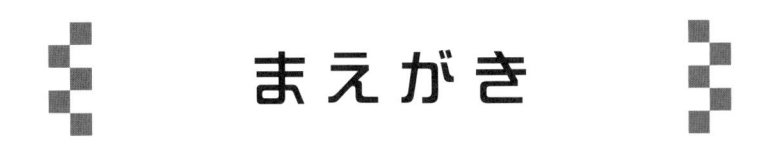

　本書は，PBLの感染症をストレスなく突破するにはとても手っ取り早い本だと思います．医学部4年生が読んでも楽しめる内容を目指しました．

　感染症は苦手だし，あまり興味もないんだけど，とりあえず試験を受けなきゃ，という方にもお奨めです．いちばんコアな部分だけを選りすぐってマンガにしました．寝っ転がりながらでも簡単に勉強できます．

　臨床現場で感染症と立ち向かわなければならない，けれども忙しいし勉強する暇がない．そんな研修医の皆さんにもお奨めです．どんなに疲れていても，どんなに忙しくても，さらっと読めるはずです．

　とにかく，楽しく，手っ取り早く，便利に……そういう本を目指してみました．肩肘張らず，楽しんでいただければ幸いです．

　感染症はどの科に行っても遭遇する普遍的な問題です．皆さんができるだけストレスなく感染症の問題をすり抜けて行かれることを希望してやみません．

　では，楽しいエキサイティングな感染症ワールドの世界にようこそ！

岩田　健太郎

もくじ

プロローグ なぜ、感染症を学ばなくてはいけないの？　　1

　フォローアップ ……………………………………… 20

第1章 肺炎　気道感染症のアプローチ　　25

　1　むやみに抗菌薬を使わない ……………………… 26
　2　一般細菌の区別の仕方 …………………………… 33
　3　CRPとプロカルシトニン ………………………… 40
　4　原因微生物を探す ………………………………… 42
　5　エンピリック治療法 ……………………………… 46
　フォローアップ ……………………………………… 51

第2章 尿路感染　男女平等ではない感染症の世界　　57

　1　腰の範囲は広い …………………………………… 58
　2　痛みの分類 ………………………………………… 62
　3　CVAノックペイン ………………………………… 66
　4　陰性所見 …………………………………………… 68
　フォローアップ ……………………………………… 81

v

もくじ

第3章　髄膜炎　絶対に見逃してはならない　85

- 1　バイタルサインの優先度……88
- 2　意識障害……93
- 3　髄膜炎の検査……96
- 4　髄膜炎の治療と予防……100
- フォローアップ……111

第4章　カテ感染　必要のないカテは抜く　115

- 1　最強？　最凶？……121
- 2　カテ感染のアプローチ……128
- 3　カテ感染の原因菌……130
- 4　入院患者の診断は難しい？……132
- フォローアップ……140

第5章 蜂窩織炎　軟部組織は解剖学が全て　145

 1 セフェムの使い分け ………………………………… 154
 2 軟部組織感染症のポイント ………………………… 160
 3 診察の仕方 …………………………………………… 164
 フォローアップ ………………………………………… 170

第6章 感染性心内膜炎　感染症は難しい　175

 1 心内膜炎の症例 ……………………………………… 178
 2 心内膜炎を見逃すな！ ……………………………… 182
 3 発熱患者の原理・原則 ……………………………… 185
 4 感染症は難しい ……………………………………… 193
 フォローアップ ………………………………………… 199

プロローグ

なぜ、感染症を学ばなくてはいけないの？

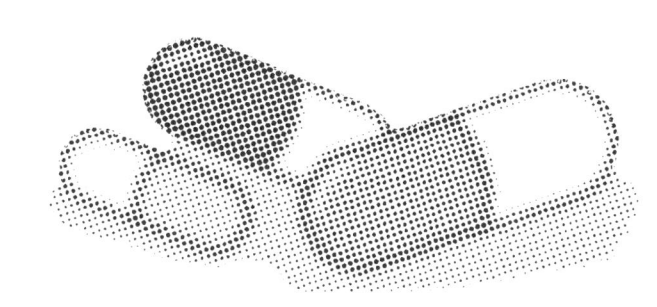

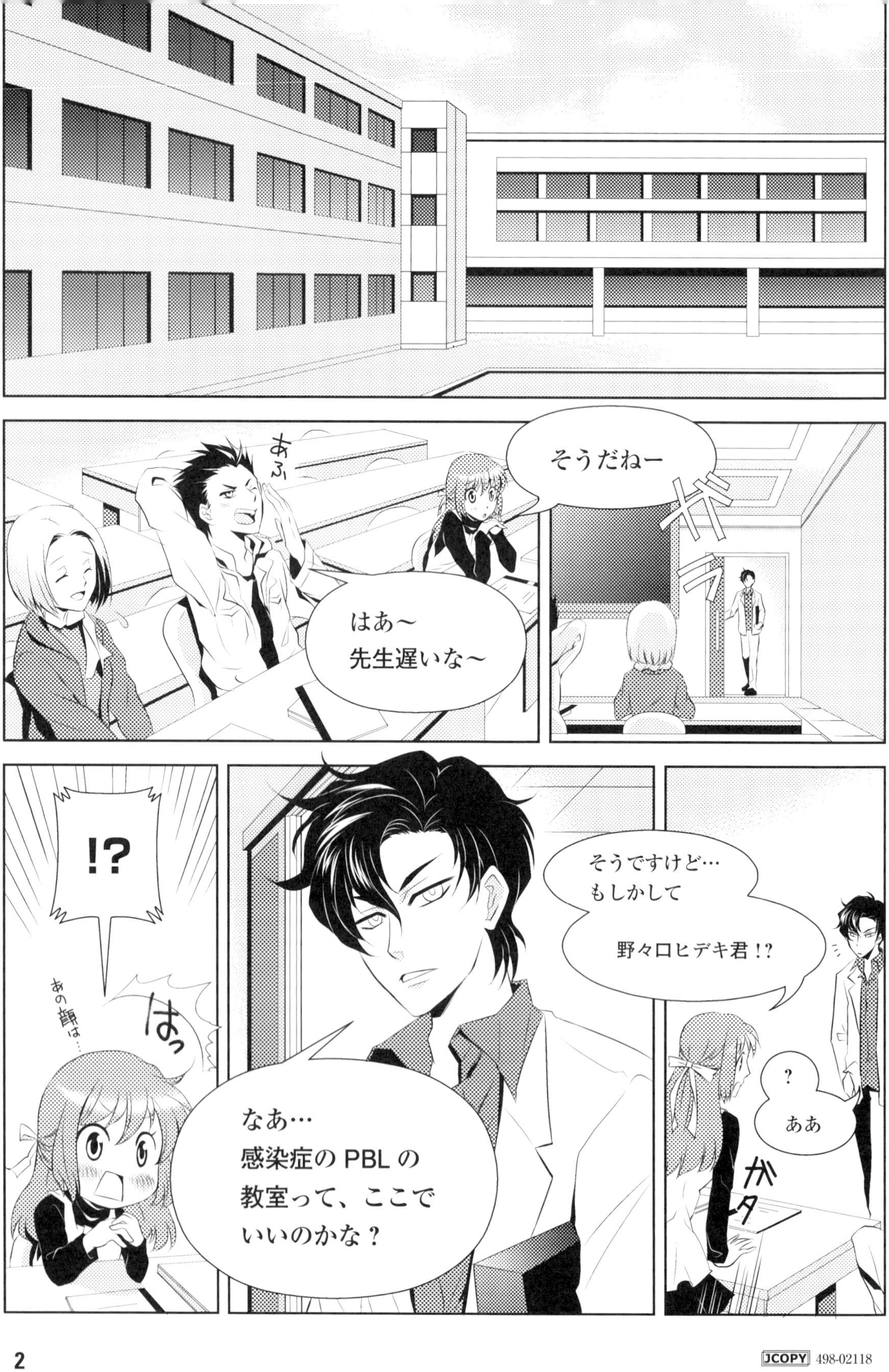

あふ
はあ〜
先生遅いな〜
そうだねー
ガラ
なあ…
感染症のPBLの
教室って、ここで
いいのかな？
?
ああ
ガタ
そうですけど…
もしかして
野々口ヒデキ君!?
はっ
あの顔は…
!?

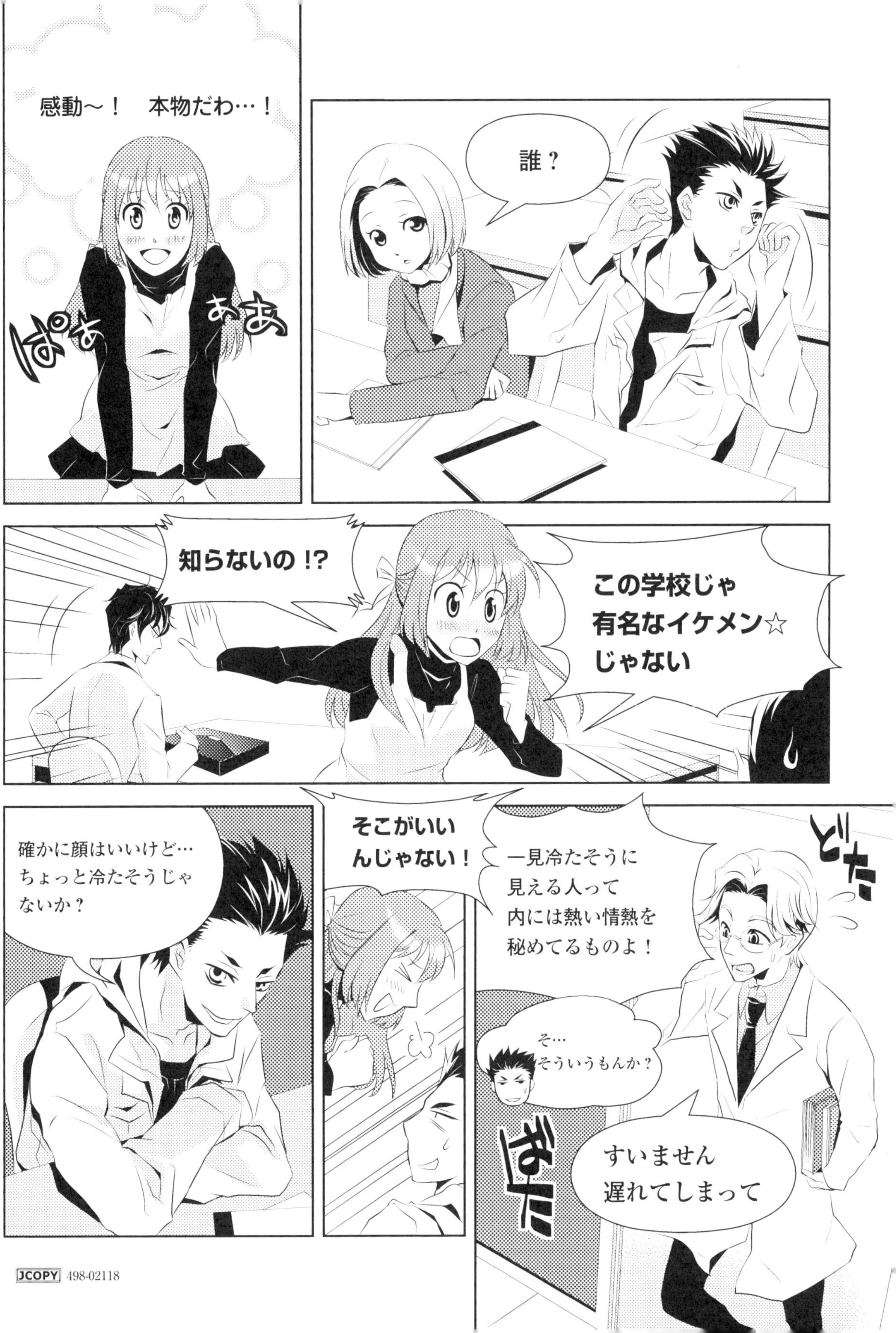
感動～！　本物だわ…！
ぱあああ
誰？
知らないの !?
この学校じゃ
有名なイケメン☆
じゃない
確かに顔はいいけど…
ちょっと冷たそうじゃ
ないか？
そこがいい
んじゃない！
一見冷たそうに
見える人って
内には熱い情熱を
秘めてるものよ！
そ…
そういうもんか？
どた
ばた
すいません
遅れてしまって

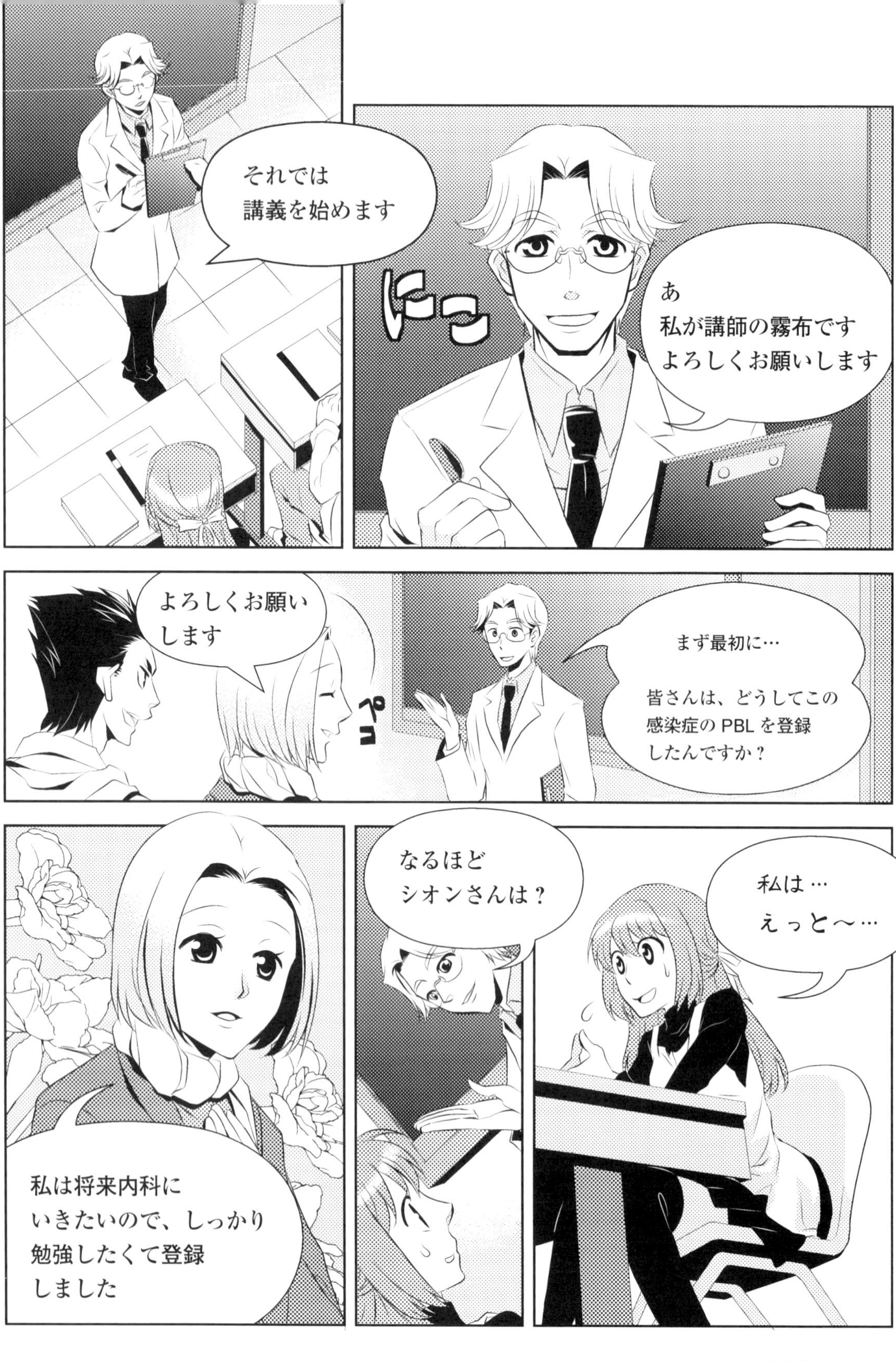
それでは
講義を始めます
にこ
あ
私が講師の霧布です
よろしくお願いします
よろしくお願いします
ペコ
まず最初に…
皆さんは、どうしてこの感染症の PBL を登録したんですか？
私は将来内科にいきたいので、しっかり勉強したくて登録しました
なるほど
シオンさんは？
私は…
えっと〜…

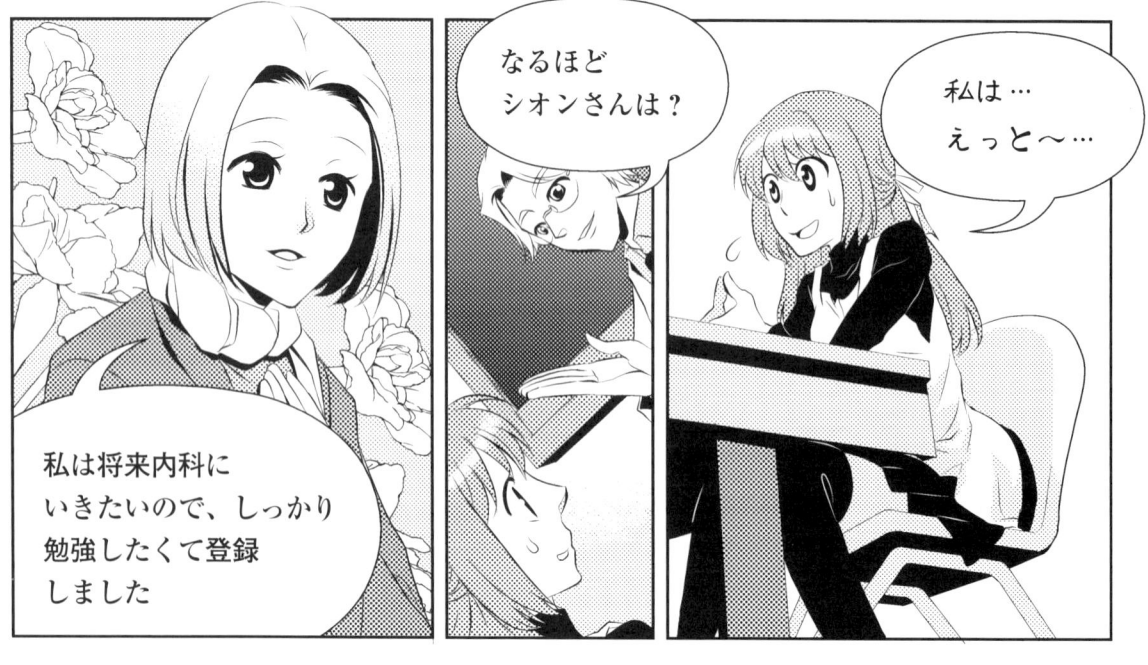

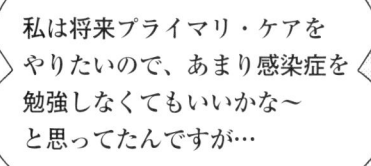

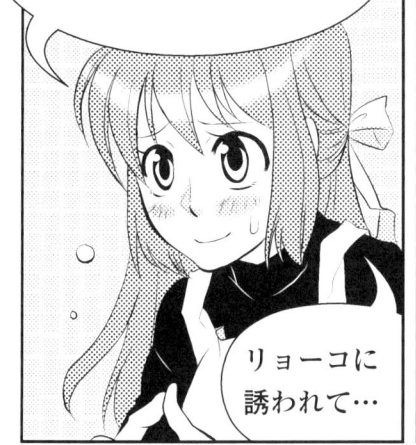

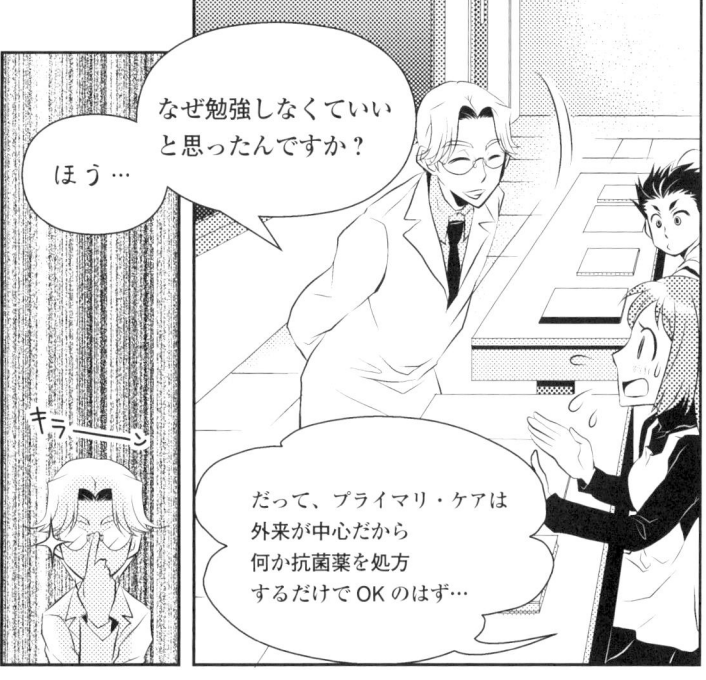

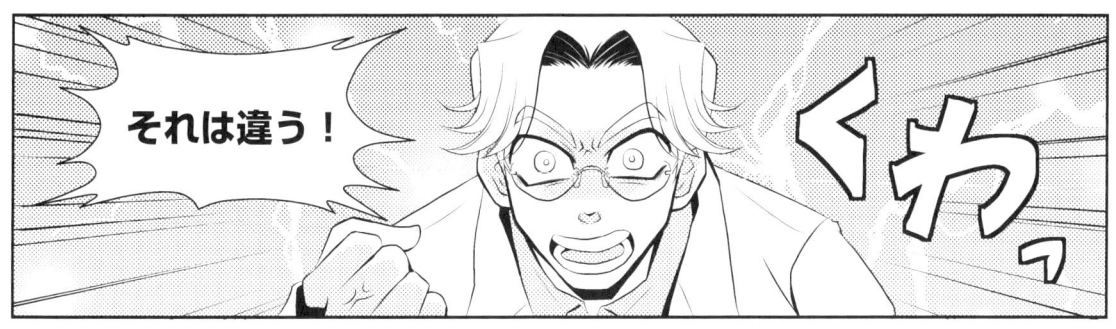

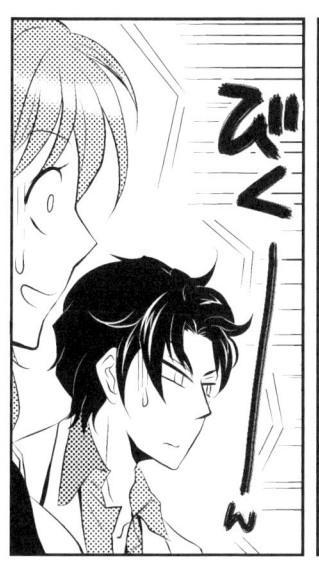

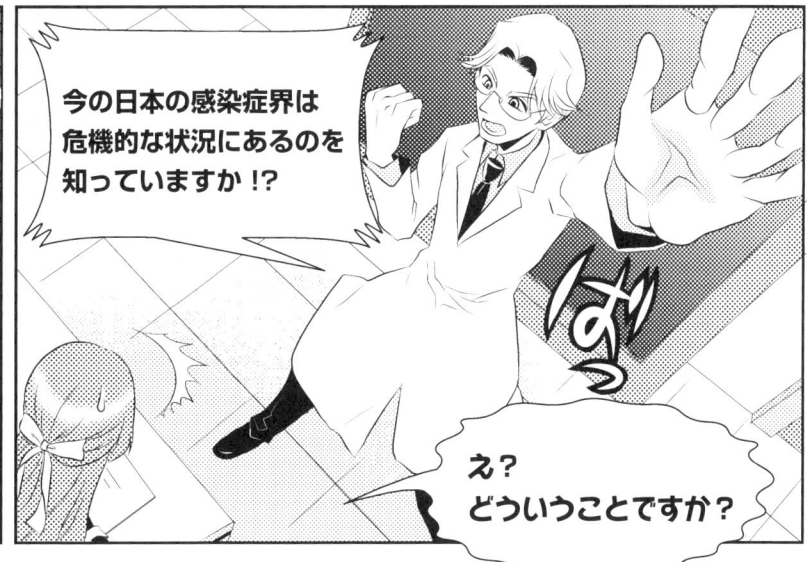

なぜ勉強しなくていいと思ったんですか？

ほう…

私は将来プライマリ・ケアをやりたいので、あまり感染症を勉強しなくてもいいかな〜と思ってたんですが…

だって、プライマリ・ケアは外来が中心だから何か抗菌薬を処方するだけでOKのはず…

リョーコに誘われて…

それは違う！

今の日本の感染症界は危機的な状況にあるのを知っていますか！？

え？どういうことですか？

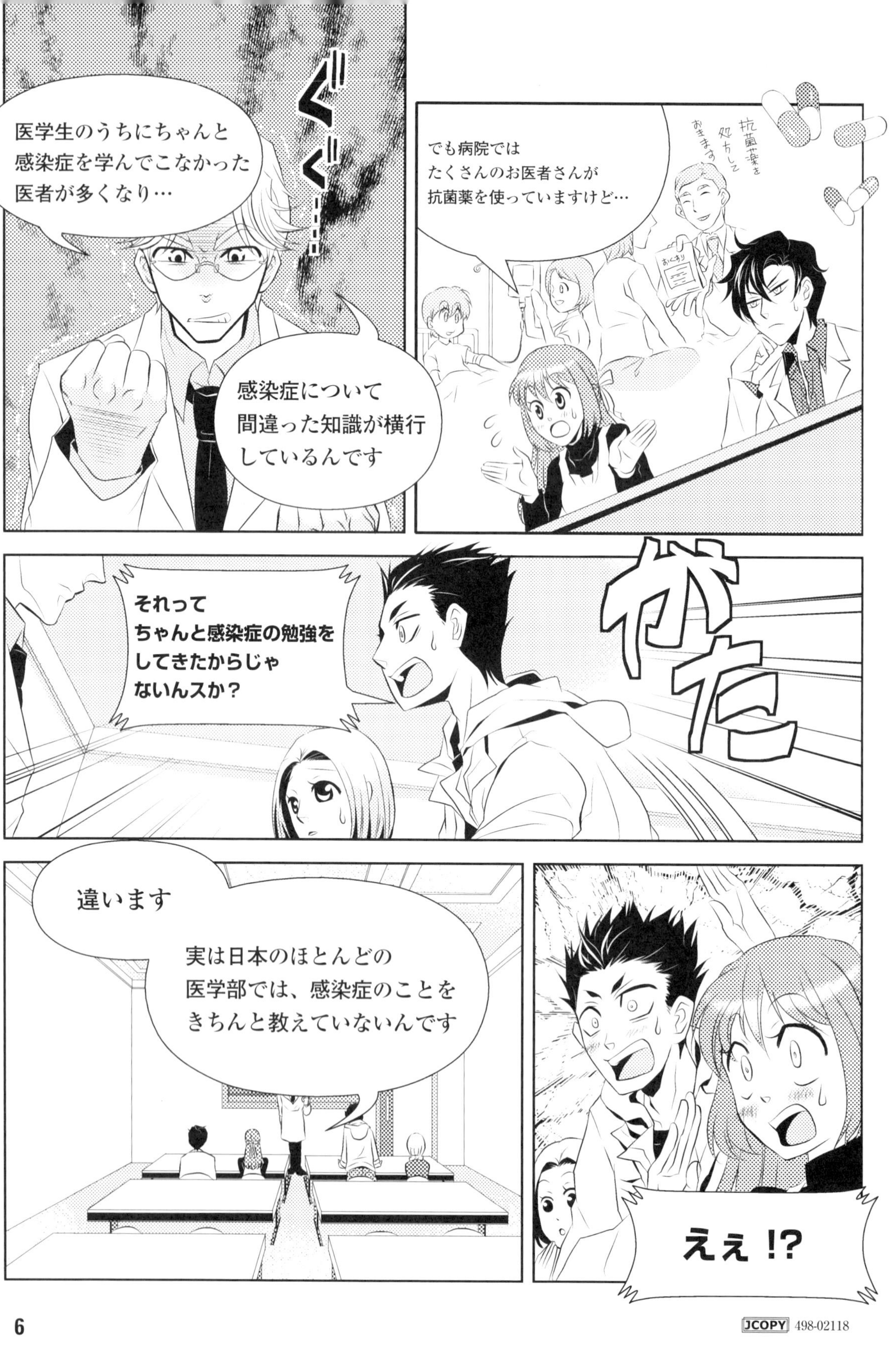

医学生のうちにちゃんと
感染症を学んでこなかった
医者が多くなり…
ググ……
感染症について
間違った知識が横行
しているんです
でも病院では
たくさんのお医者さんが
抗菌薬を使っていますけど…
抗菌薬を処方しておきます
おくすり
それって
ちゃんと感染症の勉強を
してきたからじゃ
ないんスか？
がた
違います
実は日本のほとんどの
医学部では、感染症のことを
きちんと教えていないんです
ええ !?

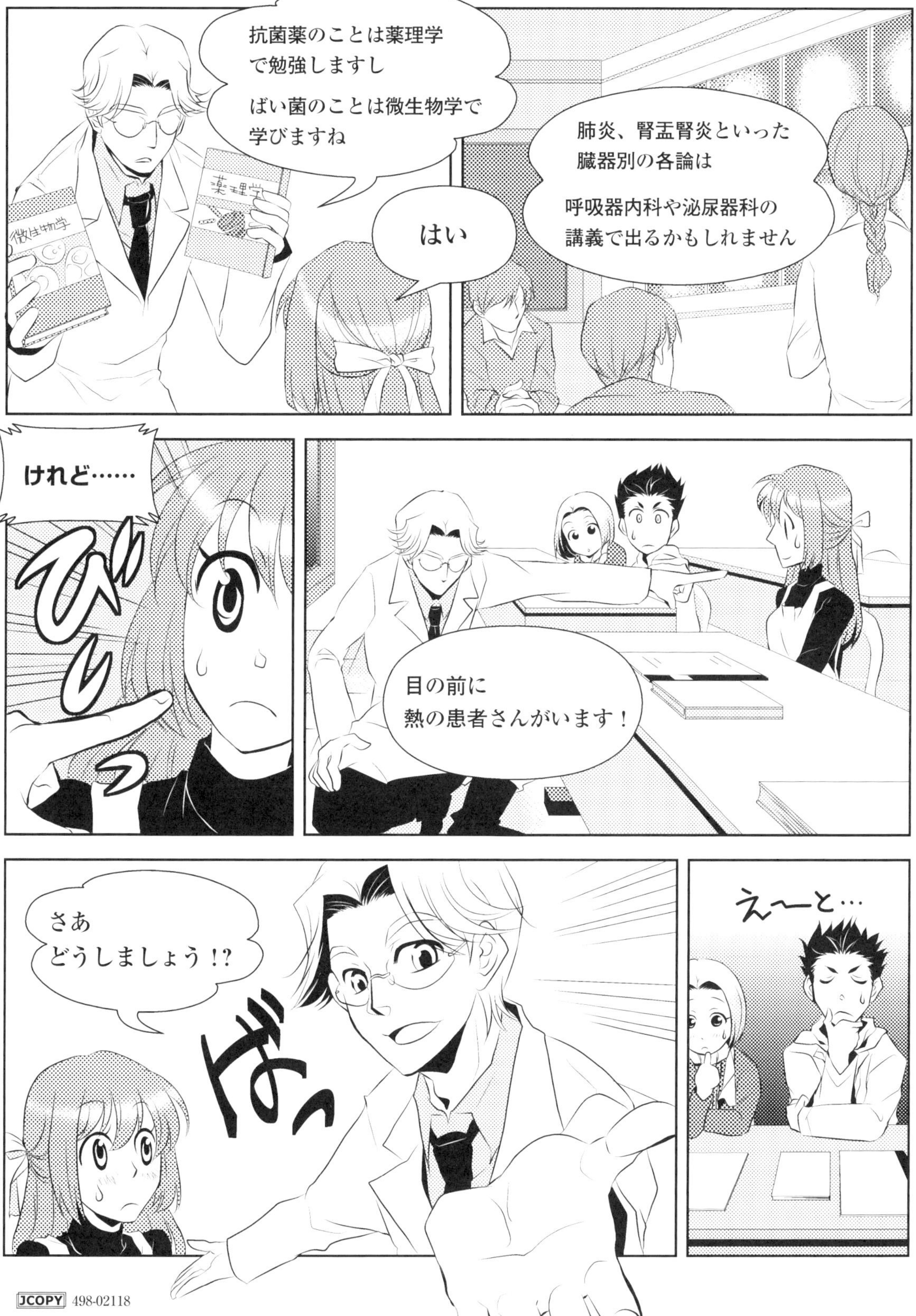
抗菌薬のことは薬理学で勉強しますし
ばい菌のことは微生物学で学びますね
微生物学
薬理学
はい
肺炎、腎盂腎炎といった臓器別の各論は
呼吸器内科や泌尿器科の講義で出るかもしれません
けれど……
びくっ
目の前に熱の患者さんがいます！
さあどうしましょう!?
ばっ
え～～と…

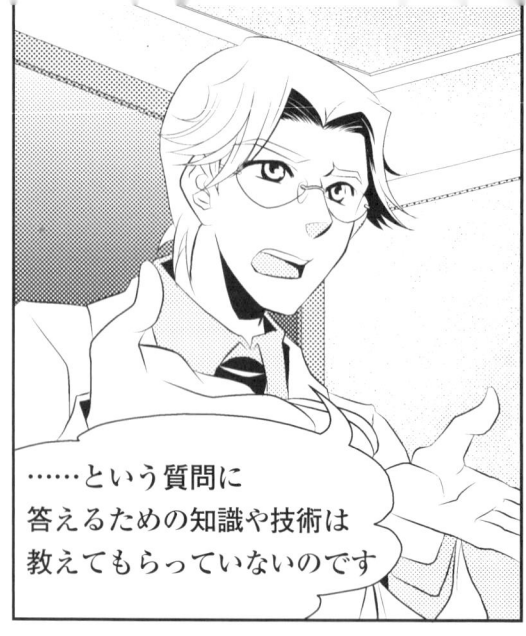

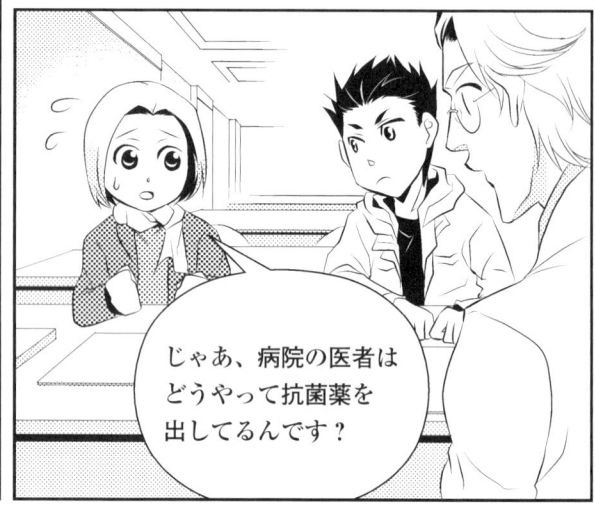

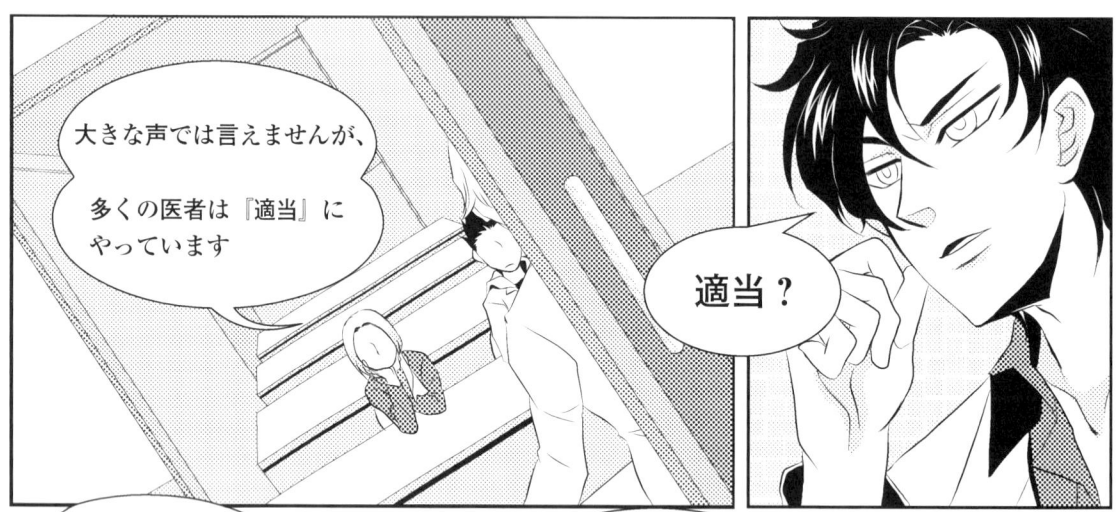

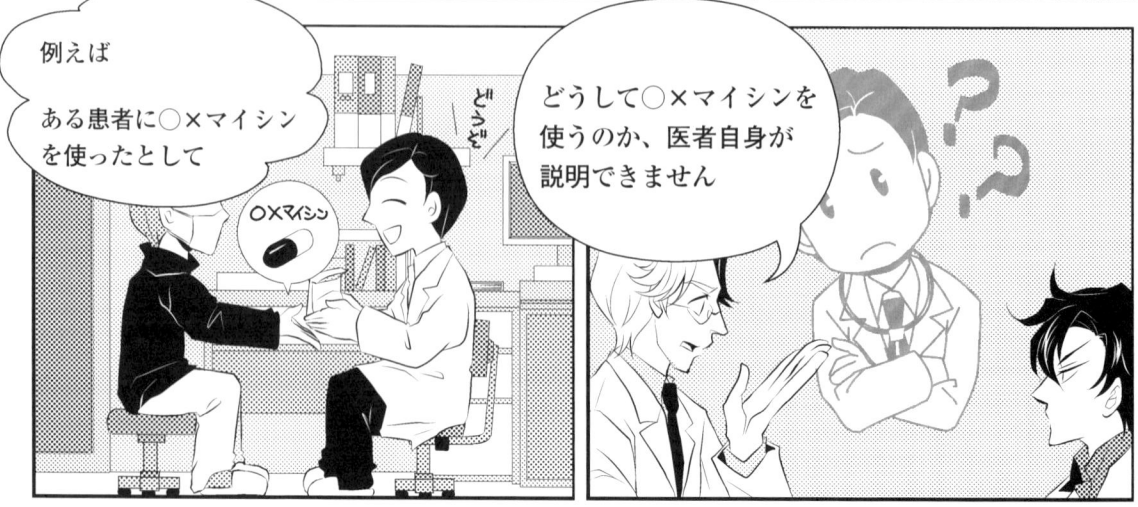

じゃあ、病院の医者はどうやって抗菌薬を出してるんです？

……という質問に答えるための知識や技術は教えてもらっていないのです

適当？

大きな声では言えませんが、多くの医者は『適当』にやっています

どうして○×マイシンを使うのか、医者自身が説明できません

例えばある患者に○×マイシンを使ったとして

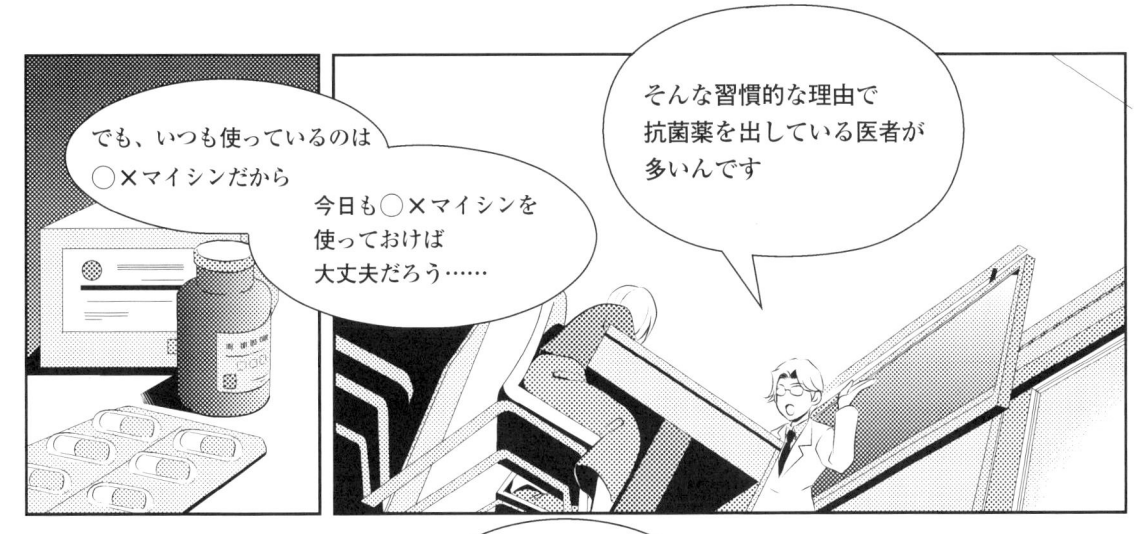

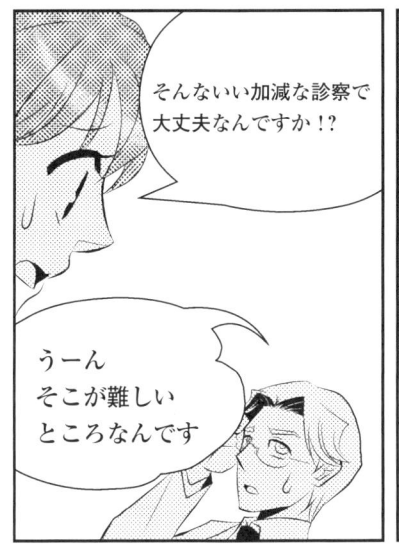

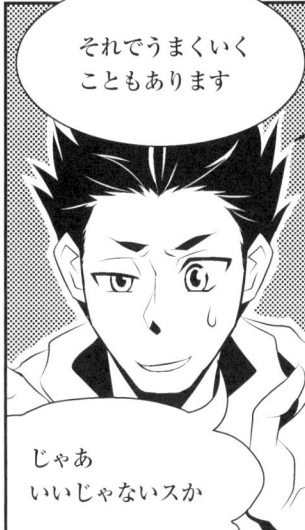

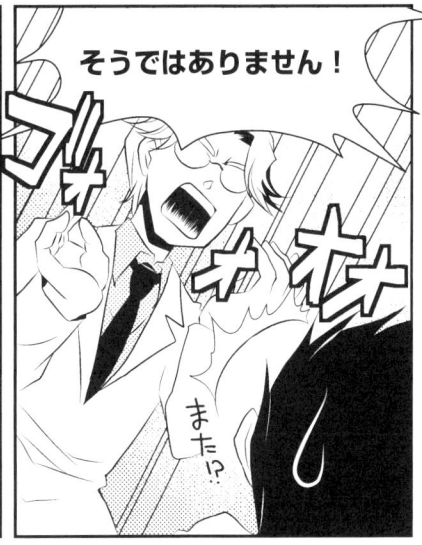

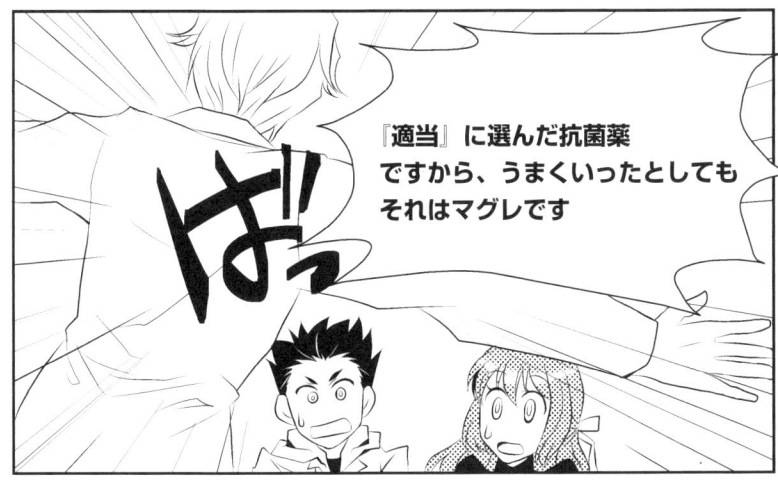

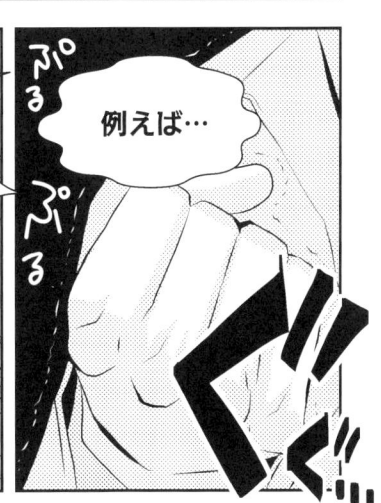

プロローグ ◆ なぜ、感染症を学ばなくてはいけないの？

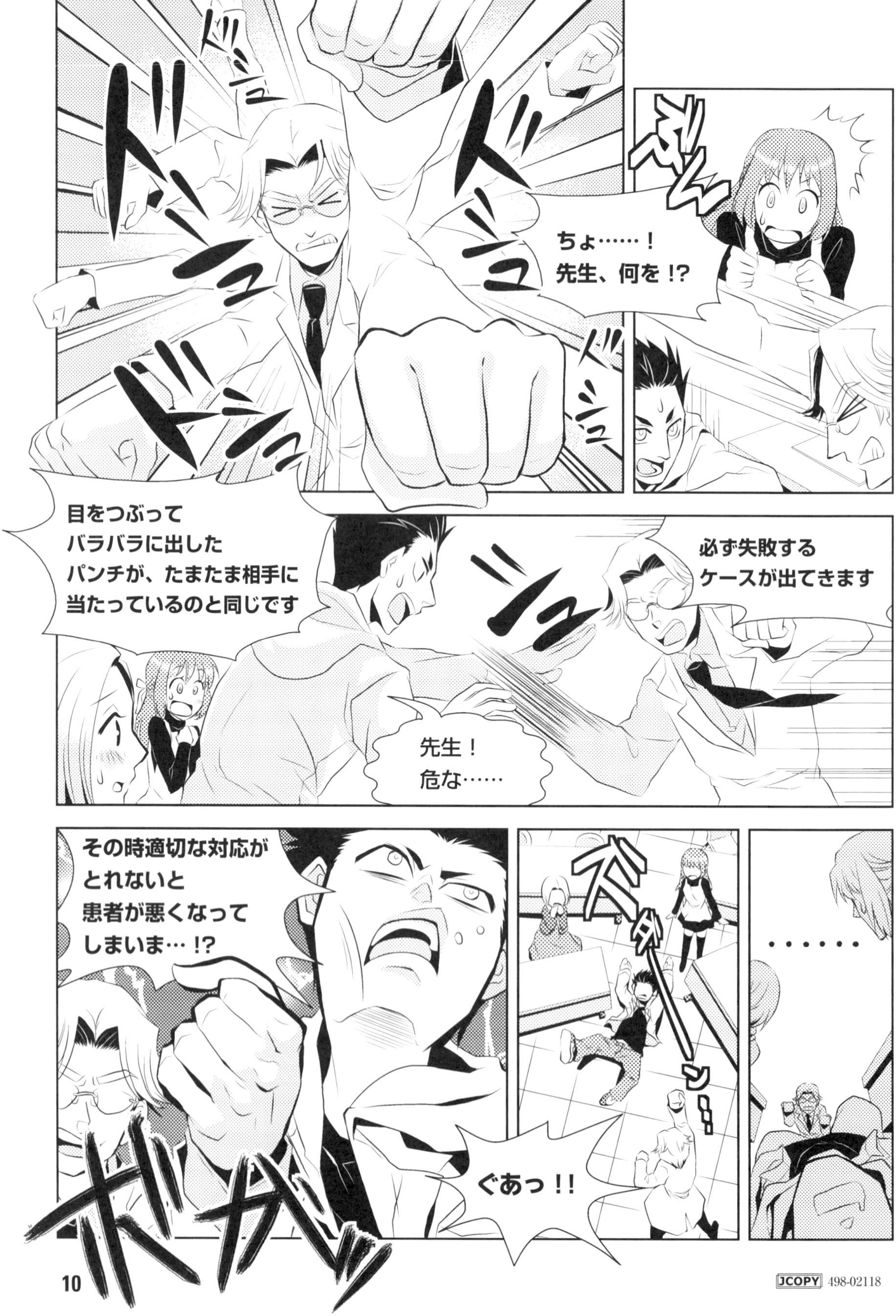
ドドドシュ
ドドシュ
ドシュ
ドシュ
ぶん
ちょ……！
先生、何を!?
目をつぶって
バラバラに出した
パンチが、たまたま相手に
当たっているのと同じです
必ず失敗する
ケースが出てきます
シュ
先生！
危な……
その時適切な対応が
とれないと
患者が悪くなって
しまいま…!?
ボガ
ぐあっ!!
ズターン!!
・・・・・・

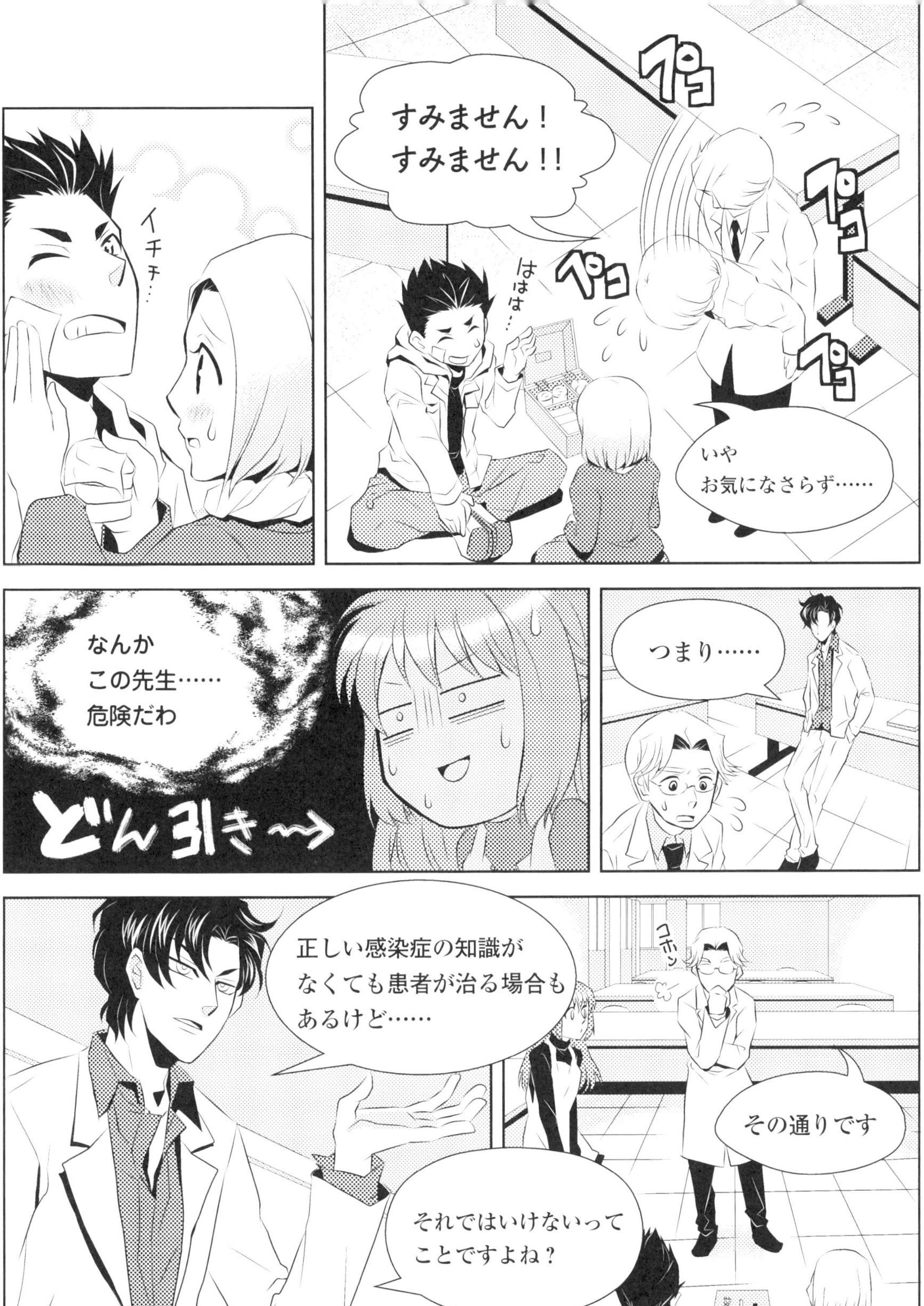
ペコ
ペコ
ペコ
ペコ
すみません！
すみません！！
ははは…
いや
お気になさらず……
イチチ…
つまり……
なんか
この先生……
危険だわ
どん引き
コホッ
正しい感染症の知識が
なくても患者が治る場合も
あるけど……
それではいけないって
ことですよね？
その通りです

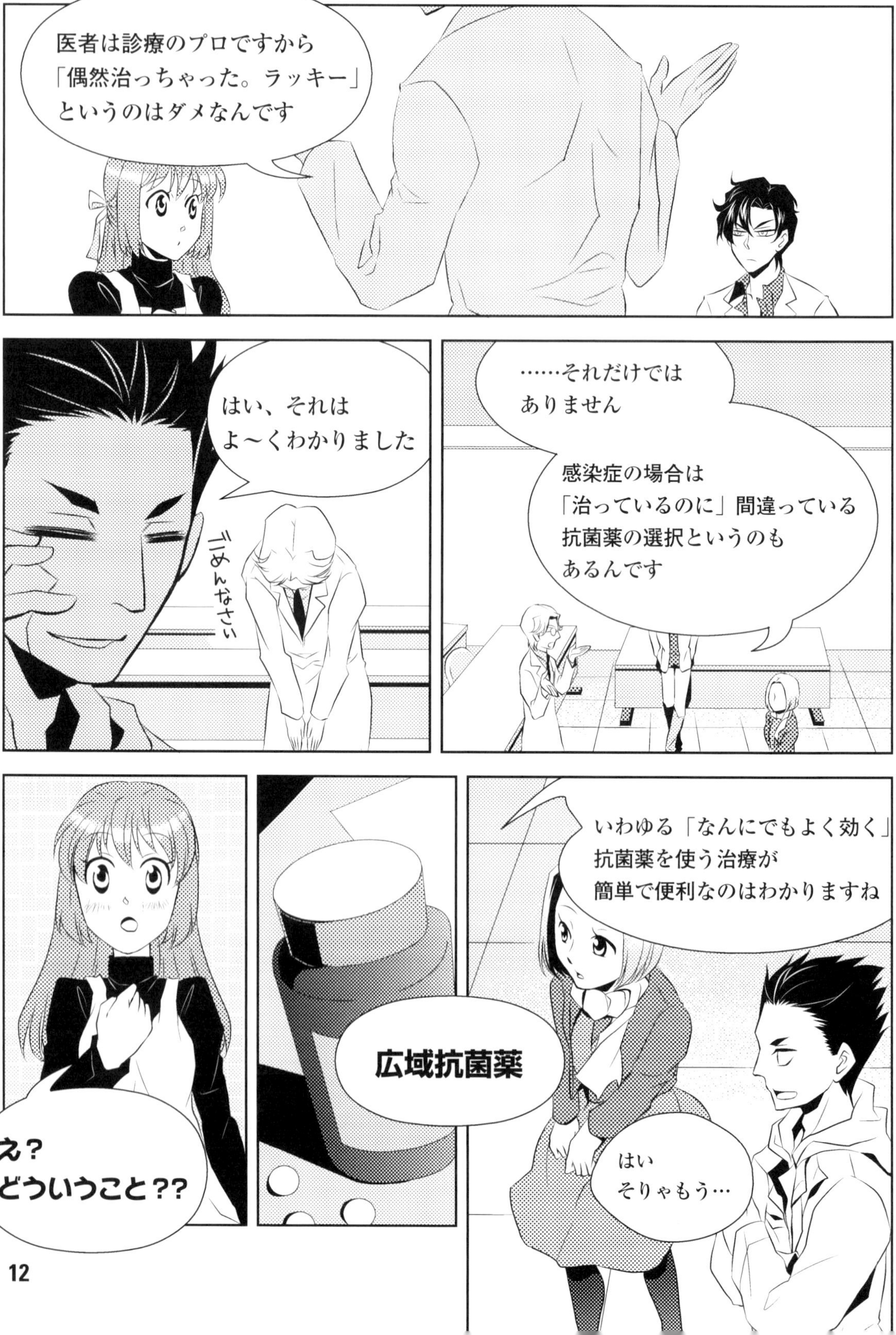

医者は診療のプロですから
「偶然治っちゃった。ラッキー」
というのはダメなんです
はい、それは
よ〜くわかりました
ごめんなさい
……それだけでは
ありません
感染症の場合は
「治っているのに」間違っている
抗菌薬の選択というのも
あるんです
え？
どういうこと??
広域抗菌薬
いわゆる「なんにでもよく効く」
抗菌薬を使う治療が
簡単で便利なのはわかりますね
はい
そりゃもう…

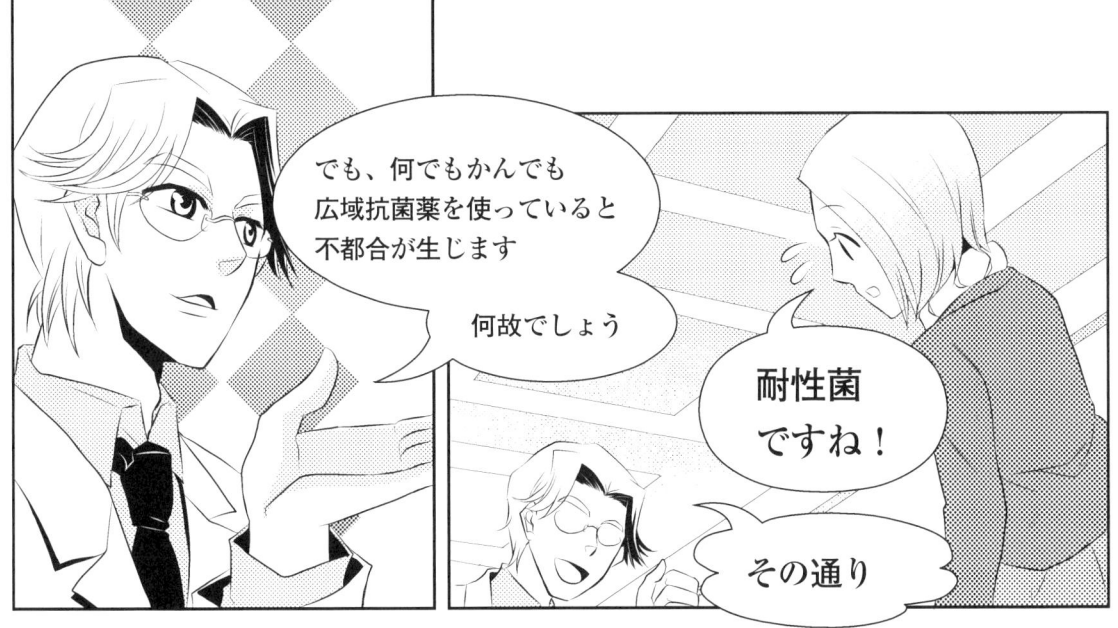

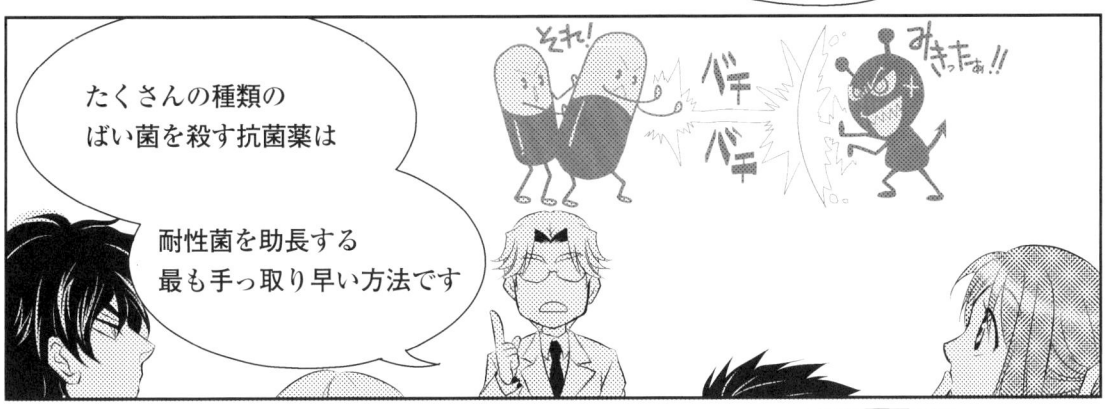

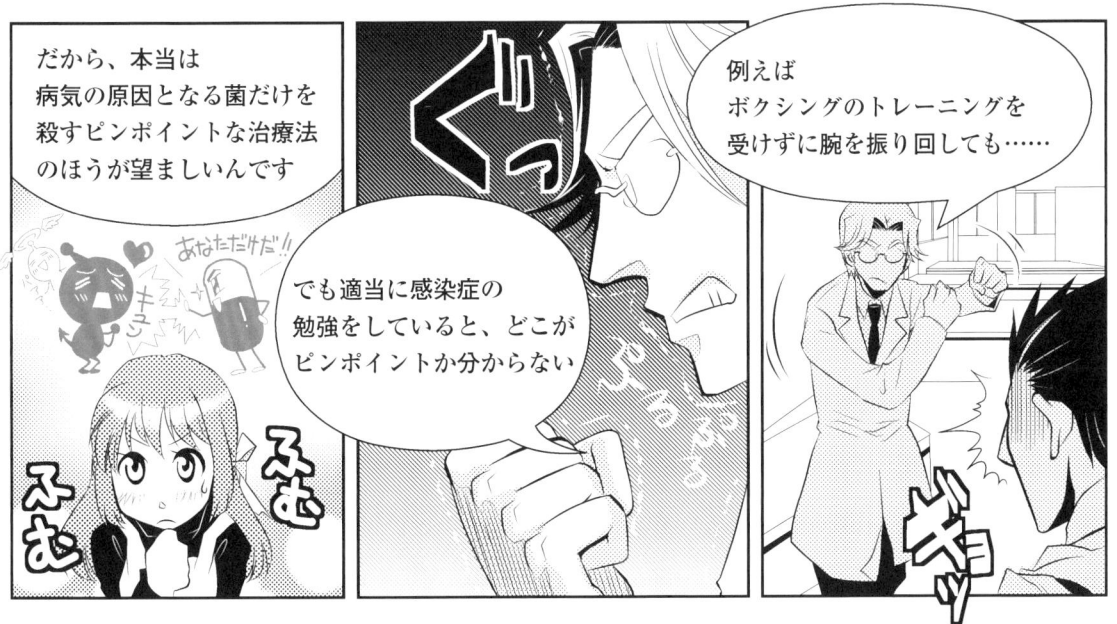

でも、何でもかんでも広域抗菌薬を使っていると不都合が生じます

何故でしょう

耐性菌ですね！

その通り

たくさんの種類のばい菌を殺す抗菌薬は

耐性菌を助長する最も手っ取り早い方法です

だから、本当は病気の原因となる菌だけを殺すピンポイントな治療法のほうが望ましいんです

でも適当に感染症の勉強をしていると、どこがピンポイントか分からない

例えばボクシングのトレーニングを受けずに腕を振り回しても……

プロローグ ◆ なぜ、感染症を学ばなくてはいけないの？

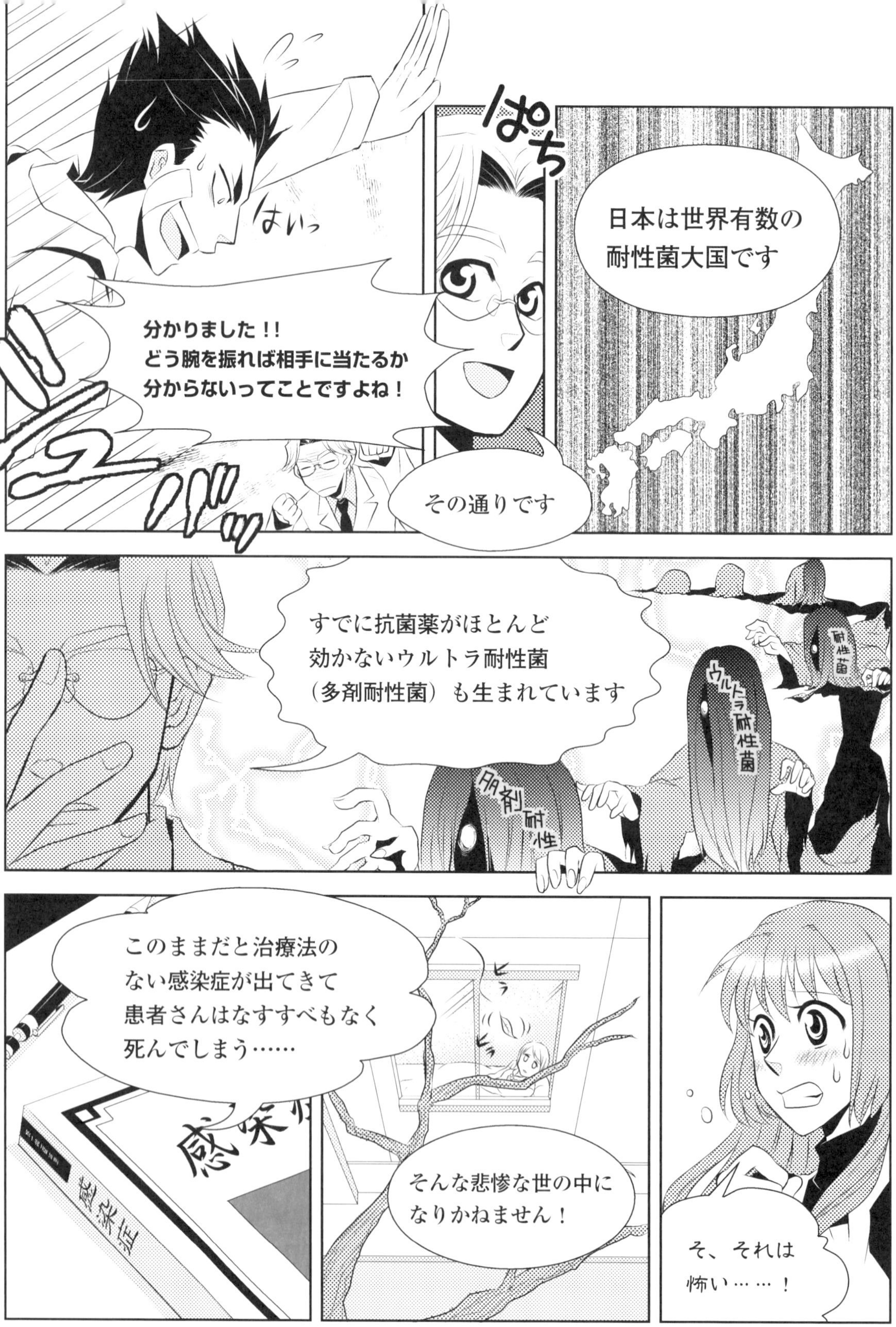
はいっ
分かりました!!
どう腕を振れば相手に当たるか
分からないってことですよね!
その通りです
ぱち
日本は世界有数の
耐性菌大国です
すでに抗菌薬がほとんど
効かないウルトラ耐性菌
(多剤耐性菌) も生まれています
耐性菌
ウルトラ耐性菌
多剤耐性
このままだと治療法の
ない感染症が出てきて
患者さんはなすすべもなく
死んでしまう……
感染症
そんな悲惨な世の中に
なりかねません!
そ、それは
怖い……!

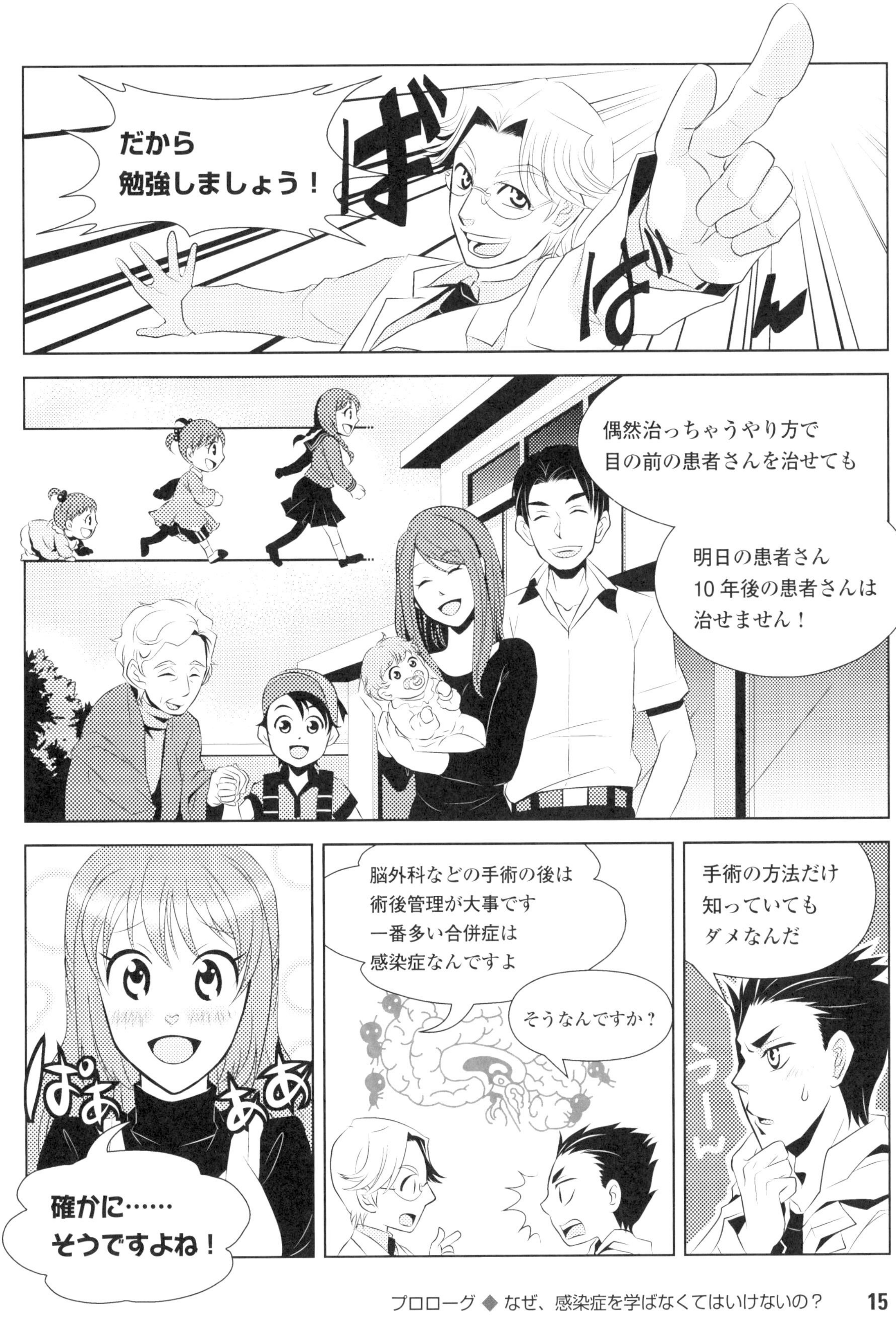
だから
勉強しましょう！
偶然治っちゃうやり方で
目の前の患者さんを治せても
明日の患者さん
10 年後の患者さんは
治せません！
手術の方法だけ
知っていても
ダメなんだ
脳外科などの手術の後は
術後管理が大事です
一番多い合併症は
感染症なんですよ
そうなんですか？
確かに……
そうですよね！

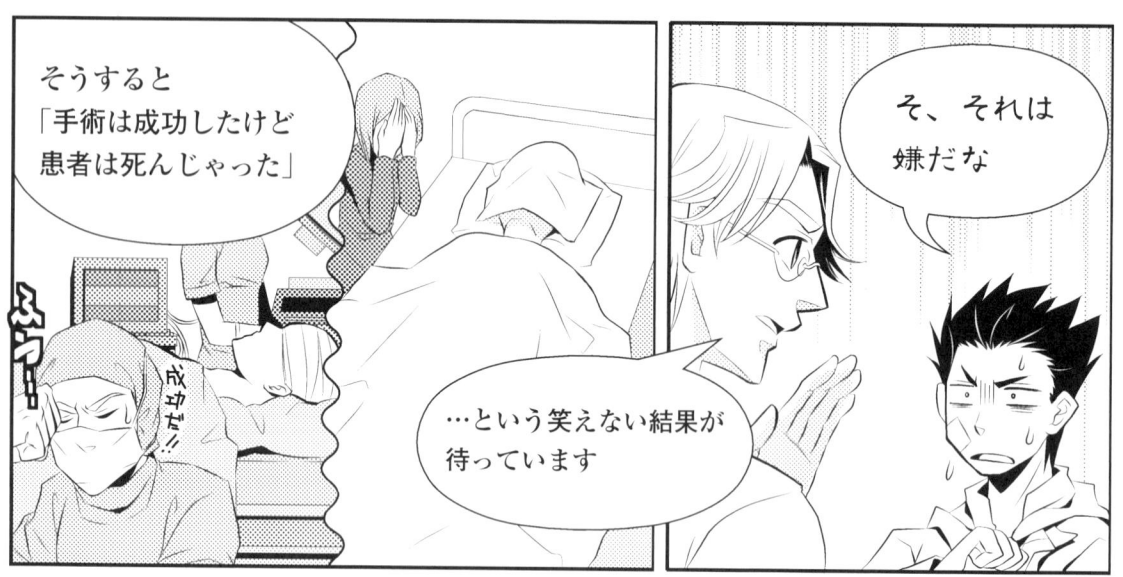

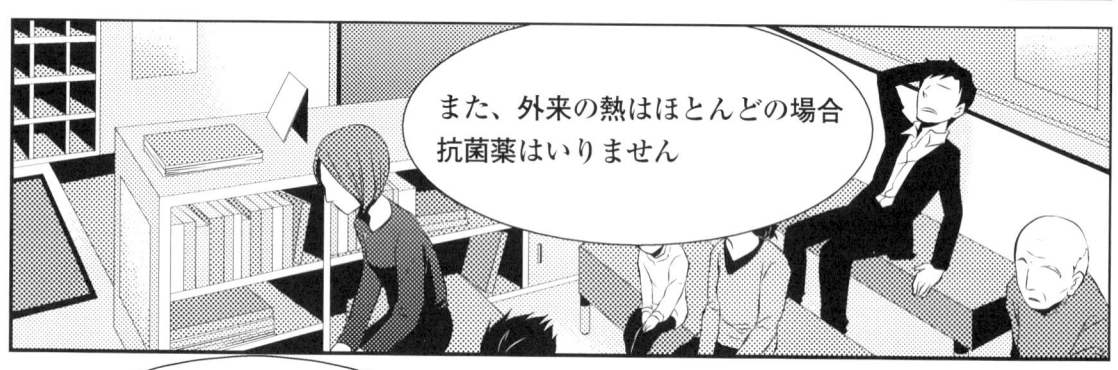

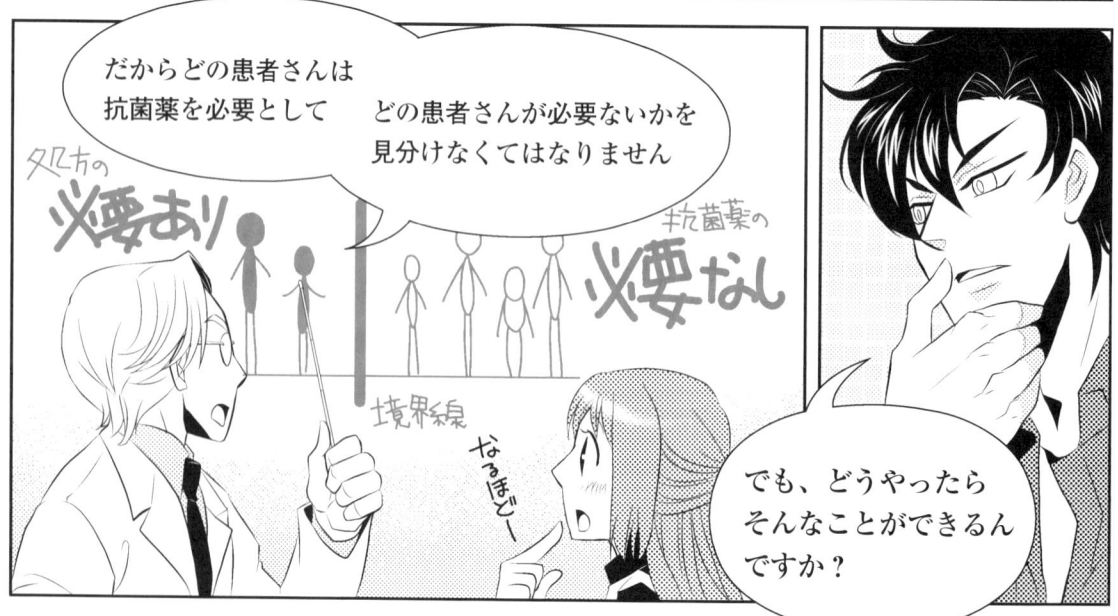

そうすると「手術は成功したけど患者は死んじゃった」

成功だ!!

…という笑えない結果が待っています

そ、それは嫌だな

また、外来の熱はほとんどの場合抗菌薬はいりません

だからどの患者さんは抗菌薬を必要としてどの患者さんが必要ないかを見分けなくてはなりません

処方の必要あり

抗菌薬の必要なし

境界線

なるほどー

でも、どうやったらそんなことができるんですか？

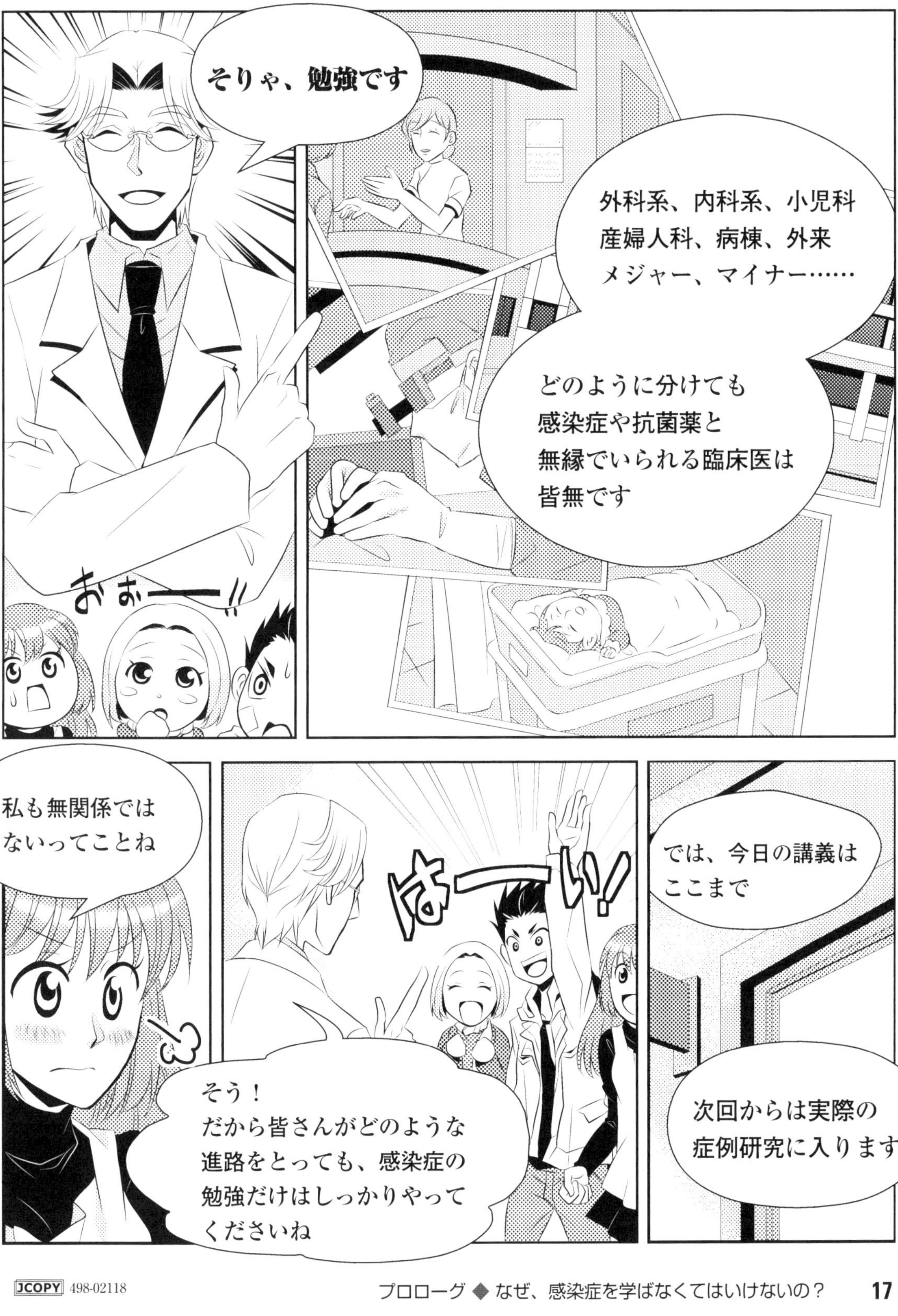
そりゃ、勉強です
外科系、内科系、小児科
産婦人科、病棟、外来
メジャー、マイナー……
どのように分けても
感染症や抗菌薬と
無縁でいられる臨床医は
皆無です
おぉーー!!
私も無関係では
ないってことね
そう！
だから皆さんがどのような
進路をとっても、感染症の
勉強だけはしっかりやって
くださいね
はーい!
では、今日の講義は
ここまで
次回からは実際の
症例研究に入ります

それじゃあまた明日！

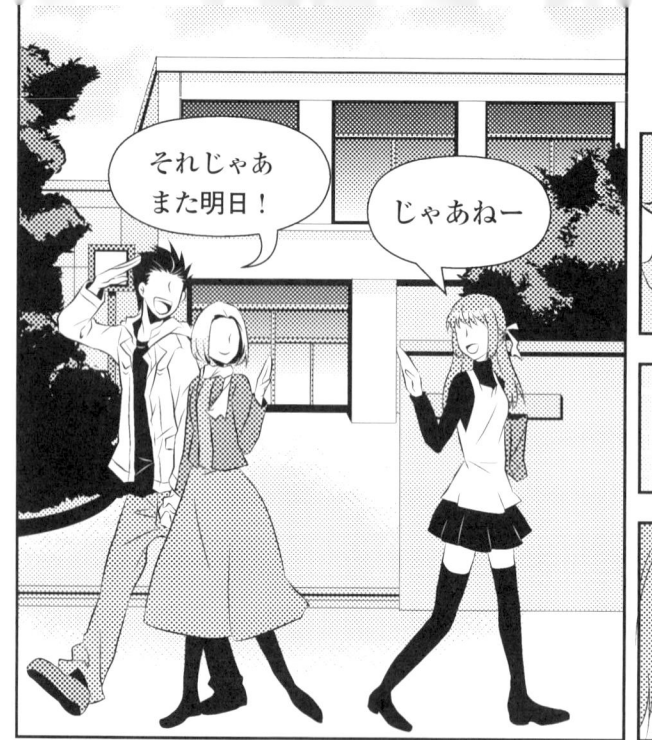

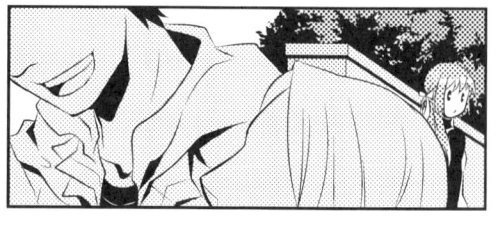

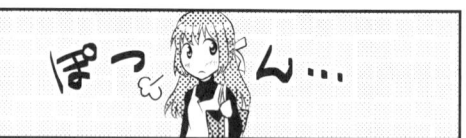

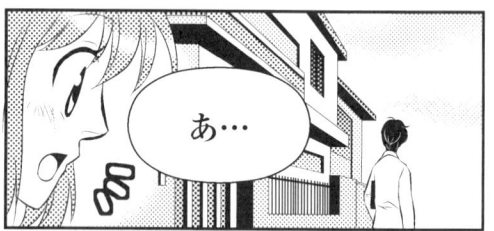

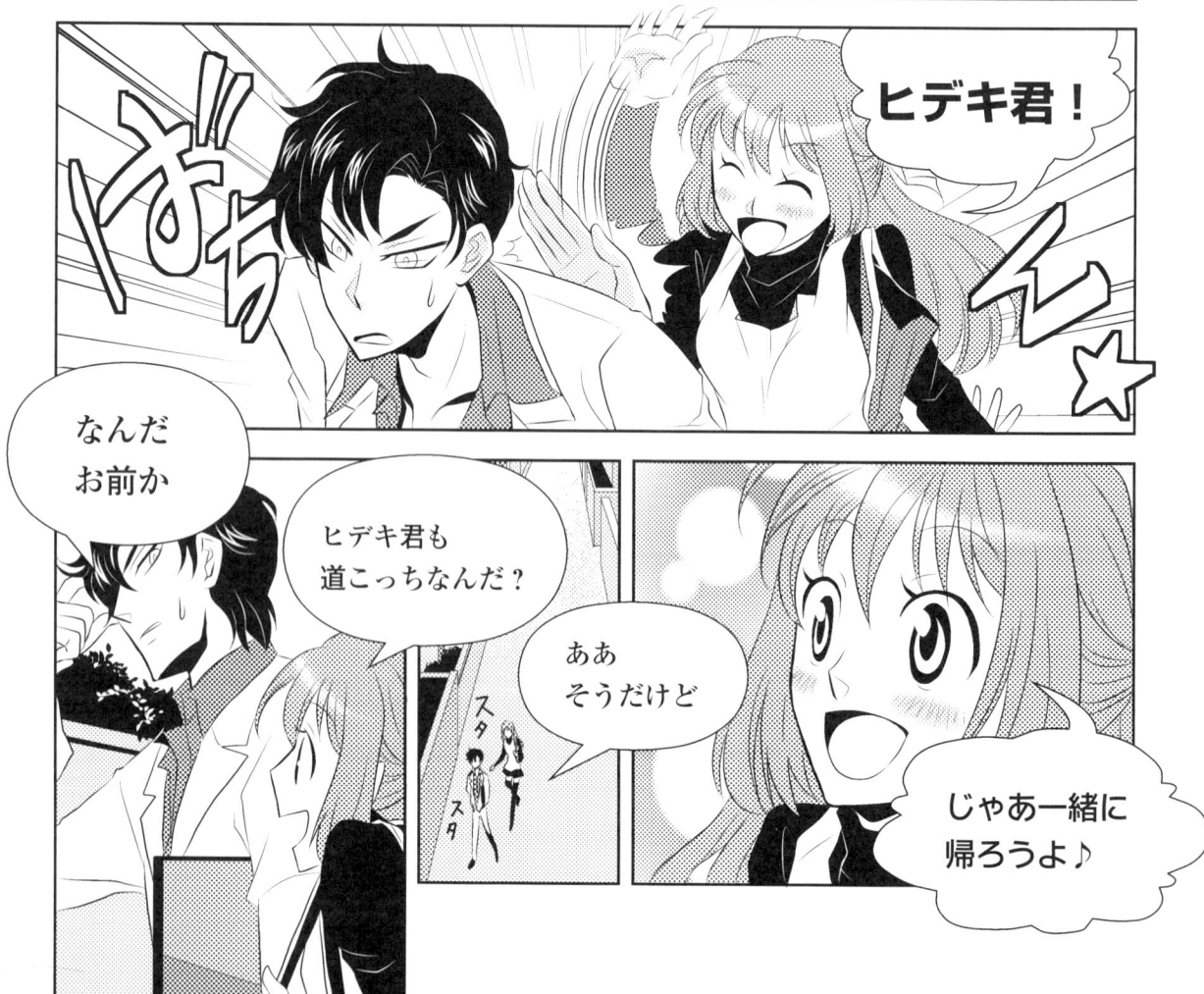

じゃあねー

ぽつん…

あ…

ヒデキ君！

なんだお前か

ヒデキ君も道こっちなんだ？

ああそうだけど

じゃあ一緒に帰ろうよ♪

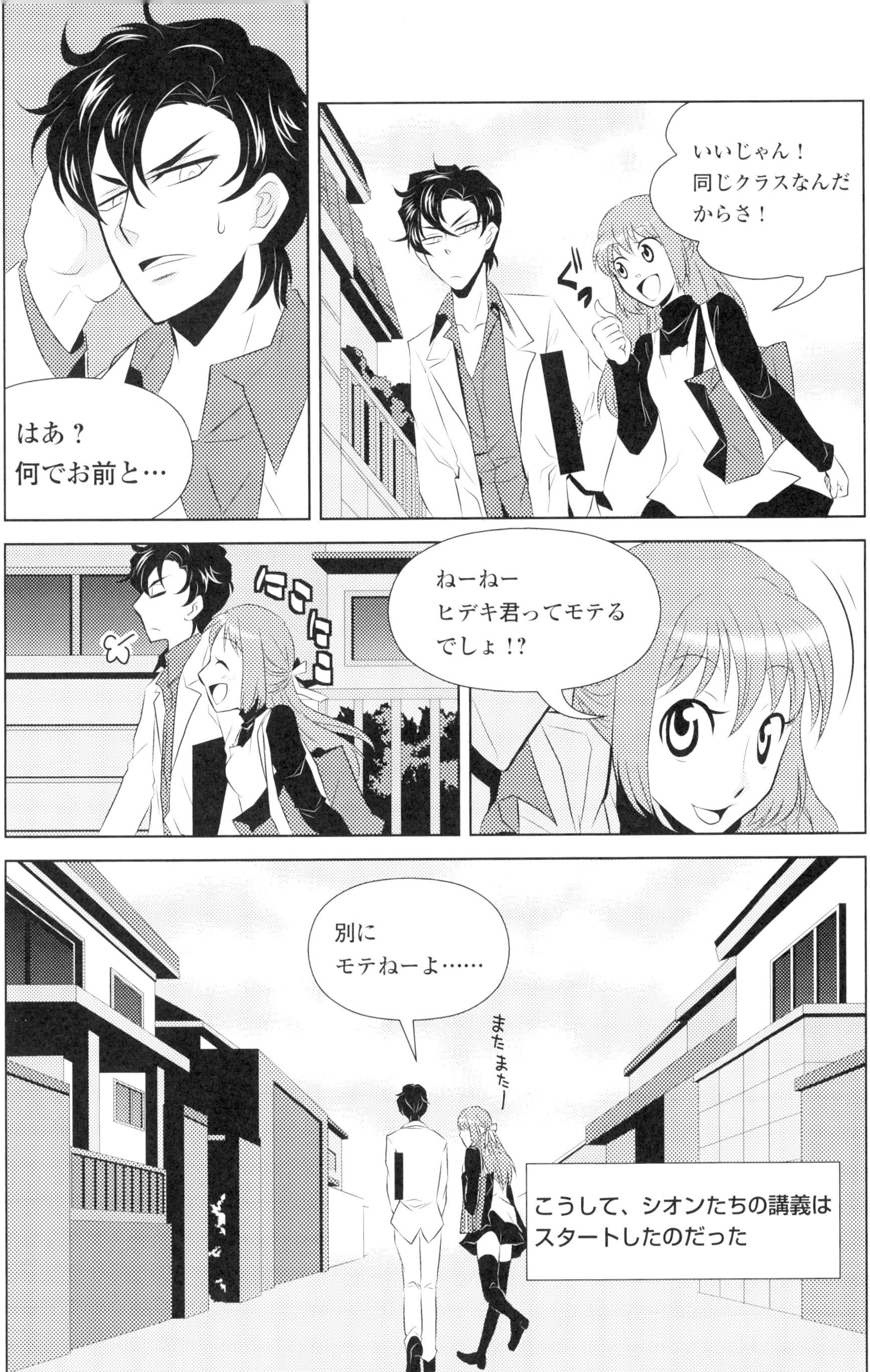
はあ？
何でお前と…
ぐっ
いいじゃん！
同じクラスなんだ
からさ！
にこにこ
ねーねー
ヒデキ君ってモテる
でしょ!?
別に
モテねーよ……
またまたー
こうして、シオンたちの講義は
スタートしたのだった

フォローアップ

　抗菌薬というものを一番最初に作った人ってだれだか知ってますか？

　それはフレミングでしょ．青カビからペニシリンが作られるのを発見したんですよね．

　ちょっと勉強した人ならそう答えるでしょう．違うんですね．最初に抗菌薬を作った人，それは日本人なのです．
　フレミングがペニシリンを発見したのは有名な話です．休暇中にほったらかして，「間違えて」生やしてしまった青カビの周りに細菌がコロニーを作っていないのに注目したのでした．ペニシリウムという名前の青カビが作る物質がばい菌を殺していたから，ペニシリンというわけ．この発見は1928年にされて，翌年1929年に学術界に発表されたのでした．フレミングはこの功績をたたえられて，後にノーベル医学生理学賞を受賞しています．
　「瓢箪から駒だなあ」なんて思ってはいけません．偉大なる発見は常に注意深く観察している人，「準備された心」にもたらされるものです．

　そのペニシリンが発見される遥か前の1910年．エーリッヒと協力して梅毒の治療薬であるサルバルサンを開発したのが，なんと日本人の秦佐八郎という人だったというわけ．秦さんは僕（岩田健太郎）と同じ島根県の出身です．島根出身者って偉い！
　思わず郷土自慢をしてしまいました．残念ながらサルバルサンのほうは人間にも毒性の強いヒ素が含まれているために現在では臨床現場で用いられてはいません．しかし，感染症の原因である微生物そのものを殺して病気を治そう，というその方向性そのものは間違っていませんでした．この後たくさんの抗菌薬が開発され，いったん罹患するとあとは自然治癒を待つだけだった恐ろしい感染症を，人間はほとんど克服したように見えました．
　微生物学，という学問が誕生したのはそんなに古い話ではありません．その開祖ともいうべき人はドイツ人のロベルト・コッホとフランス人のルイ・パスツールといわれていますが，彼らが活躍したのは19世紀のこと．そして，同時代の日本は北里柴三郎や志賀潔，野口英世といった世界的な巨人を次々と産んだのでした．僕も小学生の時，やけどで手が動かなくなったいじめられっ子の野口英世が立身出世する伝記本を読んでいたく感動したものでした．確かに野口英世は偉大なる微生物学者でしたが，実は女や金にはだらしなくて，留学資金をどんちゃん騒ぎに使っちゃったりして，その私生活は結構ちゃらんぽらんだったそうです．みなさんも安心しました？　というわけで僕は今は，野口英世の10倍くらい，福沢諭吉のほうが好きです．それは，関係ないか．

公衆衛生の領域でも日本は他国をリードしてきました．実は，日本でもけっこうマラリアが流行っていたらしいのですが，第二次世界大戦後にこれを撲滅しています．1970年代にはフィラリア症も撲滅されました．日本国内では，死亡率ほぼ100％の恐ろしい狂犬病は発生しませんが，実は諸外国で狂犬病を排除できた国はそんなになくて，例えばアメリカなんかは今でも毎年狂犬病が発生しています（犬ではなくて，コウモリが原因になることが多いです）．

　第二次世界大戦直後までの日本は本当に多くの感染症に苦しめられてきました．例えば，1910年（明治43年）には人口10万人あたりの結核死亡者は224人だったそうです．これが1999年には人口10万人あたり2人まで減少しました．生活水準，公衆衛生の向上や抗結核薬の開発，整備などがもたらした功績でした．戦後，海外からの復員，引揚げに伴って発疹チフス，痘そう，コレラ，腸チフスやパラチフス，ジフテリア，赤痢などが流行しました．黒澤明監督の『素晴らしき日曜日』や『酔いどれ天使』といった古い映画を観ると，戦後間もない日本では結核や発疹チフスといった疾患が日常と背中合わせになっていたのがよく分かります．登場人物がアパートを借りようとしたら，「この部屋は発疹チフスが出るから」といさめられたりしています．今ではとても考えられないくらい，戦後間もない日本は感染症が多かったのですね．でも，連合軍総司令部（GHQ）が現在の日本の医療制度の原形を作り，医療・保健・衛生面の体制整備が進んだため，発疹チフス，痘そう，コレラなどの伝染病は1950年代に入ったころにほとんど終息していったのでした．

　世界で最初に抗菌薬を開発したのは日本人，と書きましたが，その後も日本は抗菌薬開発で活躍しています．第二次世界大戦時は，「碧素（へきそ）」という名称で自作のペニシリンを開発していますし，その後もメロペネム，クラリスロマイシン，レボフロキサシンなど世界中で汎用されている抗菌薬を開発したのも日本です．アメリカで使われている水痘・帯状疱疹のワクチンは，日本が開発したものです．副作用が少ないと評判が良かったのです．

　というわけで，感染症の業界において，日本はとてもがんばっていました．でも，ニッポン偉い！……と手放しでは喜べないのです．それは，臨床現場における感染症診療の問題でした．抗菌薬を使えば感染症なんて簡単と，たかをくくってしまった日本の医師達は，抗菌薬を乱用するようになりました．そのため，必要のない副作用や耐性菌で患者さんが苦しんだり，いろいろと不都合なことが起きたのでした．ペニシリンによるアナフィラキシーはペニシリン・ショックといって，社会問題になったりしました．

　僕が医学生だったころ，感染症の診断のプロセスや治療の原理・原則を教えてくれる授業も実習も先輩も皆無でした．それは僕が卒業した島根医科大学（現島根大学）だけでなく，

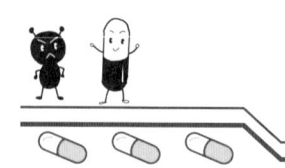

日本全国どこの大学でもそうでした．初期研修は沖縄県立中部病院で研修できたので，ラッキーでした．沖縄県立中部病院には，当時日本で片手で数えるほどしかいなかった臨床感染症のプロが，二人もいたのでした．それが喜舎場朝和先生と遠藤和郎先生．

まあ，僕は出来の悪い研修医だったし，喜舎場先生は厳しい指導で有名で，当時の記憶というと喜舎場先生に怒鳴られたことしか残っていないけれど．いずれにしても，僕が研修医のころは大学病院での研修が主流だったこともあって，ほとんどの研修医はまともな感染症のトレーニングを受けていません．そういったドクターが現在，中堅どころとなってみなさんの臨床実習の責任者になっています．だから彼らは，学生時代や研修医時代，ほとんどまともな感染症のトレーニングを受けていないんです．そんなわけで，彼らがみなさんにちゃんと正しい感染症の教育をしてくれているかというと，若干不安です．

彼らがまともな感染症の教育を提供できるかどうか，簡単に判定できる方法を教えてあげましょう．それは，青木眞先生の『レジデントのための感染症診療マニュアル』（医学書院）では，こう書いてあるんですが……と振ってみたら分かります．そういわれて，ちゃんと理解できれば，勉強している指導医．「青木先生ってだれ？」っていうレスポンスがあれば，多分その指導医の感染症の知識はかなりあやしいと決めつけても，的外れな見方ではないと考えてよいでしょう．

青木先生も沖縄県立中部病院，そしてアメリカでトレーニングを受けた感染症のプロで，片手で数えるほどしかいなかった日本の臨床感染症界を支えてきた巨人の一人です．彼が1990年代の終わりに『マニュアル』を上梓したことで，日本の感染症界は文字通りパラダイムシフトの時代を迎えたのでした．感染症を勉強するにも指導者がいない，研修施設がないと嘆いていた心ある医師達は，この『マニュアル』を何度も精読することで，臨床感染症を勉強したのでした．もし，みなさんの指導医がきちんと感染症を教えることができるのなら，多分青木先生の本で勉強した可能性が極めて高い．

日本もそう悲嘆したものではありません．片手で数えるほどしかいなかった日本の臨床感染症のプロも，現在では両手でも足りないくらいに増えています．感染症のプロを養成する後期研修も少しずつですが充実してきました．日本語のよい感染症の教科書も増えました．IDATEN（日本感染症教育研究会）ができてから，セミナーやカンファレンスも充実してきました．みなさんが，そうと望めば，日本で感染症を勉強するのは決して難しくはないのです．

参　考

茨木　保　『まんが医学の歴史』　医学書院
C・F・サムス　『GHQサムス准将の改革　戦後日本の医療福祉政策の原点』　桐書房
角田房子　『碧素・日本ペニシリン物語』　新潮社
青木　眞　『レジデントのための感染症診療マニュアル 第二版』　医学書院

IDATEN ホームページ

http://www.theidaten.jp/

第1章 肺炎
気道感染症のアプローチ

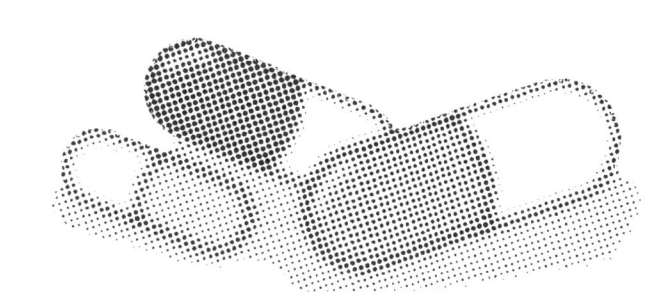

1 むやみに抗菌薬を使わない

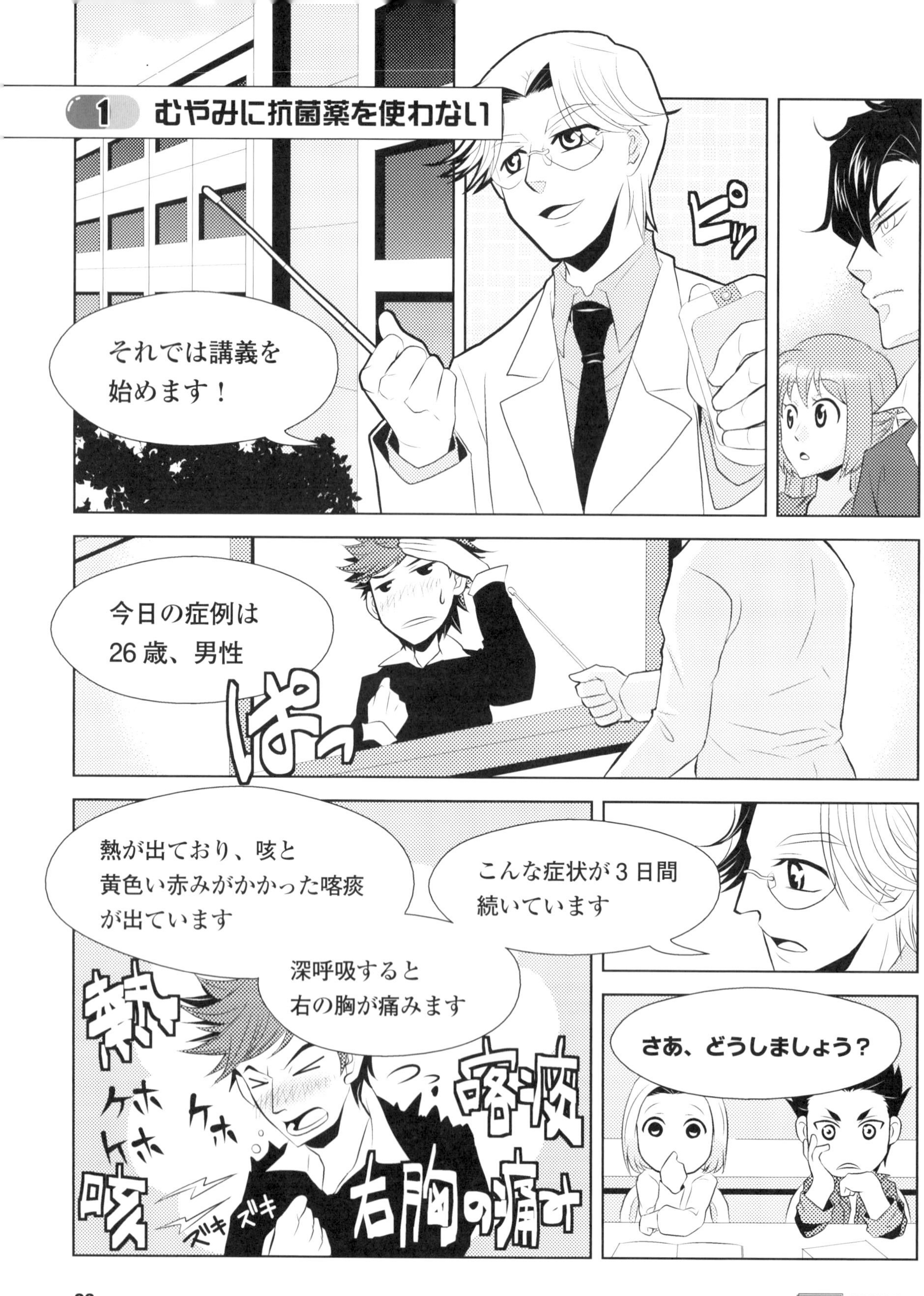

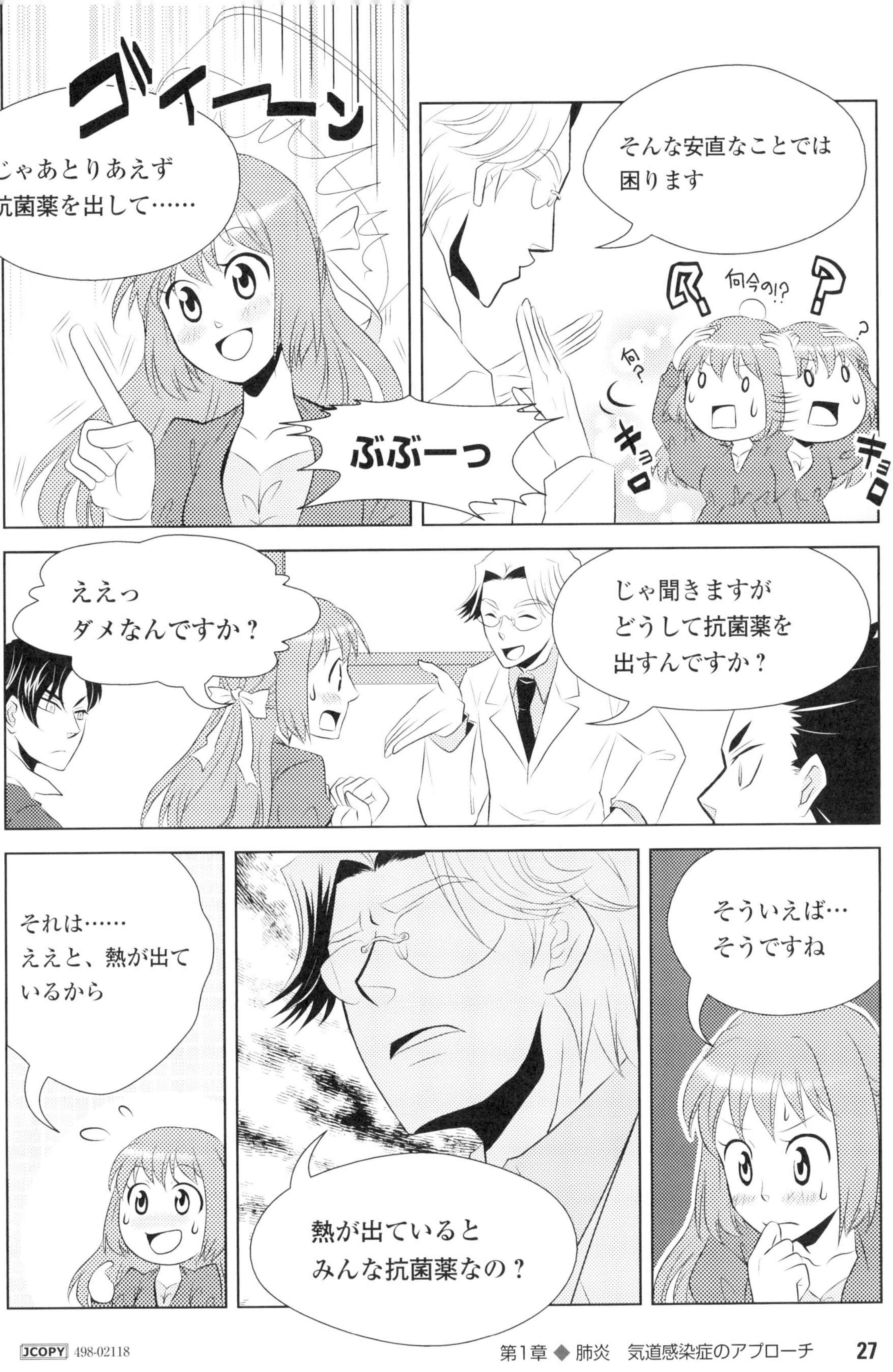
ゴィーーン
じゃあとりあえず
抗菌薬を出して……
ぶぶーっ
そんな安直なことでは
困ります
何今の!?
何?
キョロ
キョロ
ええっ
ダメなんですか？
じゃ聞きますが
どうして抗菌薬を
出すんですか？
それは……
ええと、熱が出て
いるから
熱が出ていると
みんな抗菌薬なの？
そういえば…
そうですね

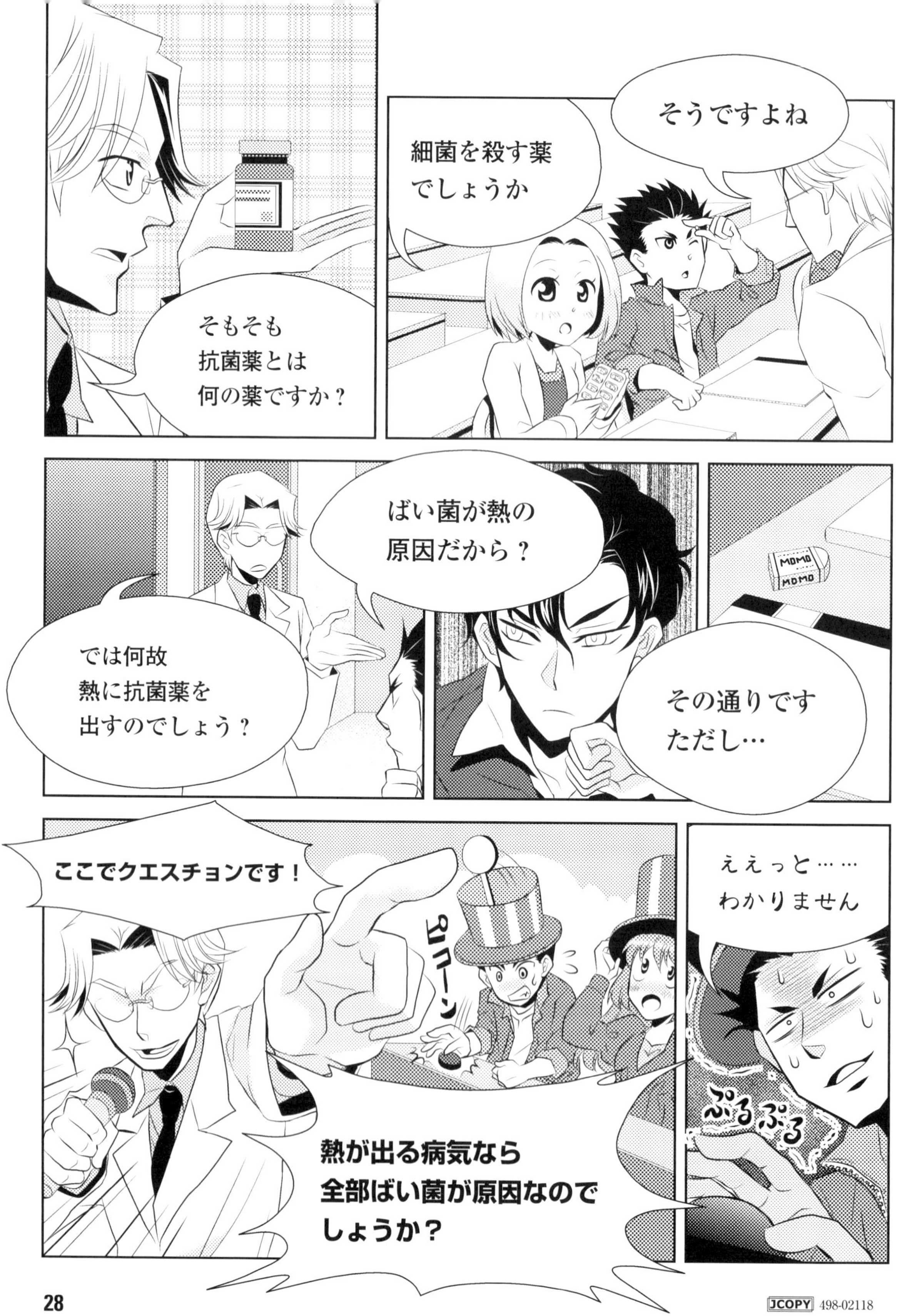
そもそも
抗菌薬とは
何の薬ですか？
細菌を殺す薬
でしょうか
そうですよね
では何故
熱に抗菌薬を
出すのでしょう？
ばい菌が熱の
原因だから？
その通りです
ただし…
MOMO
ここでクエスチョンです！
ピコーン
熱が出る病気なら
全部ばい菌が原因なので
しょうか？
ええっと……
わかりません
ぷるぷる

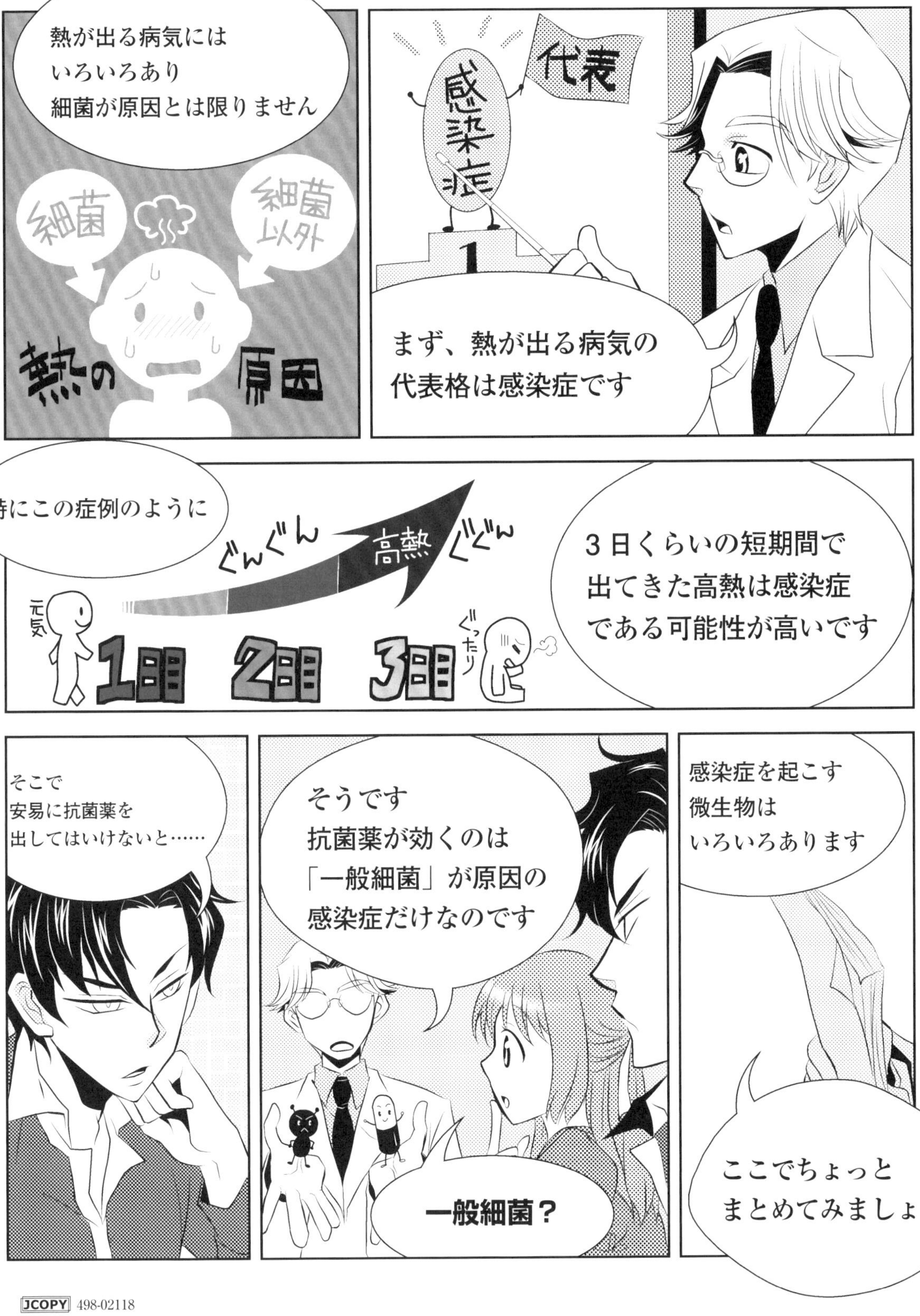

熱が出る病気には
いろいろあり
細菌が原因とは限りません
細菌
細菌以外
熱の原因
感染症
代表
1
まず、熱が出る病気の
代表格は感染症です
特にこの症例のように
ぐんぐん
高熱
ぐぐん
元気
1日目
2日目
3日目
ぐったり
3日くらいの短期間で
出てきた高熱は感染症
である可能性が高いです
そこで
安易に抗菌薬を
出してはいけないと……
そうです
抗菌薬が効くのは
「一般細菌」が原因の
感染症だけなのです
一般細菌？
感染症を起こす
微生物は
いろいろあります
ここでちょっと
まとめてみましょう

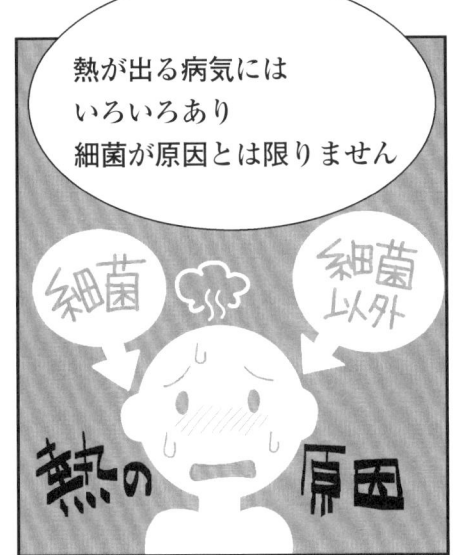

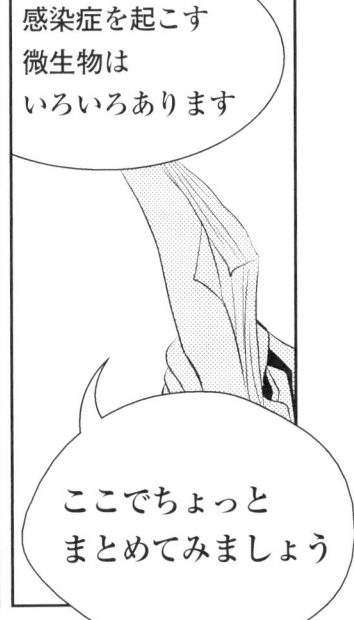

感染症を起こす微生物の分類です

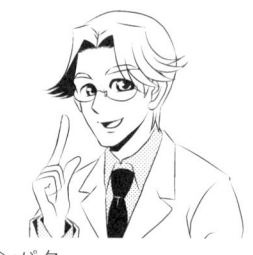

小さい ↑

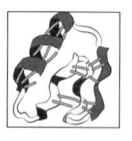

- プリオン　　※感染性タンパク
　　　　　　　変異型クロイツフェルト・ヤコブ病などの原因といわれている（異論もあり）

- ウイルス

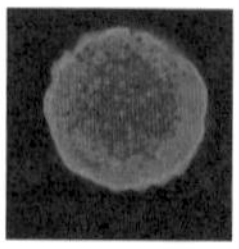

- リケッチア 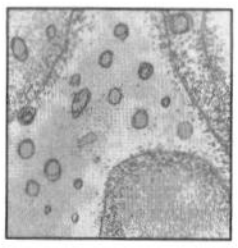　※特殊な細菌

- スピロヘータ 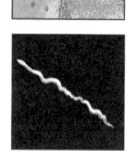　※特殊な細菌

- 一般細菌

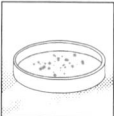

- 抗酸菌など特殊な細菌 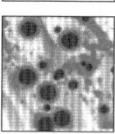　※抗酸菌、ノカルジア、アクチノミセスなど

- 真菌

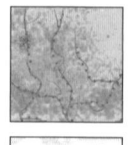

- 原虫　※寄生虫のうち、単細胞なもの

- 蠕虫 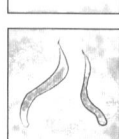 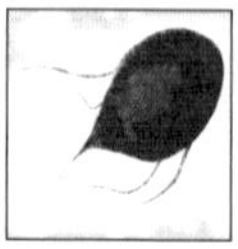　※寄生虫のうち、多細胞なもの

↓ 大きい

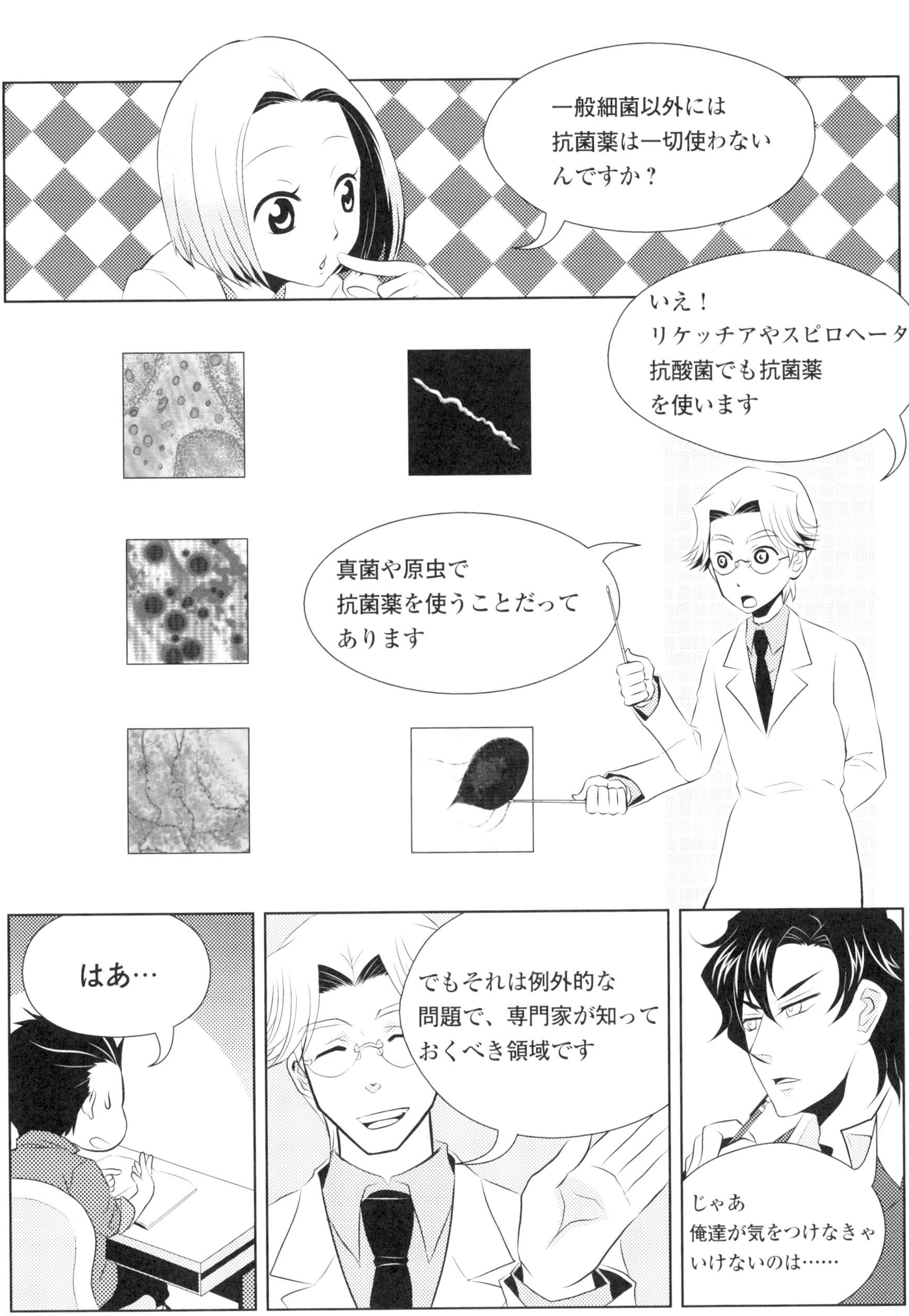
一般細菌以外には
抗菌薬は一切使わない
んですか？
いえ！
リケッチアやスピロヘータ
抗酸菌でも抗菌薬
を使います
真菌や原虫で
抗菌薬を使うことだって
あります
でもそれは例外的な
問題で、専門家が知って
おくべき領域です
はあ…
じゃあ
俺達が気をつけなきゃ
いけないのは……

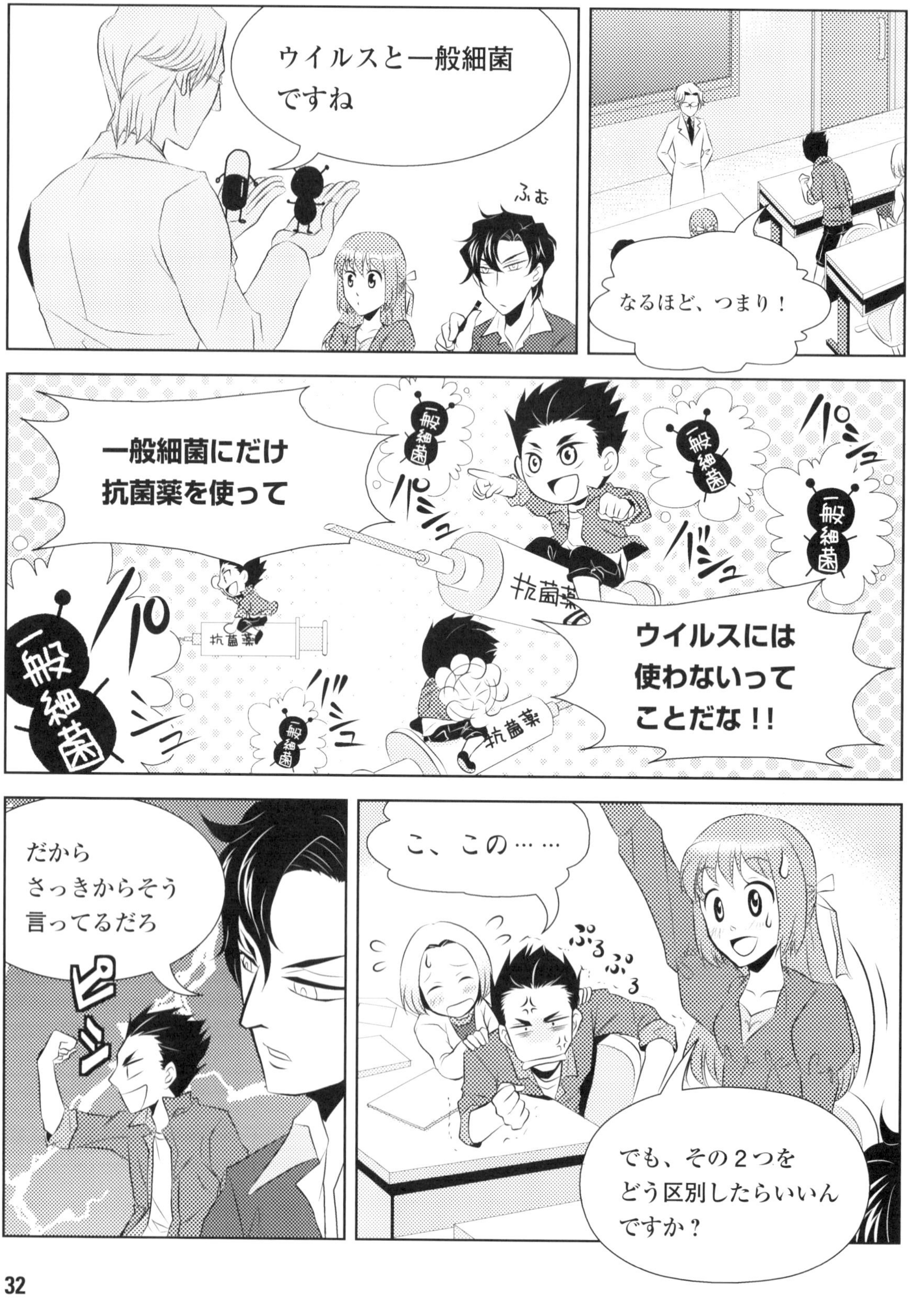
ウイルスと一般細菌
ですね
ふむ
なるほど、つまり！
一般細菌にだけ
抗菌薬を使って
一般細菌
パシュ
一般細菌
パシュ
一般細菌
抗菌薬
パシュ
抗菌薬
パシュ
一般細菌
バシュ
一般細菌
抗菌薬
ウイルスには
使わないって
ことだな！！
だから
さっきからそう
言ってるだろ
ピシッ
こ、この……
ぷるぷる
でも、その２つを
どう区別したらいいん
ですか？

2 一般細菌の区別の仕方

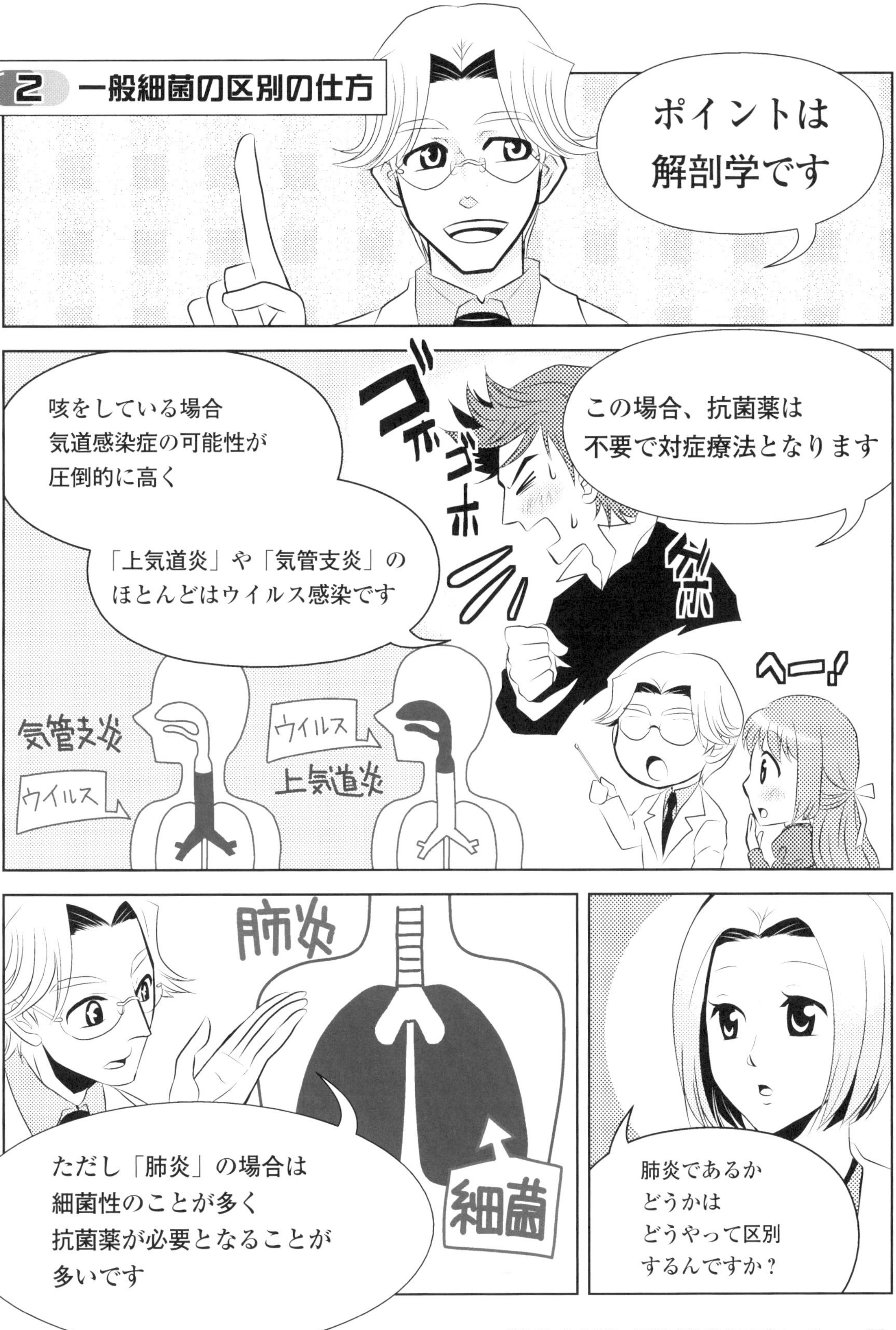

区別の仕方のひとつは，病歴です

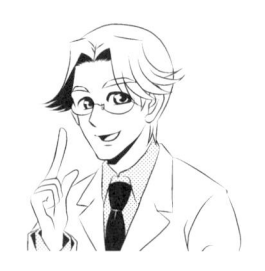

●胸膜炎患者の様子

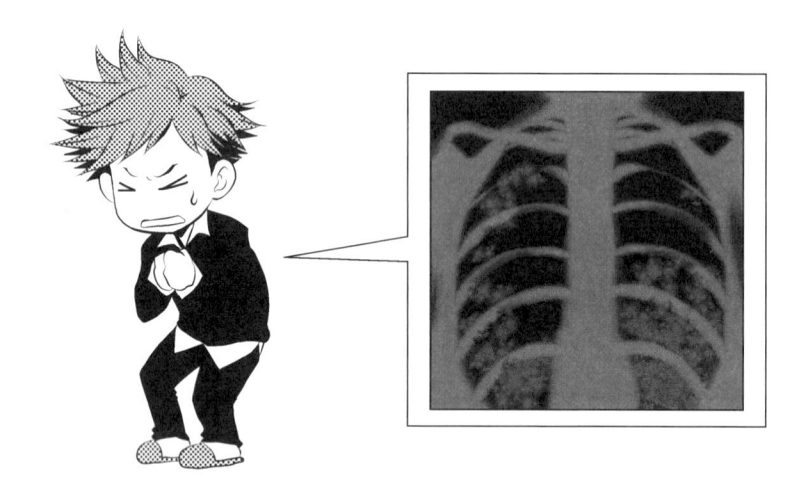

　すでにこの患者さんは深呼吸をすると胸が痛いと言っていますね．
　こういう風に体を動かすと痛い，という痛みを「体性痛」と言います．
　深呼吸をする場合の体性痛は，肋骨や胸膜からくる痛みです．
　胸膜炎を伴っている肺炎であることが示唆され，すなわち抗菌薬を必要とする可能性が高いです．
　気管支炎や上気道炎では胸膜炎を伴いません．
　理由は解剖学を復習すれば明らかですね．

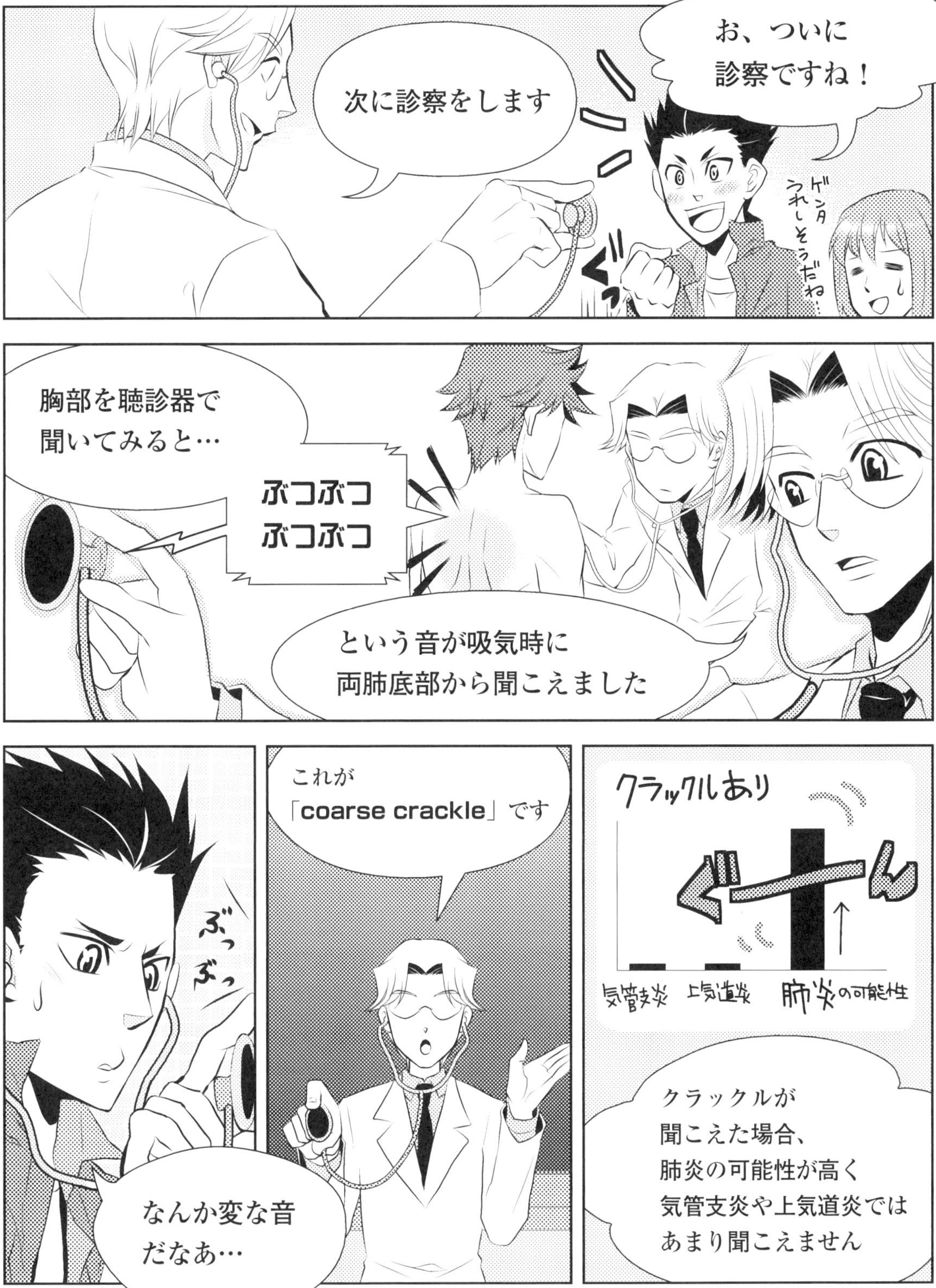
次に診察をします
お、ついに診察ですね！
ぐっ
ゲンタうれしそうだね…
胸部を聴診器で聞いてみると…
ぶつぶつ
ぶつぶつ
という音が吸気時に両肺底部から聞こえました
ぶっぶっ
なんか変な音だなあ…
これが「coarse crackle」です
クラックルあり
ぐーん
気管支炎
上気道炎
肺炎の可能性
クラックルが聞こえた場合、肺炎の可能性が高く気管支炎や上気道炎ではあまり聞こえません

最後に，胸部のX線写真です

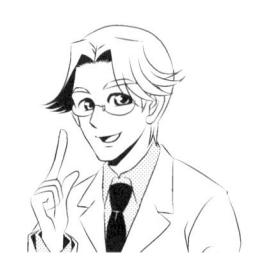

●浸潤影の様子

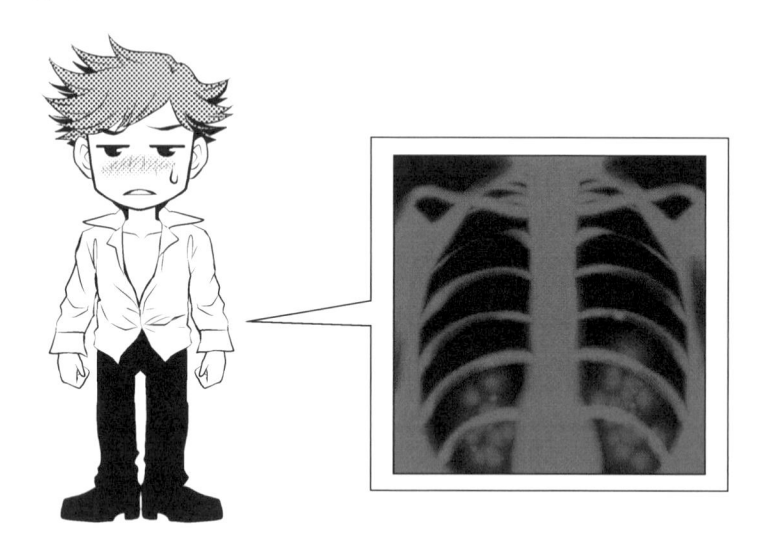

何やら変な陰が写っていますね．
これが浸潤影です．
X線写真に浸潤影が見えるとそれは肺炎を示唆し，
気管支炎や上気道炎では浸潤影は生じません．

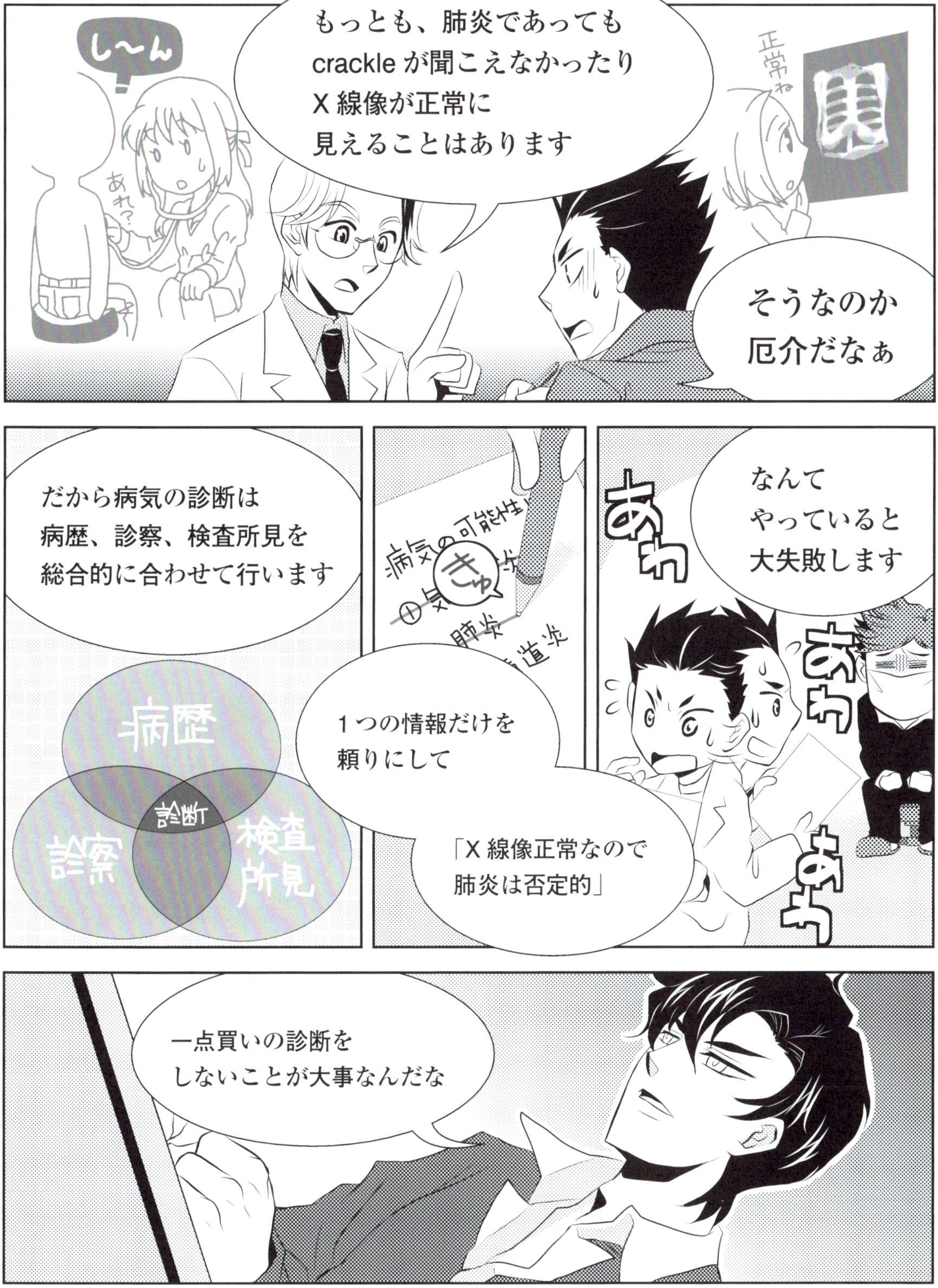
もっとも、肺炎であっても
crackle が聞こえなかったり
X 線像が正常に
見えることはあります
しーん
あれ？
正常ね
そうなのか
厄介だなぁ
だから病気の診断は
病歴、診察、検査所見を
総合的に合わせて行います
病歴
診察
検査所見
診断
きゅ
肺炎
なんて
やっていると
大失敗します
あわ
あわ
あわ
1 つの情報だけを
頼りにして
「X 線像正常なので
肺炎は否定的」
一点買いの診断を
しないことが大事なんだな

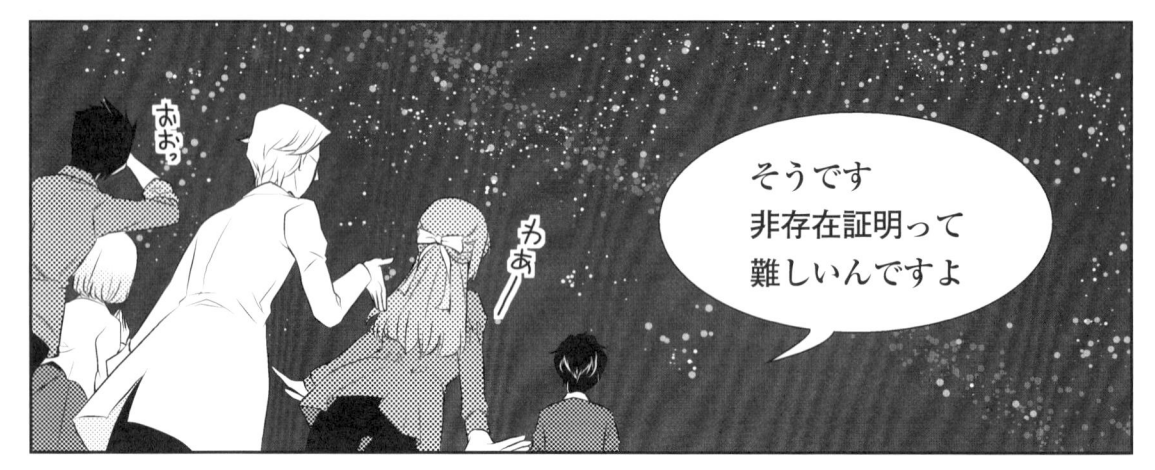

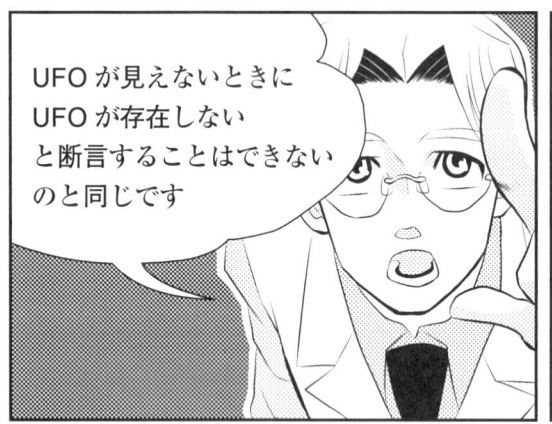

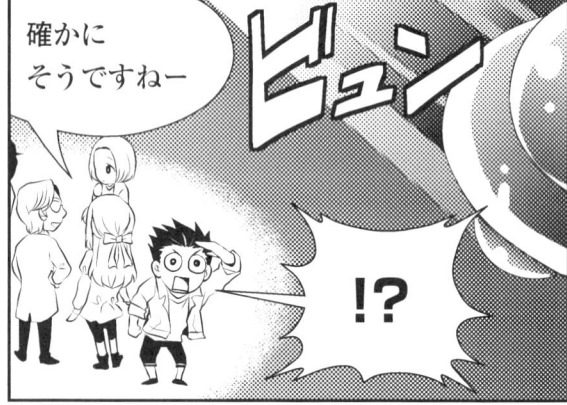

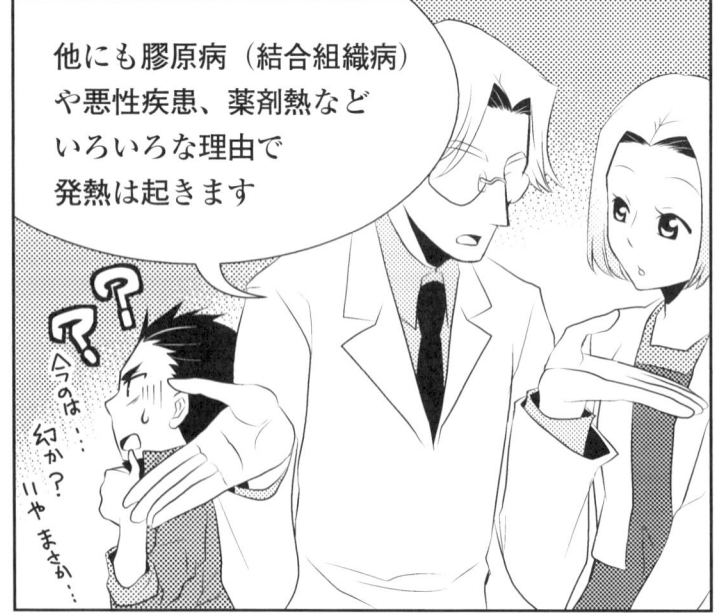

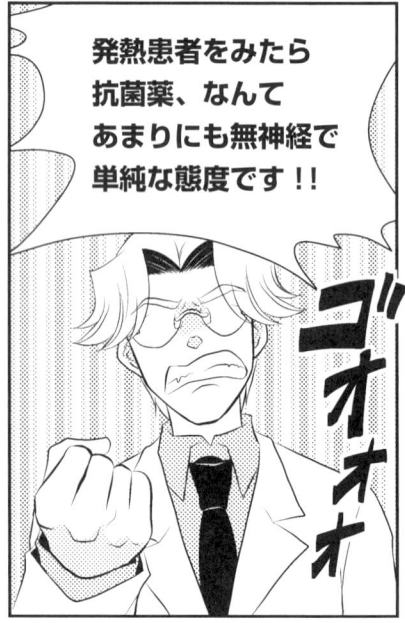

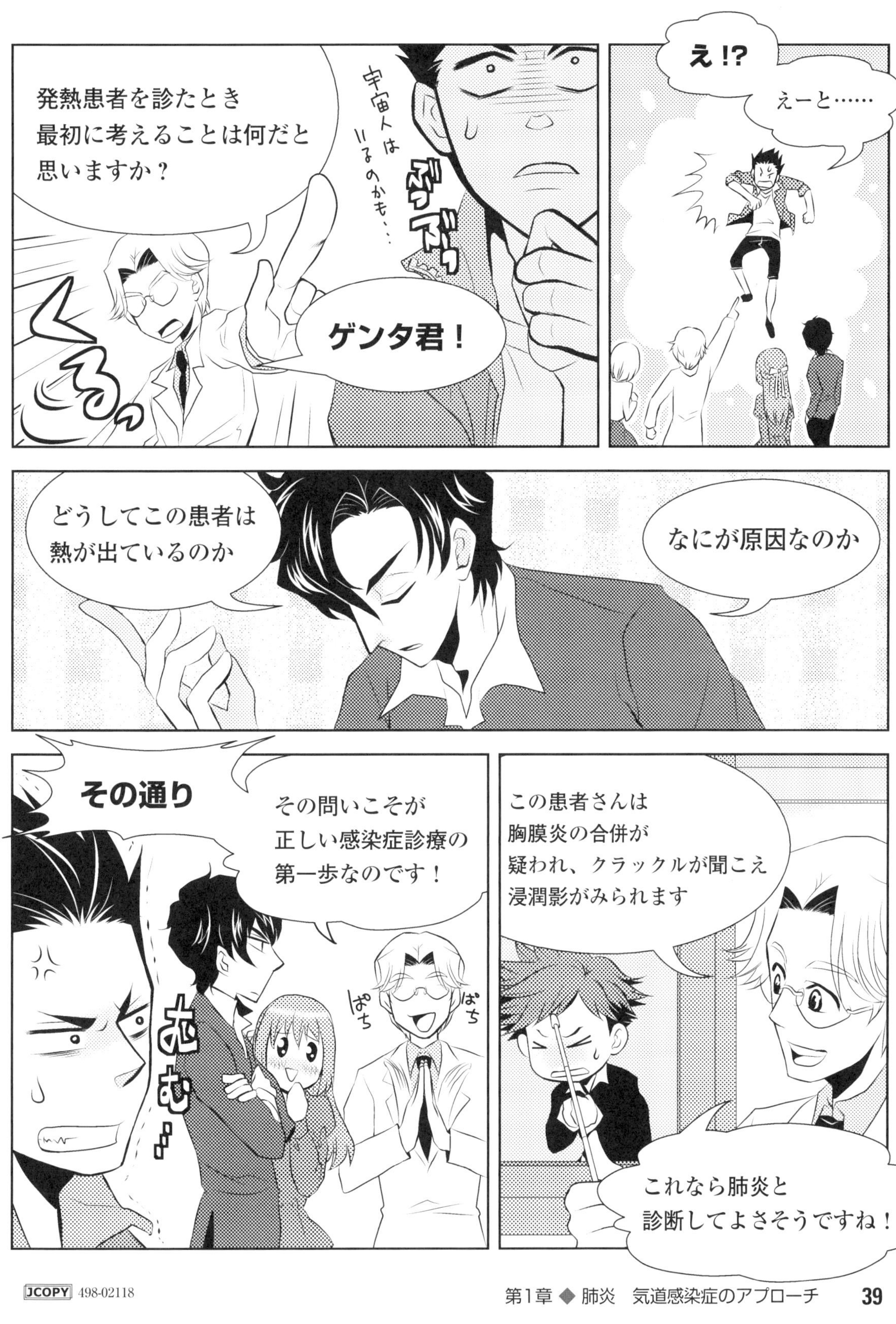
発熱患者を診たとき
最初に考えることは何だと
思いますか？
くるっ
ゲンタ君！
宇宙人はいるのかも・・・
ぶつぶつ
え！?
えーと……
どうしてこの患者は
熱が出ているのか
なにが原因なのか
その通り
その問いこそが
正しい感染症診療の
第一歩なのです！
むむ…
ぱち
ぱち
この患者さんは
胸膜炎の合併が
疑われ、クラックルが聞こえ
浸潤影がみられます
これなら肺炎と
診断してよさそうですね！

3　CRPとプロカルシトニン

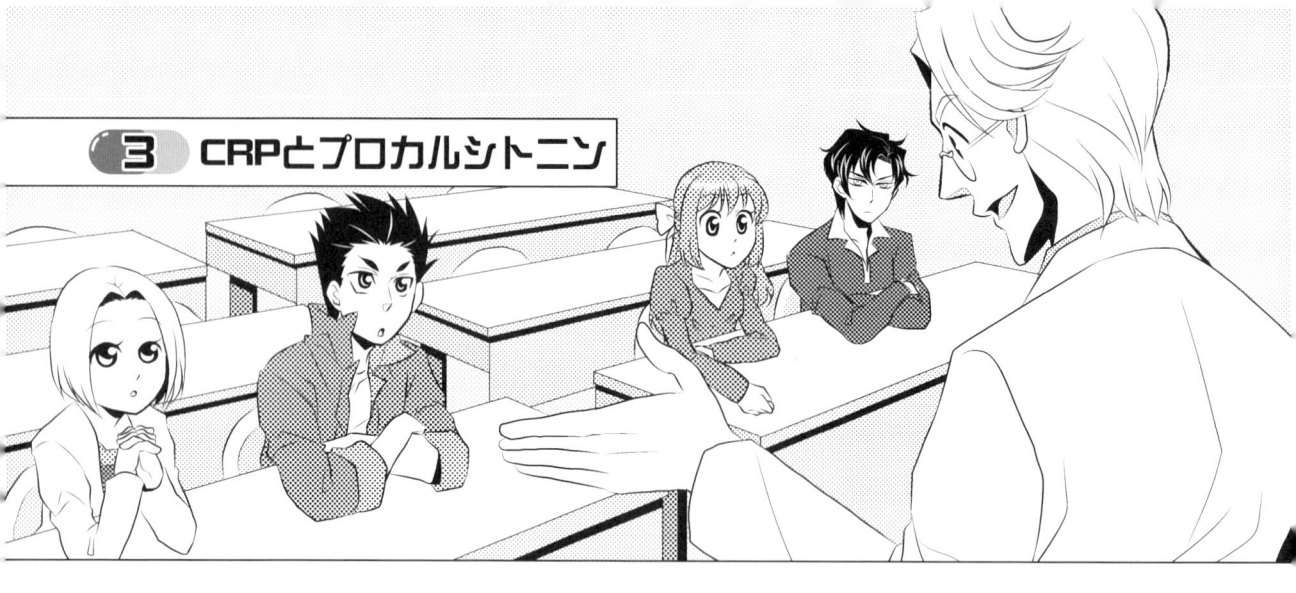

　細菌性かウイルス性かを区別するために，よくCRP（C-reactive protein）のような炎症マーカーを使うと聞きましたが……．

CRPを使ってもかまいません．
ただ，CRPで細菌性，非細菌性の感染症を区別する能力は，
感度・特異度にしてそれぞれ6〜7割程度と言われています．

　感度・特異度？

100円玉をコイントスして，「表が出たら細菌感染，裏が出たらそれ以外」と
運任せな診断をしたとしましょう．
このときの感度・特異度がそれぞれ50％だと思ってください．

　なんかよく分からないけど，適当な空気がプンプンするわ！

CRPはこれよりちょっとマシなくらいです．
CRPの保険点数が16点（160円）なので
この額はまさにCRPの価値を表現していると言ってもいいかもしれません．

　安い！　お買い得だな！

　そういう意味じゃないだろ！

検査の感度・特異度は 80 〜 90％以上あったほうがよいので，CRP の価値は「微妙」ということになります．

使ってもいいけれど，すがってはいけないんですね．

そうです．
むしろ最近は，プロカルシトニンなんかが注目されてますね．

ぷ，ぷろかるしとにん？

新しい炎症マーカーよ．

この血液検査だと，さっきの感度・特異度はそれぞれ 8 〜 9 割だといわれています．

CRP よりずっといいじゃん！

ただし，プロカルシトニンにも欠点はあります．
「たぶん細菌感染症だろう」と当たりをつけるにはプロカルシトニンは便利ですがどの抗菌薬を使えばいいかという問いには，絶対に答えてくれないのです．

万能ではないんだな．

したがって次のプロセス，「原因微生物を探す」に進まなくてはならないのです．

4 原因微生物を探す

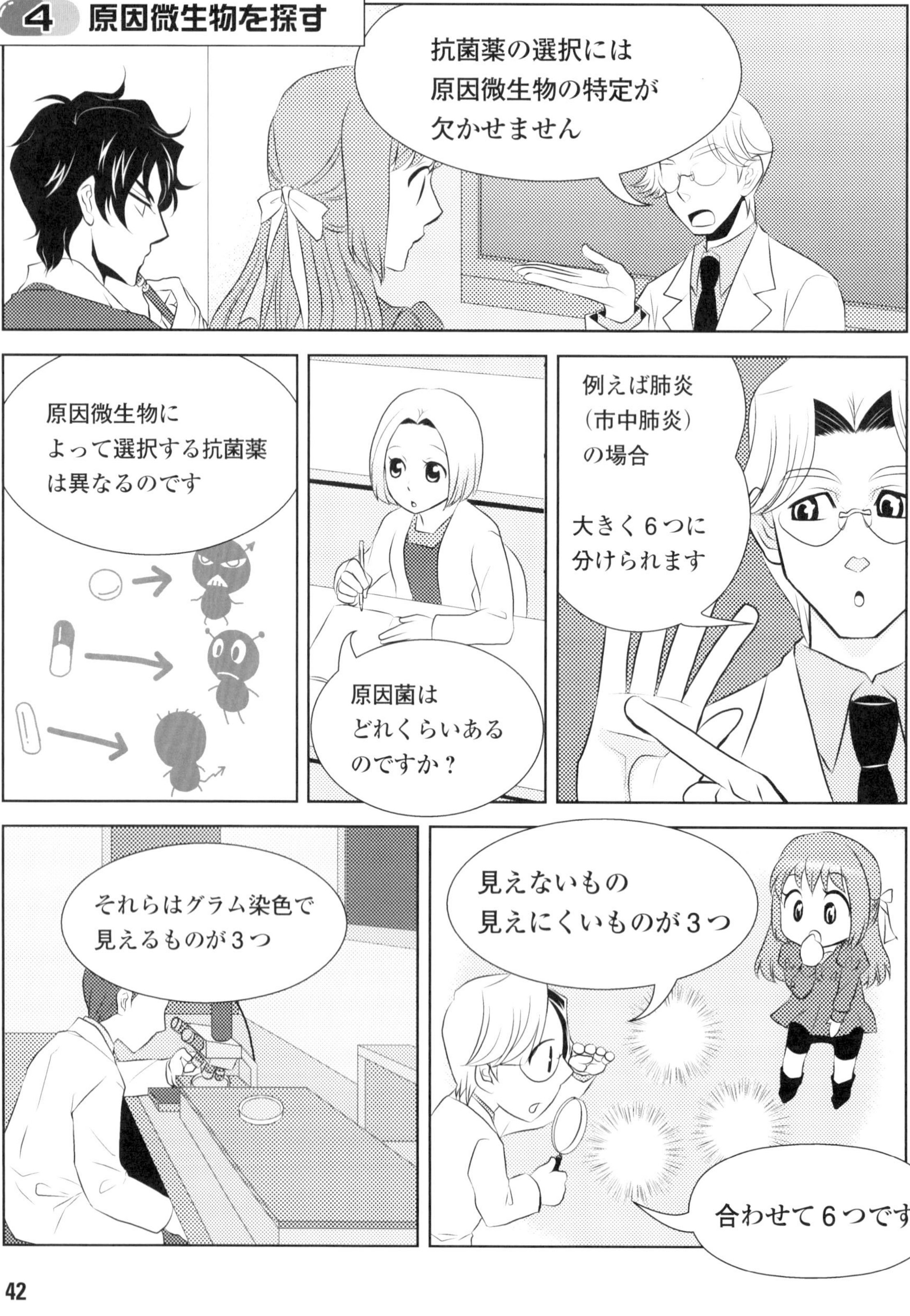

抗菌薬の選択には
原因微生物の特定が
欠かせません
原因微生物に
よって選択する抗菌薬
は異なるのです
原因菌は
どれくらいある
のですか？
例えば肺炎
（市中肺炎）
の場合
大きく６つに
分けられます
それらはグラム染色で
見えるものが３つ
見えないもの
見えにくいものが３つ
合わせて６つです

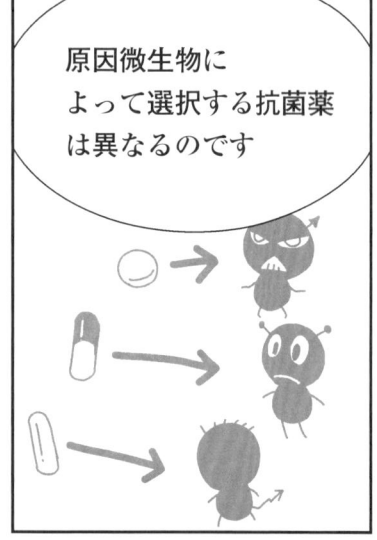

グラム染色で見えるものは
次の3つになります

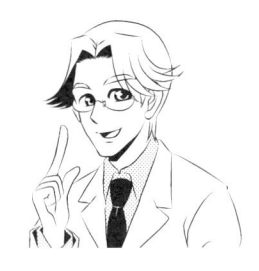

●肺炎球菌
(Streptococcus pneumoniae)

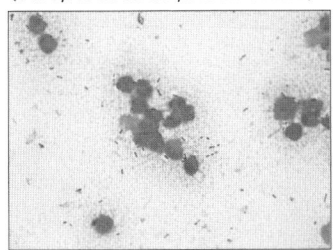

●インフルエンザ菌
(Haemophilus influenzae)

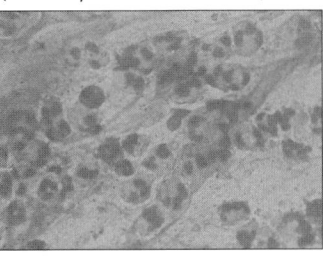

●モラキセラ
(Moraxella catarrhalis)

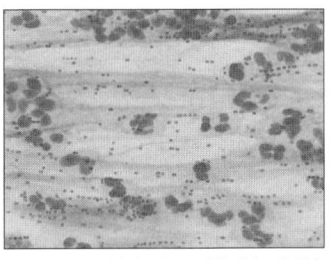

写真提供：細川 直登（亀田総合病院）　　　　写真提供：藤本 卓司（市立堺病院）

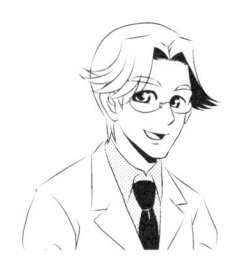

グラム染色で見えないもの・見えにくい
ものは次の3つになります

●マイコプラズマ
(Mycoplasma pneumoniae)

●クラミジア
(Chlamydophila pneumoniae, psittaci)

●レジオネラ
(Legionella pneumophila)

肺炎において，原因微生物を探す検査は大きく分けて3種類あると思ってください

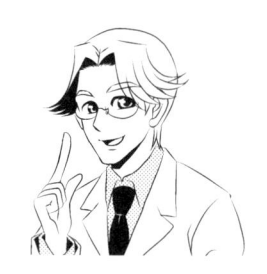

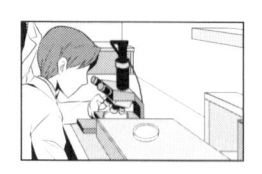

1. グラム染色

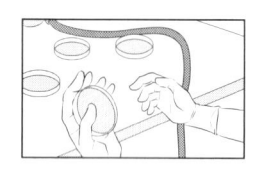

2. 培養検査

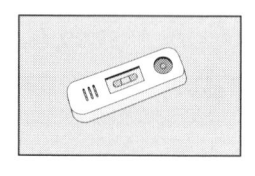

3. その他

　グラム染色については別の章で説明します．
　培養検査は，肺炎では喀痰培養（±血液培養）を行います．
　「その他」とは，レジオネラ尿中抗原検査やマイコプラズマの抗体検査など，血清学的検査や遺伝子検査などを指します．
　これは各種感染症によって異なるので，それぞれ教科書で調べる必要があります．

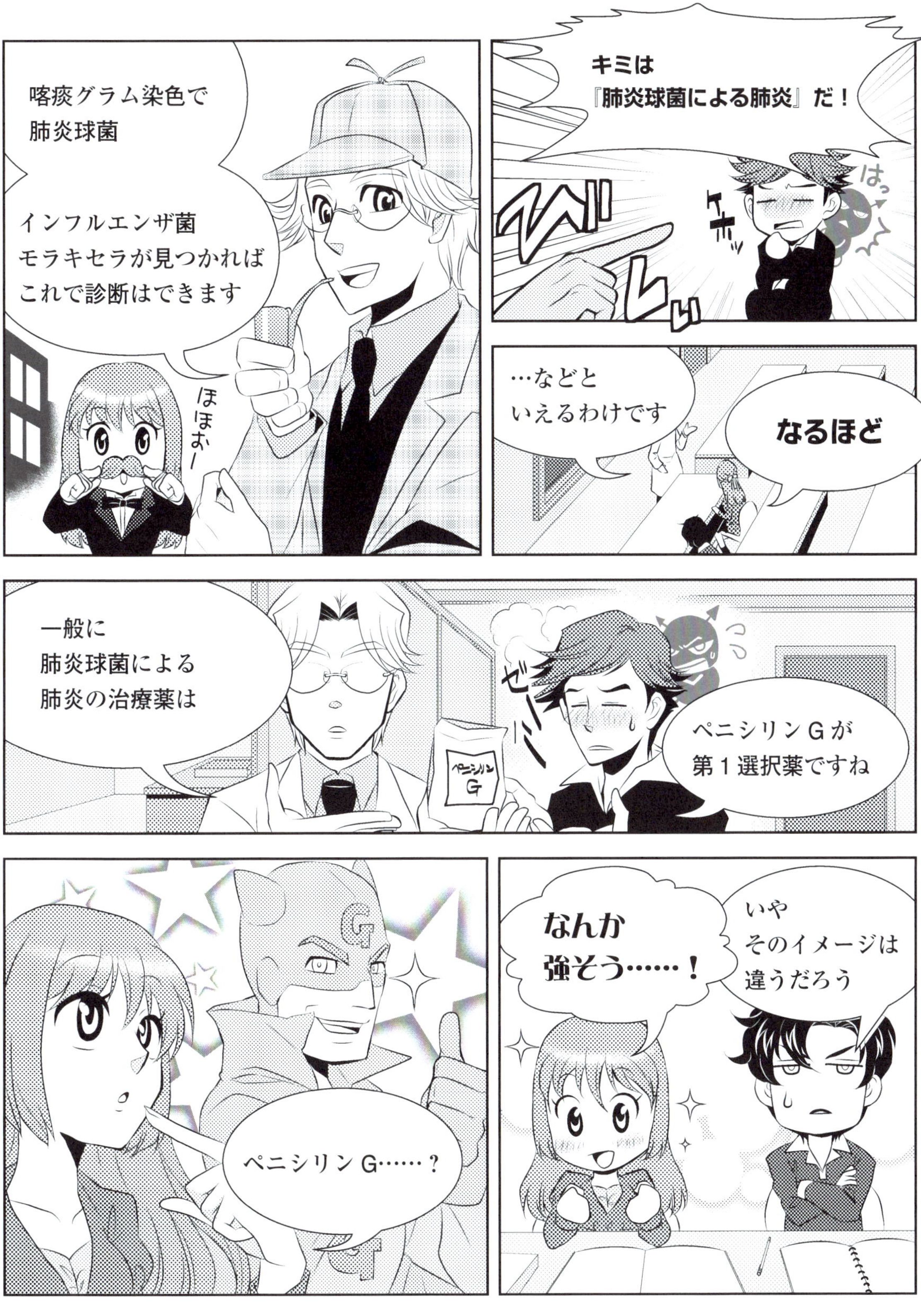
喀痰グラム染色で
肺炎球菌
インフルエンザ菌
モラキセラが見つかれば
これで診断はできます
キミは
『肺炎球菌による肺炎』だ！
ゲホッ
はっ
…などと
いえるわけです
なるほど
一般に
肺炎球菌による
肺炎の治療薬は
ペニシリンGが
第１選択薬ですね
ペニシリン
G
ペニシリンG……？
なんか
強そう……！
いや
そのイメージは
違うだろう

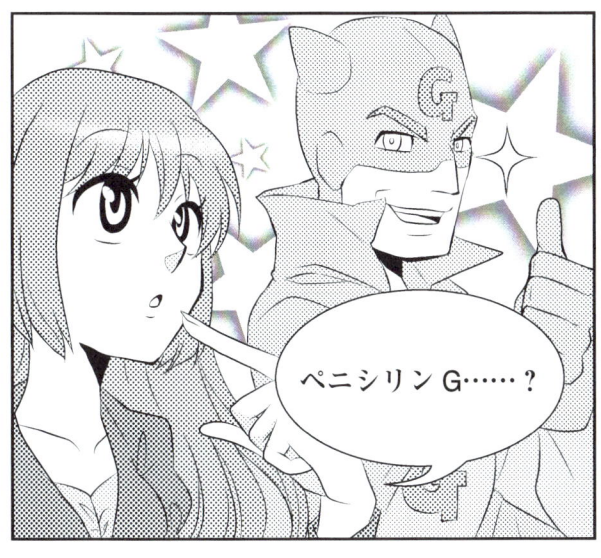

5 エンピリック治療法

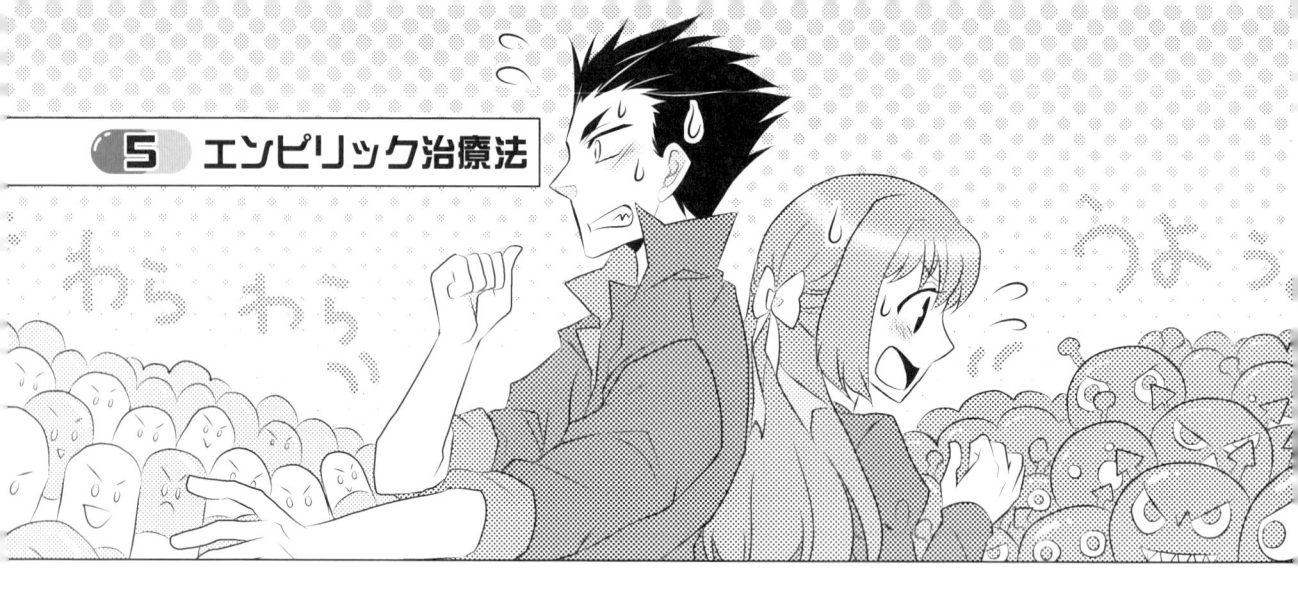

- インフルエンザ菌やモラキセラでは，セフトリアキソンやセフォタキシムといったいわゆる第3世代といわれるセファロスポリンが用いられることが多いです．

- なんだかカタカナが多くて覚えきれないな．

- 気持ちはわかりますが，ここは頑張って覚えてください！

- は〜い……！

- このようにグラム染色の見え方で治療の方法は変わります．
培養結果と感受性試験が出れば，一番狭域な抗菌薬にターゲットを絞ります．

- なるほど．

- これを de-escalation といいます．

- で，えすかれーしょん……．

- 抗体検査，抗原検査でマイコプラズマやレジオネラが原因と分かった場合は，どうするんですか？

- その場合は，アジスロマイシンなどのマクロライド系抗菌薬を使います．

いろいろパターンがあるんだな．

さらに，テトラサイクリン系抗菌薬，ニューキノロン系抗菌薬を選ぶことも多いですが……．

あ，頭が……．

だ，大丈夫ですか？
ちょっと休憩しましょうか．

大丈夫です！ 続きお願いします！

は，はい……あまり無理しないでくださいね．

これくらい平気です．頑張ります！

頼もしいですね．
では続きを……喀痰がうまくとれない，喀痰白血球が多いけれど菌が見えない場合は，「エンピリック」に 43 ページの 6 つの原因微生物を全部殺すような抗菌薬を選択します．

はい．

想定される微生物を予想してそれにあった抗菌薬を選ぶ方法を「エンピリック治療」と呼びます．
例えば，市中肺炎ならば……
　例 1　セフトリアキソンとアジスロマイシンの併用
　例 2　レボフロキサシンやモキシフロキサシンといったニューキノロン製剤

この 2 つが選択されることが多いです．
ただし，後者は結核菌も殺してしまうので，肺結核と誤診していないかどうか，気をつけなければなりません．

十分な注意が必要なんですね．

そうです．結核と肺炎の勘違いは結構多いんですよ．

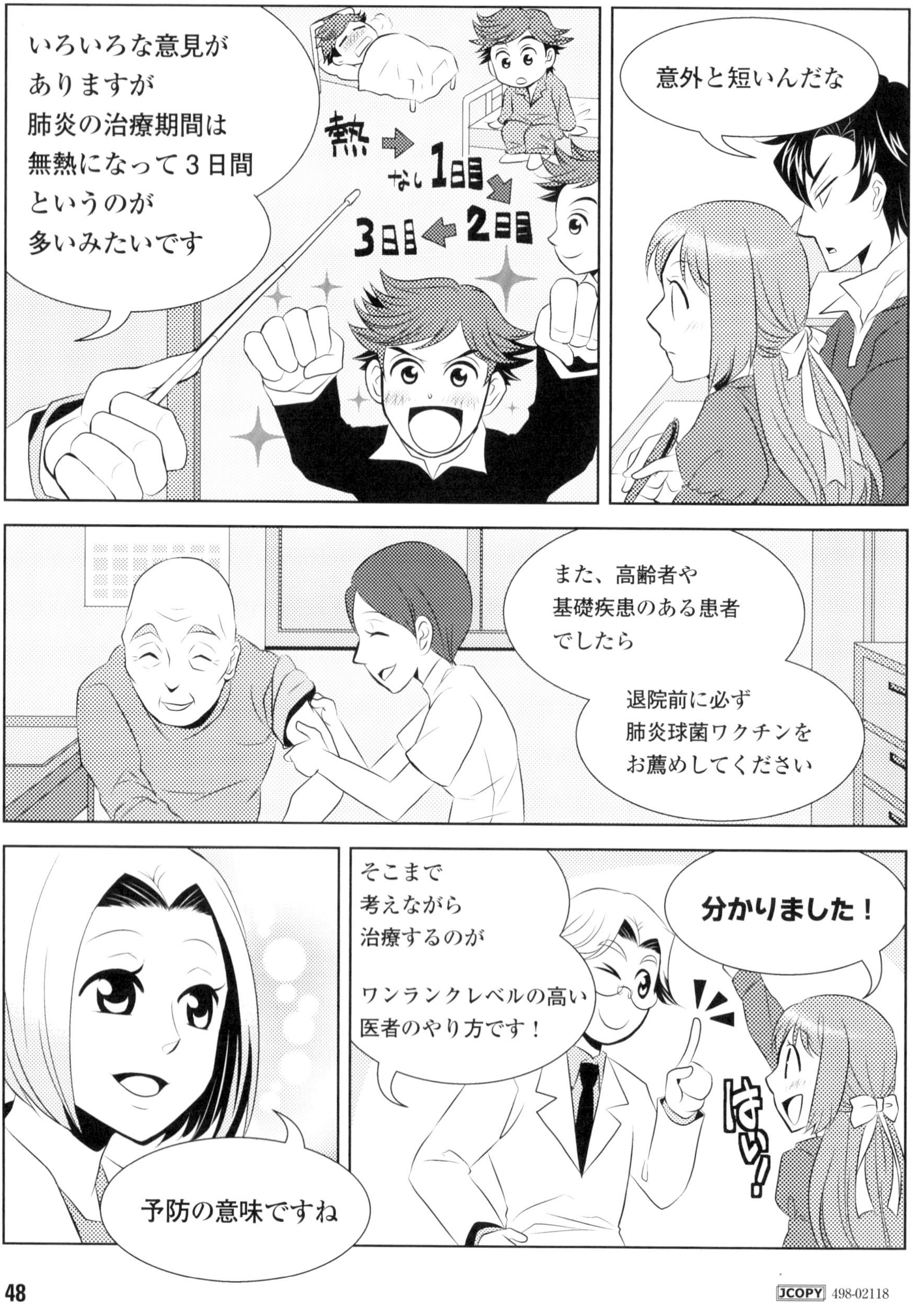
いろいろな意見が
ありますが
肺炎の治療期間は
無熱になって３日間
というのが
多いみたいです
熱
なし
1日目
2日目
3日目
意外と短いんだな
また、高齢者や
基礎疾患のある患者
でしたら
退院前に必ず
肺炎球菌ワクチンを
お薦めしてください
予防の意味ですね
そこまで
考えながら
治療するのが
ワンランクレベルの高い
医者のやり方です！
分かりました！
はいッ！

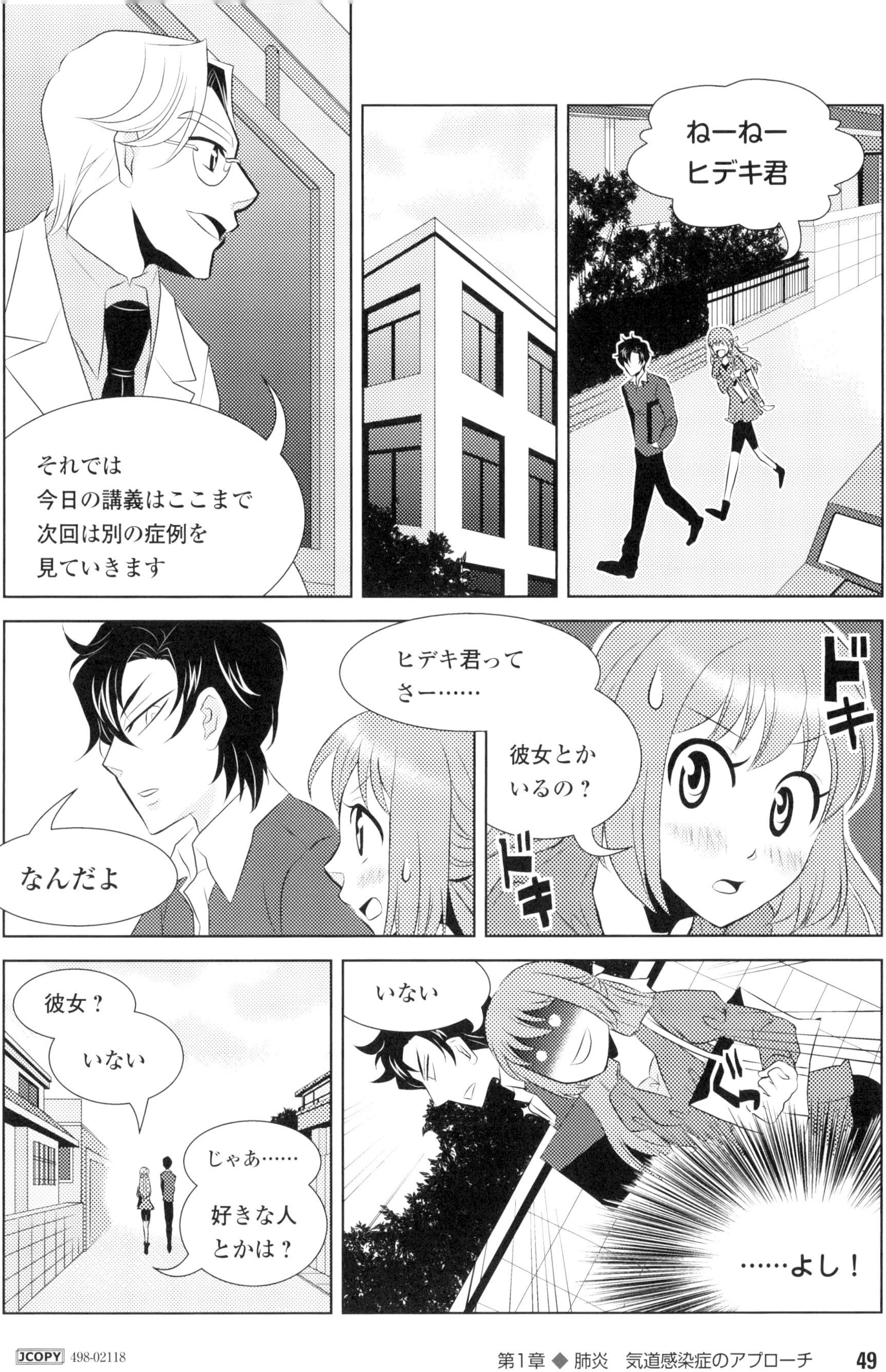
それでは
今日の講義はここまで
次回は別の症例を
見ていきます
ねーねー
ヒデキ君
なんだよ
ヒデキ君って
さー……
彼女とか
いるの？
ドキ
ドキ
彼女？
いない
じゃあ……
好きな人
とかは？
いない
……よし！

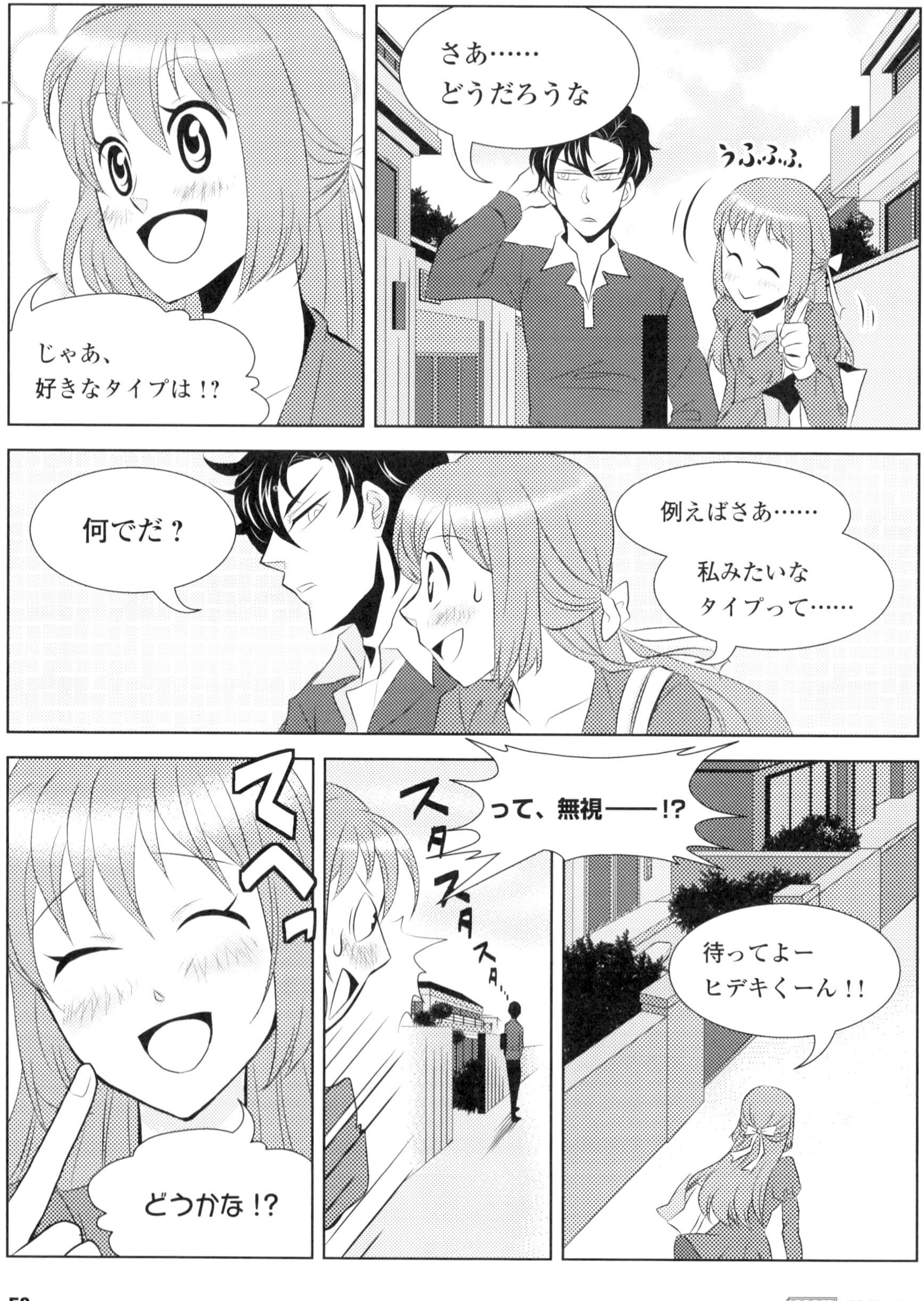
じゃあ、
好きなタイプは!?
さあ……
どうだろうな
うふふふ
何でだ？
例えばさあ……
私みたいな
タイプって……
てへっ
どうかな!?
スタスタスタスタ…
って、無視──!?
待ってよー
ヒデキくーん!!

1 フォローアップ

　グラム染色をやりましょう．感染症のアプローチで，ひとつの基本となるのが，グラム染色です．グラムというのは人の名前でして，デンマークの微生物学者で，この染色法を開発した人なんだそうです．感染症学で一番有名な名前の割には，学術的にあまり知られていない方です．Wikipediaによると，グラム染色を開発したのは1884年のことですから100年以上も前の話になります．現在でも活用されている医療技術がこんなに昔に開発された，というのは驚きですね．

Hans Christian Gram

http://en.wikipedia.org/wiki/Hans_Christian_Gram

　グラム染色は細菌を2色に染色し，それを光学顕微鏡で分類するものです．青紫色に染まるものをグラム陽性菌（Gram positive），赤色に染まるものをグラム陰性菌（Gram negative）と分類します．では，たったこれだけのシンプルな分類が，なぜ21世紀の今に至るまで使われ続けているのでしょうか．

　それは，治療に役に立つからです．

　抗菌薬は，おおざっぱに言ってグラム陽性菌に効くもの，グラム陰性菌に効くもの，嫌気性菌に効くもの，という風に3種類に分けるといいでしょう．要するに，グラム染色でだいたいの抗菌薬の選択ができるのです．

グラム陽性菌に効くもの
　例：セファゾリン，バンコマイシン

グラム陰性菌に効くもの
　例：ゲンタマイシン，アズトレオナム

嫌気性菌（グラム染色では陽性に見えたり、陰性に見えたりする）に効くもの
　例：メトロニダゾール

　もっとも，この分け方はとてもおおざっぱです．例えば，じゃあセファゾリンは，グラム

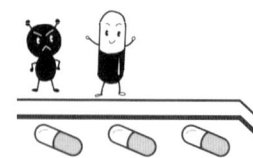

陰性菌を全然カバーしないかというと，そんなことはありません．大腸菌（グラム陰性菌）の感染症でも，たいていはセファゾリンで治っちゃったりもします．

　それに，このカテゴリーを複数併せ持つ抗菌薬もあります．例えば，クリンダマイシンという抗菌薬がありますが，これはグラム陽性菌にも効果がありますし，嫌気性菌にも効果があります．カルバペネムという抗菌薬になると，グラム陽性菌，陰性菌，嫌気性菌すべてに効果を発揮します．

　抗菌薬を使うときは，このようにグラム染色で見えるどの菌をカバーしているのか？という点に自覚的になることが大事です．ただ「肺炎」に出しています，ではなくて，グラム陽性菌の肺炎球菌に対してペニシリンを使っている，グラム陰性菌のインフルエンザ菌に対してセフトリアキソン（グラム陰性菌には効果が高いが，グラム陽性菌に対しては，肺炎球菌を除けば限定的な効果しかない……）を使っている，のようにメリハリを付けて使用します．

　また，想定していない菌はできるだけカバーしないほうがスマートな，洗練された抗菌薬の使用の仕方です．例えば，大腸菌（グラム陰性菌）の尿路感染症と分かっているのに，グラム陽性菌や嫌気性菌をカバーするカルバペネムを使用するのは，あまりかっこいい抗菌薬の使用法ではありません．患者さんはよくなるとは思いますが，耐性菌が増えたりして，将来的には損をする可能性が高いのです．

　ただし！

　上に挙げた説明は，あくまでも相対的なもので，「だいたいは」通用する基本コンセプトです．いつでも通用するとは限らないことに要注意です！　セファゾリンはグラム陽性菌に効く！　とかいって使っていると，実はグラム陽性菌の腸球菌には全然効きません．例外事項はたくさんあります．

　でも，こんな例外，いちいち取り上げていたらきりがないですね．感染症の場合，たくさんばい菌や抗菌薬の名前が出てきて，各論からちまちま勉強するとややこしくて訳がわからなくなります．

おおざっぱに原則を押さえて，あとから例外事項をひとつひとつ詰めていく．

　このような勉強の仕方のほうがずっと効率よく勉強できます．だから，まずはグラム染色，陽性と陰性で覚えましょう．これで納得いったら，次は細菌の形状（球菌か，桿菌か），さ

らにこまかく房状に並んでいるブドウ球菌か，数珠のように縦に並んでいるレンサ球菌か，みたいにどんどん細かくしていきます．

このように，最初はおおざっぱに分類して，あとで細かくしていく方法を，メモリーツリー，マインドマップなどと言います．

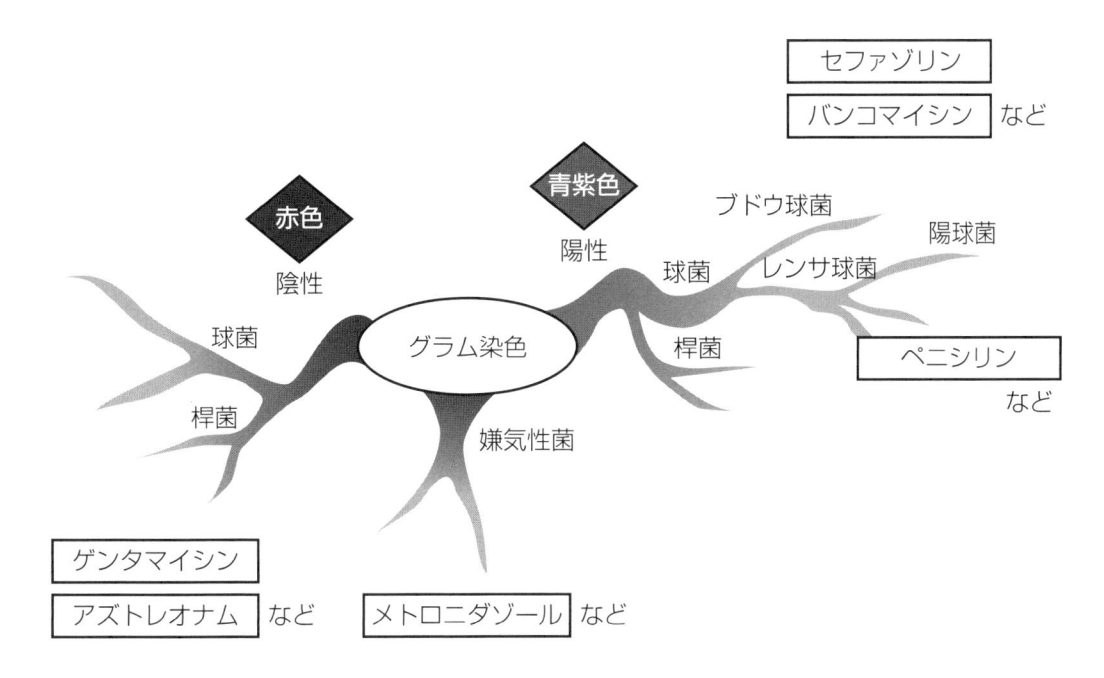

```
                            セファゾリン
                            バンコマイシン  など

          赤色          青紫色
                                    ブドウ球菌
                                              陽球菌
           陰性         陽性    球菌
                                    レンサ球菌
       球菌                  桿菌
                  グラム染色                  ペニシリン
       桿菌                                    など
                  嫌気性菌

  ゲンタマイシン
  アズトレオナム  など   メトロニダゾール  など
```

マインドマップというのは，トニー・ブザンという方が提唱したコンセプトで，ブザンさん本人は，「これこれの決まったルールを踏襲していなければ，マインドマップとは呼んではいけない」と，おっしゃっているようです．が，それは勉強の仕方なのですから，要するに本人にとって役に立てばそれでいいのではないでしょうか．「正しさ探しゲーム」は大抵，争いごとの元になります．グラム染色にしても，利用の仕方はいろいろあるので，勉強が進んでいったらどんどん応用問題を解いていけばよいのだけど，「これが正しいグラム染色」とか「間違ったグラム染色の使用法」というような切り口ですと，なんだかつまらないなあ，と思います．要するに，役に立てばそれでいいと思うのですが．

ただ，コンセプトを理解するときはおおざっぱに理解して，実際に患者さんに抗菌薬を使うときは，必ず本で確認したほうがよいと思います．「この薬はグラム陰性菌に効くから，この菌にも効くだろう」というような思いつきや雰囲気で治療方針を決めると，痛い目にあ

第1章 ◆ 肺炎 気道感染症のアプローチ 53

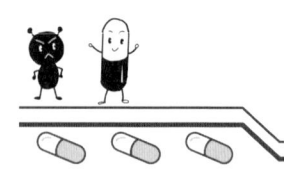

いますよ．

　それと，グラム染色は決して万能ではありません．欠点もあります．例えば，グラム染色は菌の感受性を教えてくれません．それと，染色の仕方で陰性菌が陽性菌に見えたり，間違いをすることもあります．菌が少ないと，グラム染色で菌が見つからないこともあります．特に，抗菌薬がすでに投与されてしまっているとそうなのです．だから，

「グラム染色ができる」ということは，グラム染色の限界を知ることである．

という言葉が重みを持つのです．沖縄県立中部病院にいらした喜舎場先生のお言葉です．かっこいいですね．
　限界があることは，全然悪いことではありません．例えば心電図．心電図で心臓の全てが分かるわけではありません．でも，それは心電図が必要ないという意味でもありません．心電図にできることとできないことをきちんと区別できる，ということが心電図が分かるということなのですね．
　世の中にオールマイティーカードは存在しません．絶対確実な検査も絶対治る薬も存在しません．絶対痩せるダイエット，絶対儲かる株の買い方，絶対落とせる女の子の口説き方，このような広告を見たら，たいていはインチキと思っておいたほうがよいです．「絶対」にこだわるのと，「正しさ探しゲーム」は似たような構造をもった失敗のパターンですね．

　グラム染色をもっと勉強したい人には，このブログが便利です．

グラム染色道場

http://gram-stain-id.cocolog-nifty.com/blog/

　あと，グラム染色を臨床研修で活用したければ，次の本が使いやすいと思います．

藤本卓司　『感染症レジデントマニュアル』　医学書院

まとめ

- 熱の患者をみたら，抗菌薬が必要かどうかを考える．
- 感染症以外，ウイルス感染では抗菌薬は不要．一般細菌では抗菌薬を使用することが多い．
- 咳の患者では気道感染症を考え，細菌が原因のことが多い「肺炎」とそれ以外を区別する．
- 両者の区別には「病歴」「診察」「検査」をうまく組み合わせる．
- グラム染色，培養，その他の検査を活用して原因微生物を見つけ，それにあった治療を行う．
- 原因が分からなければ，6つの肺炎の原因菌を想定した「エンピリック治療」を行う．

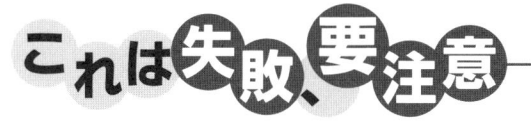

これは失敗、要注意

- 熱があるというだけで抗菌薬を使うのはダメ．
- どこの感染症か，感染臓器を探さないのはダメ．
- 原因微生物を考えないのは，ダメ．
- 結核と間違えてはダメ．
- CRPにすがってはダメ．

第2章　尿路感染
男女平等ではない感染症の世界

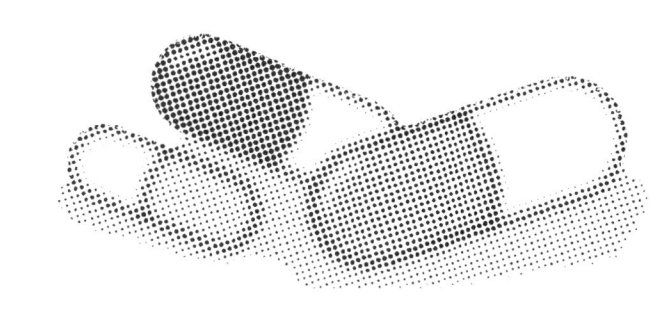

1 腰の範囲は広い

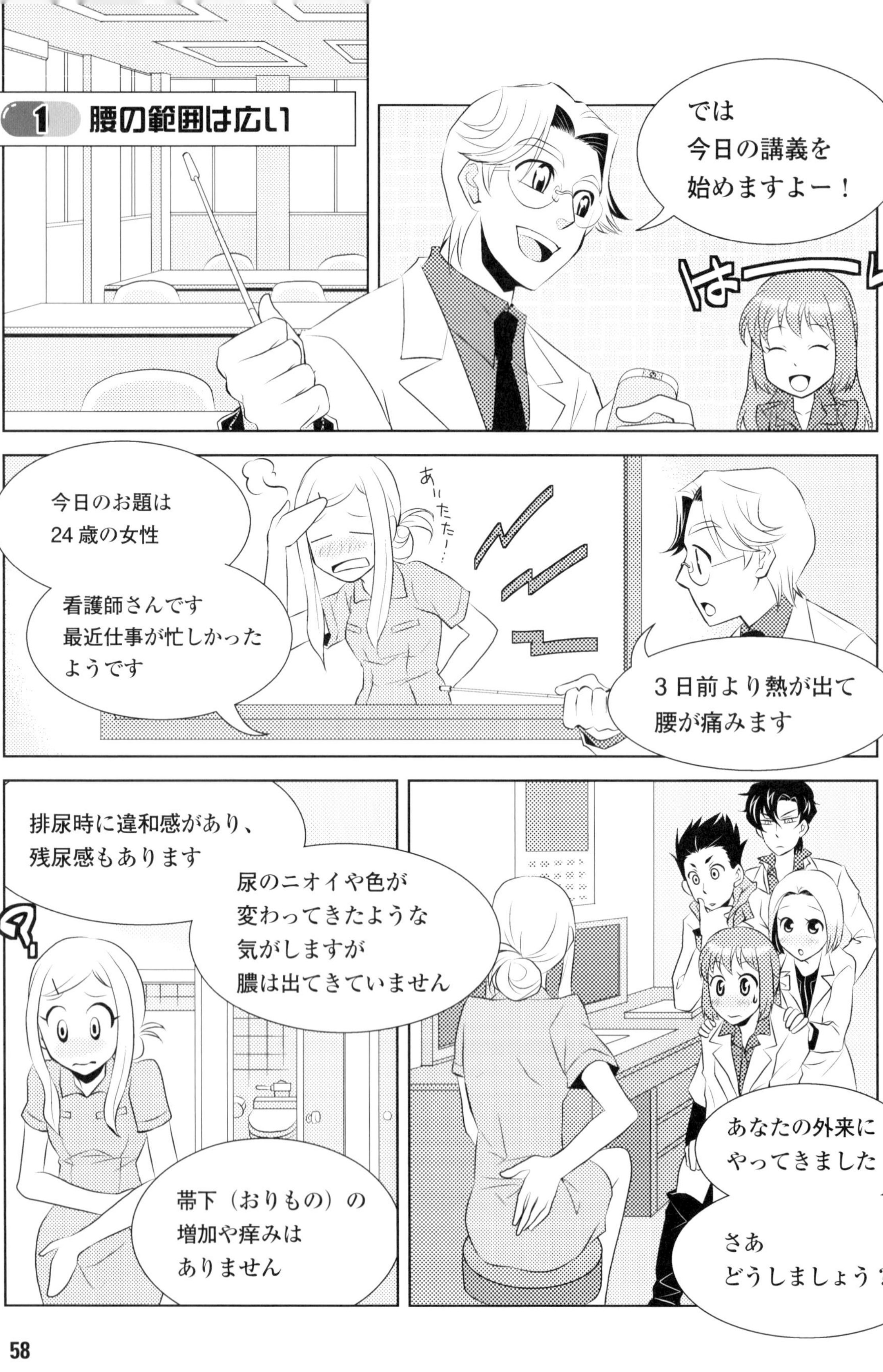
では今日の講義を始めますよー！
はーーーい
今日のお題は24歳の女性
看護師さんです最近仕事が忙しかったようです
あいたた！
3日前より熱が出て腰が痛みます
排尿時に違和感があり、残尿感もあります
尿のニオイや色が変わってきたような気がしますが膿は出てきていません
?
帯下（おりもの）の増加や痒みはありません
あなたの外来にやってきました
さあどうしましょう？

第2章 ◆ 尿路感染 男女平等ではない感染症の世界

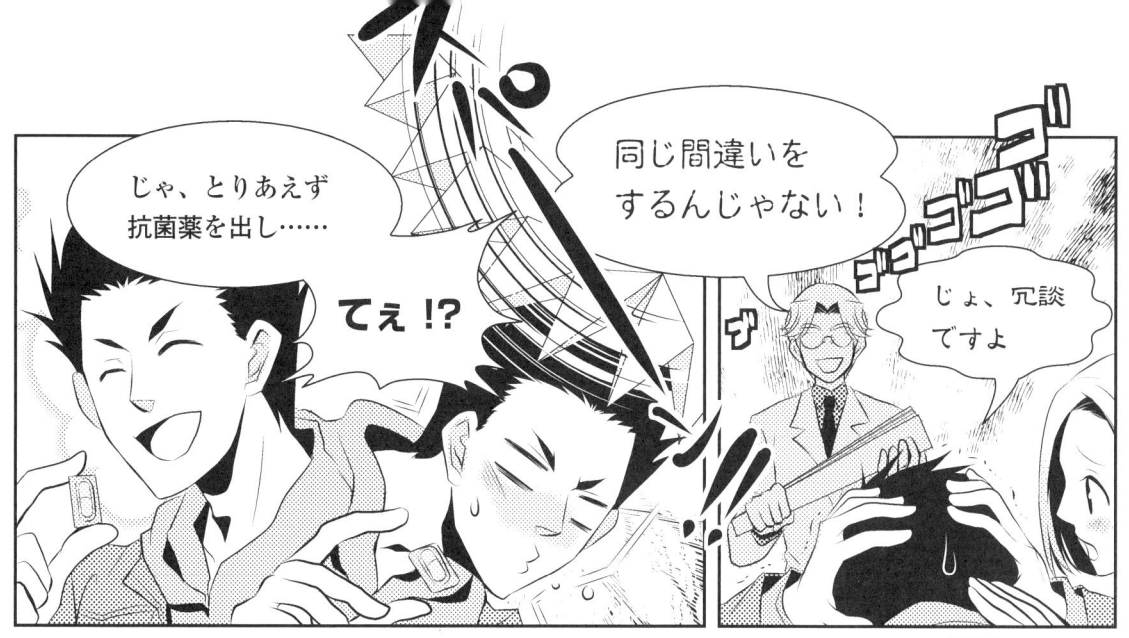

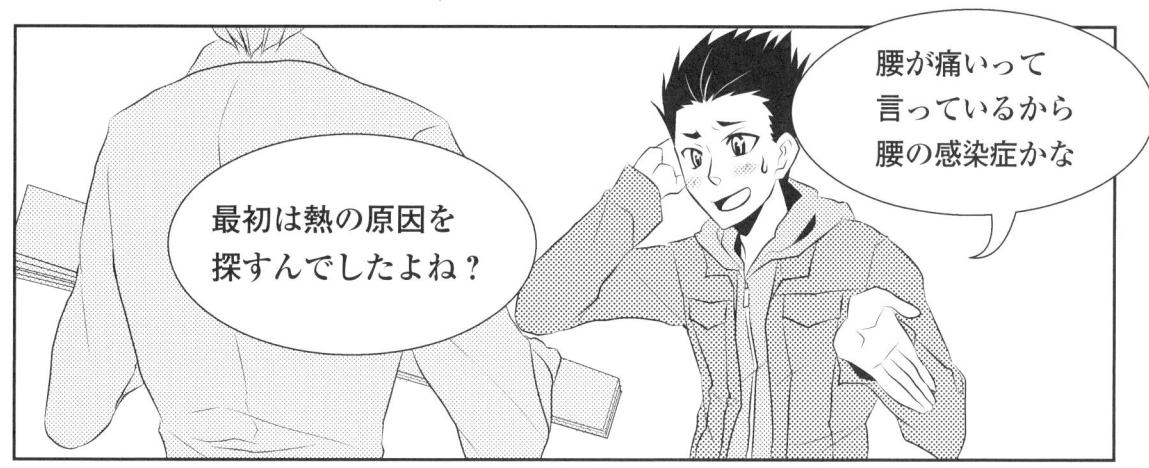

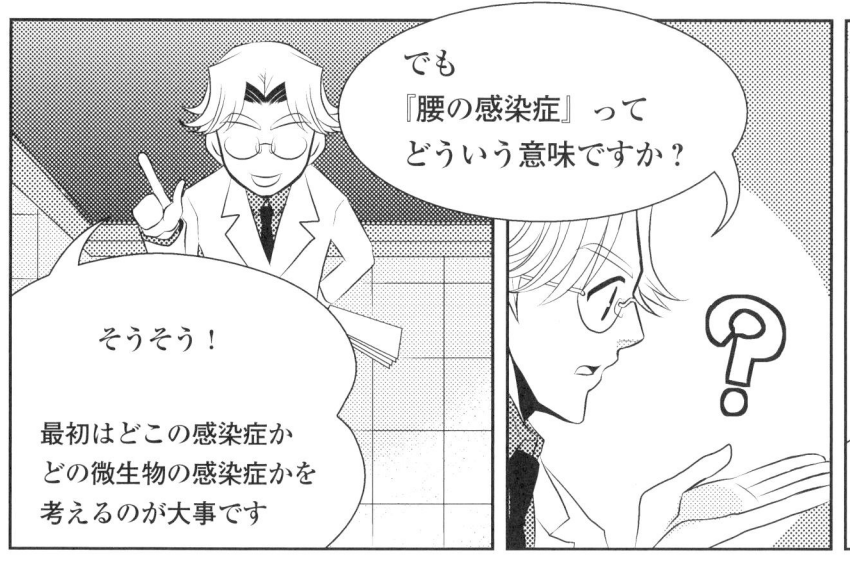

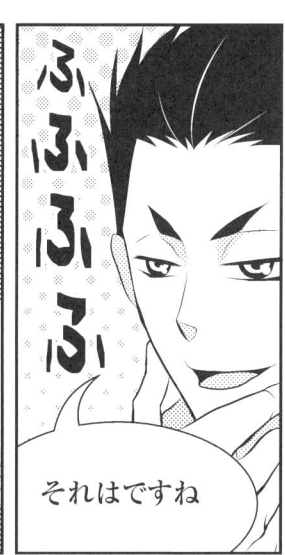

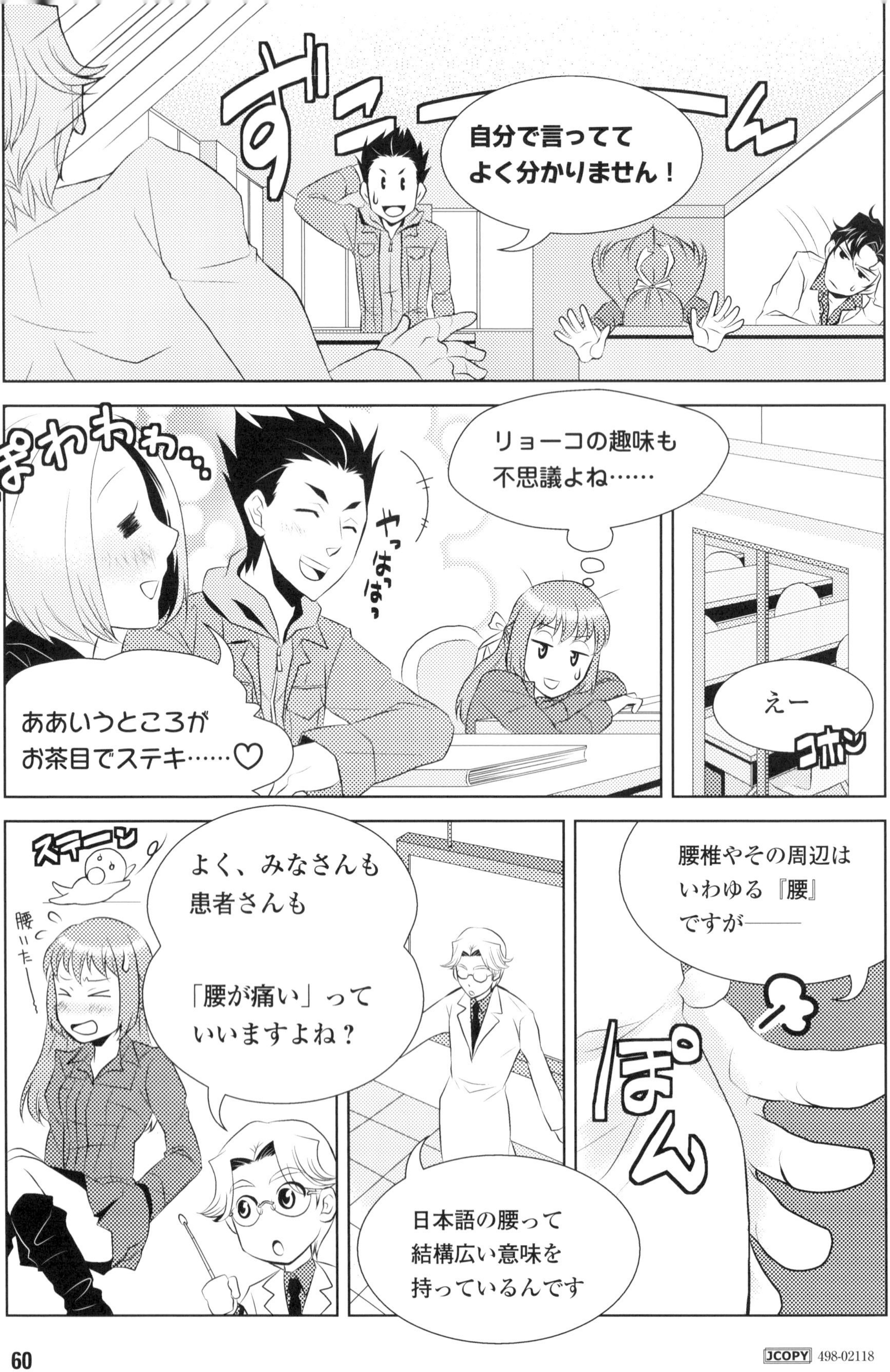

ずこーーーん
自分で言っててよく分かりません！
ぽわわゎ…
やっはっはっ
リョーコの趣味も不思議よね……
ああいうところがお茶目でステキ……♡
えー
コホン
スティーン
腰いたー
よく、みなさんも患者さんも
「腰が痛い」っていいますよね？
腰椎やその周辺はいわゆる『腰』ですが——
ぽん
日本語の腰って結構広い意味を持っているんです

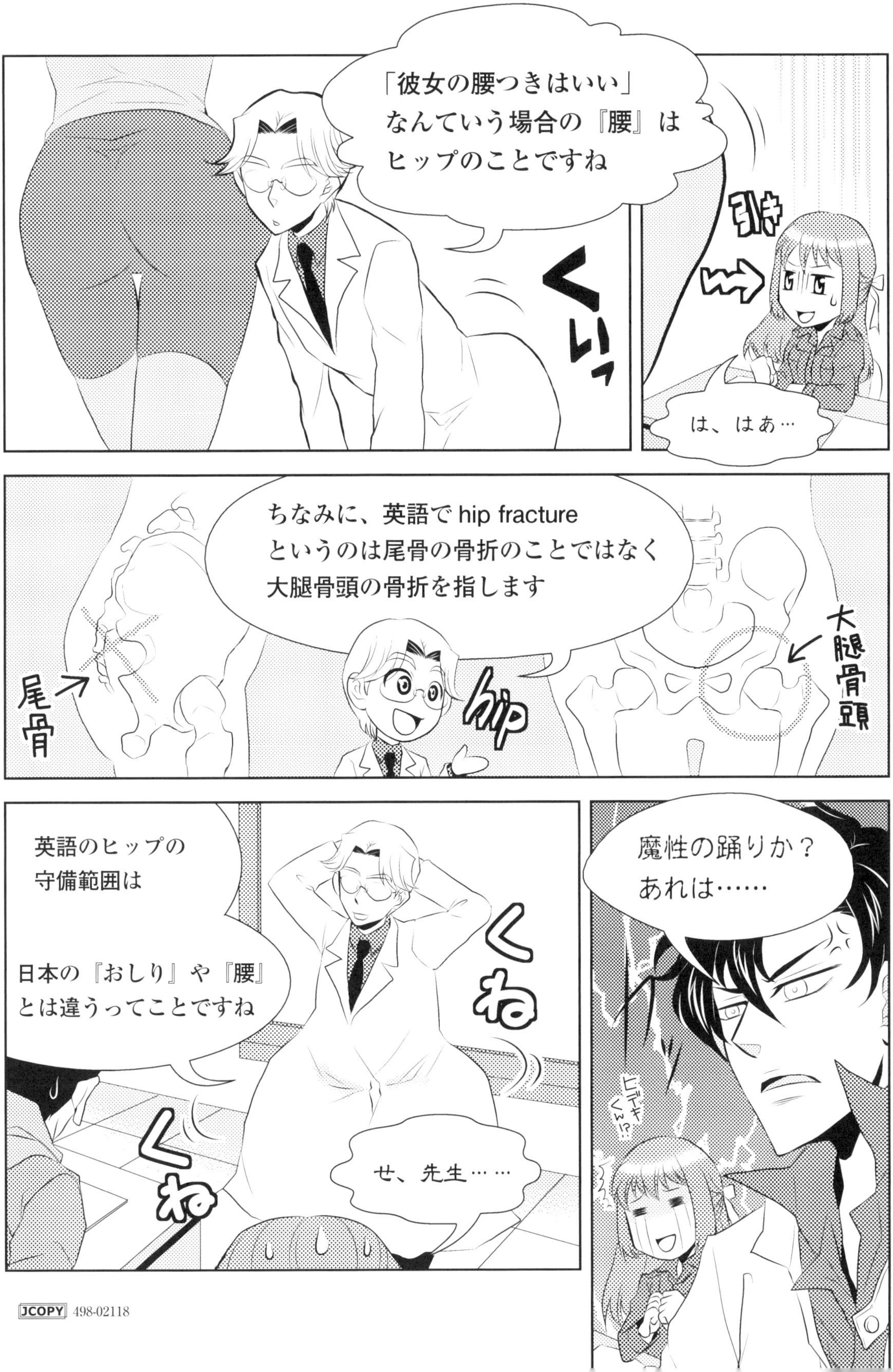
「彼女の腰つきはいい」
なんていう場合の『腰』は
ヒップのことですね
くいっ
引き
は、はあ…
ちなみに、英語で hip fracture
というのは尾骨の骨折のことではなく
大腿骨頭の骨折を指します
尾骨
hip
大腿骨頭
英語のヒップの
守備範囲は
日本の『おしり』や『腰』
とは違うってことですね
くね
くね
せ、先生……
魔性の踊りか？
あれは……
ヒデキくん!?

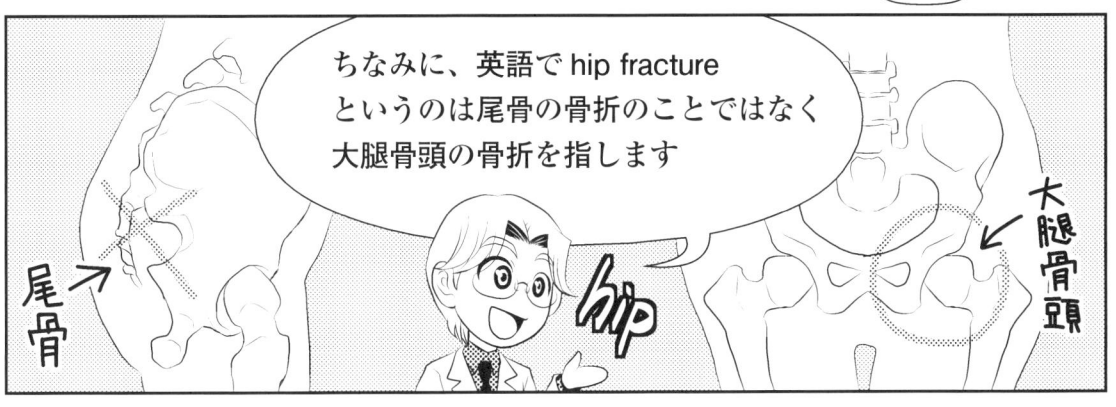

2 痛みの分類

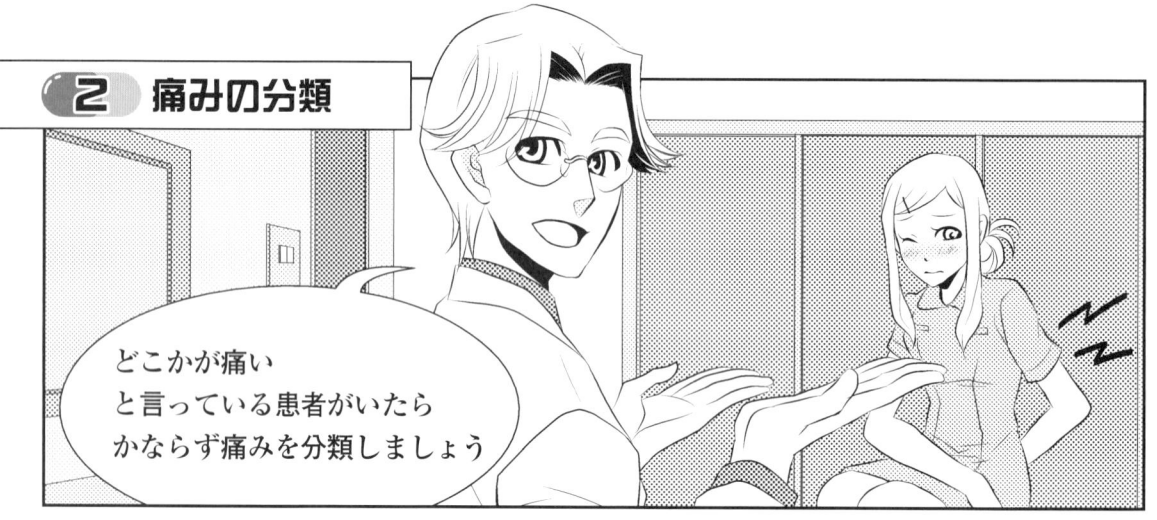

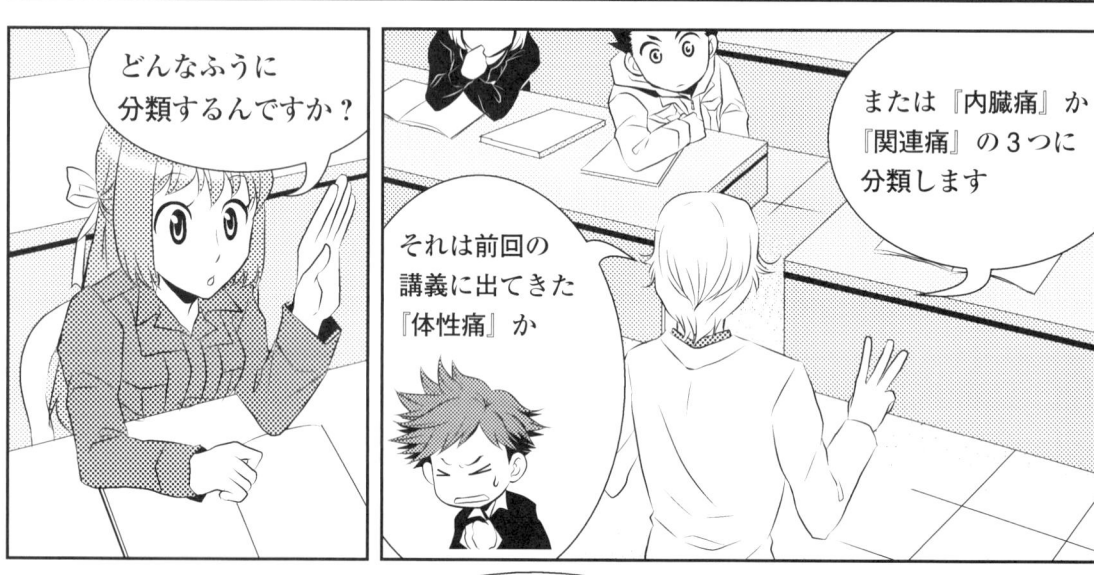

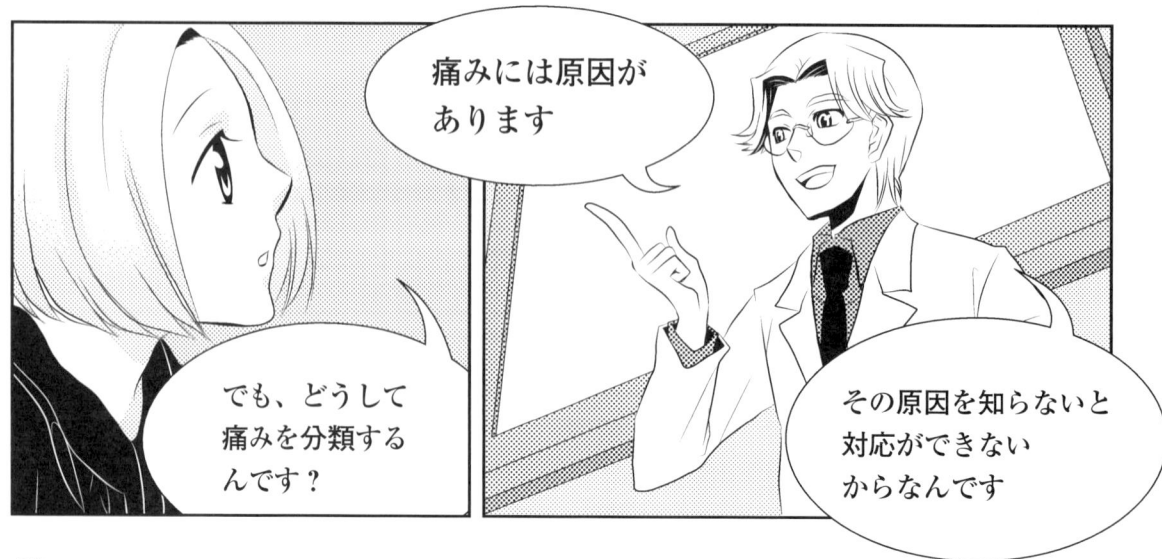

どこかが痛いと言っている患者がいたらかならず痛みを分類しましょう

どんなふうに分類するんですか？

それは前回の講義に出てきた『体性痛』か

または『内臓痛』か『関連痛』の3つに分類します

痛みには原因があります

でも、どうして痛みを分類するんです？

その原因を知らないと対応ができないからなんです

> 痛みの原因が分かると，診断に直結することもあります
> これは腰痛だけでなく，頭痛，胸痛，腹痛など，どこの痛みでも応用可能です

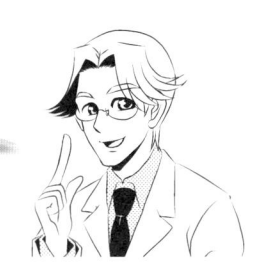

【痛みの分類】

・体性痛
　somatic pain. 鋭い痛み. 体動時に痛みが増強することが多い. 局在化は簡単.
　例：胸膜炎, 骨折など

・内臓痛
　visceral pain. 鈍い痛み. 体動時には痛みが変化しないことが多い. 局在化が難しいことが多い.
　例：狭心痛, 腸炎での腹痛など

・関連痛
　referred pain. 痛みの部位に痛みが存在していない場合.
　虚血性心疾患で肩が痛くなったり, 急性膵炎で背中から肩が痛くなったりするのが, これである.

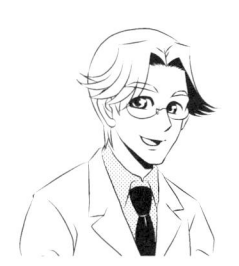

> 痛みの診察は臨床医療のキモですから
> ぜひ勉強しましょう

体性痛，内臓痛，関連痛が混在することもあります

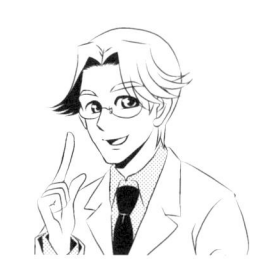

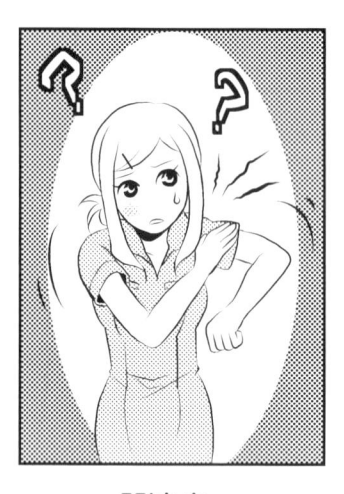

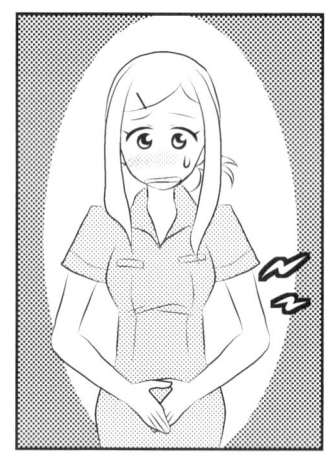

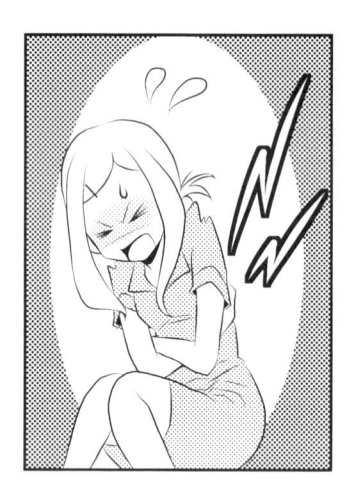

関連痛　　　　　内臓痛　　　　　体性痛

　よく引き合いに出されるのが，急性虫垂炎（いわゆるアッペ．一般的に言うところの盲腸です）．

　虫垂の圧が高まると，その部位以外，つまり心窩部に『関連痛』がおきます．

　それがだんだん炎症が進むにつれて，右下腹部の鈍くてぱっとしない『内臓痛』へと変化していきます．

　これが，虫垂外膜＝腹膜にまで達してしまうと鋭い局在する痛み『体性痛』になるのです．

　このとき，腹膜刺激症状が生じます．

　蛇足ですが，虫垂破裂が起きると，この圧が消えていったん腹痛はなくなります．

　しかし，その後起きるのは汎発性腹膜炎なので，「痛みが消えました」と患者が言っても絶対に帰宅させてはいけません．

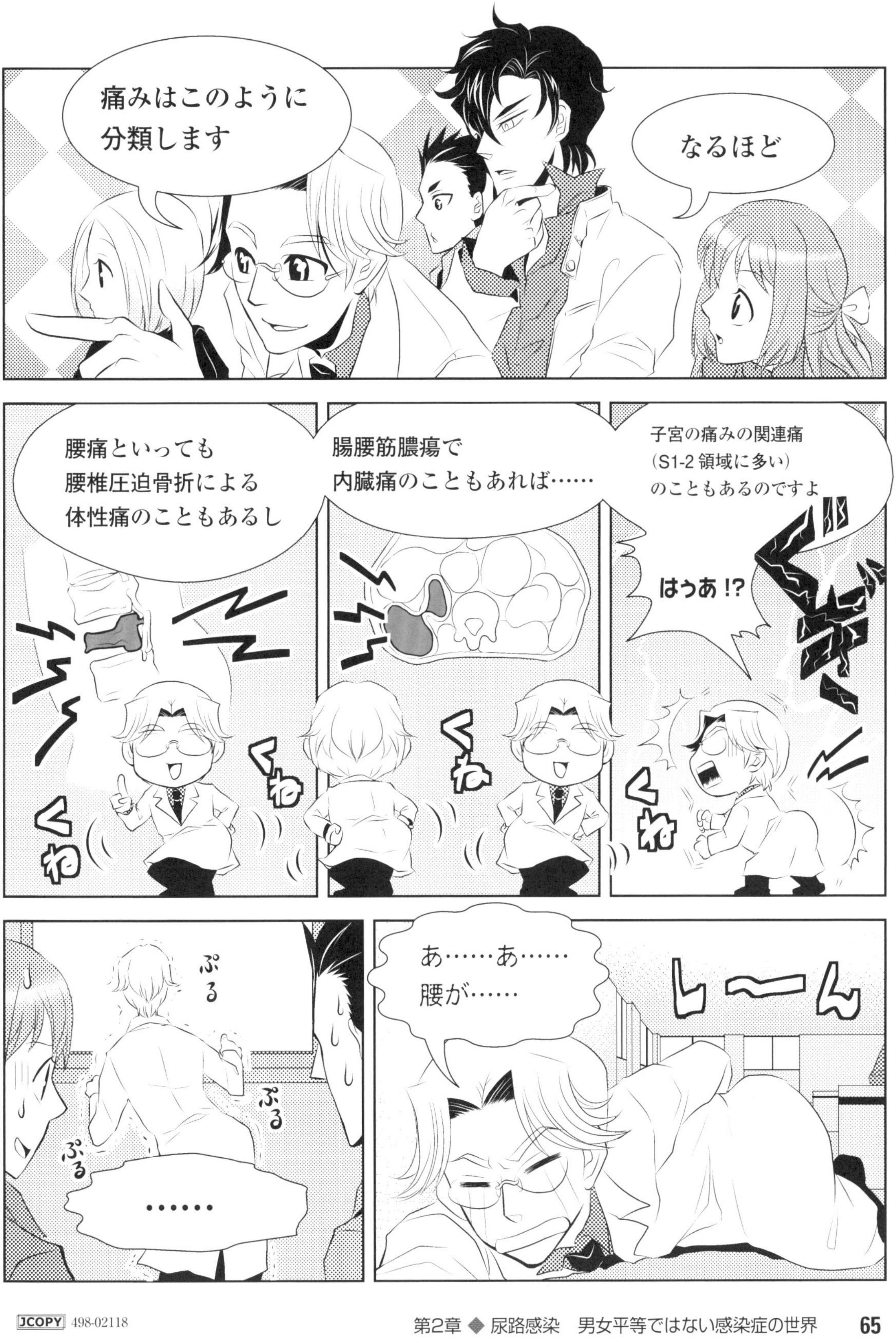
痛みはこのように
分類します
なるほど
腰痛といっても
腰椎圧迫骨折による
体性痛のこともあるし
くね
くね
腸腰筋膿瘍で
内臓痛のこともあれば……
くね
子宮の痛みの関連痛
(S1-2 領域に多い)
のこともあるのですよ
くね
はぅあ !?
ぷる
ぷる
ぷる
……
あ……あ……
腰が……
し〜ん

3 CVAノックペイン

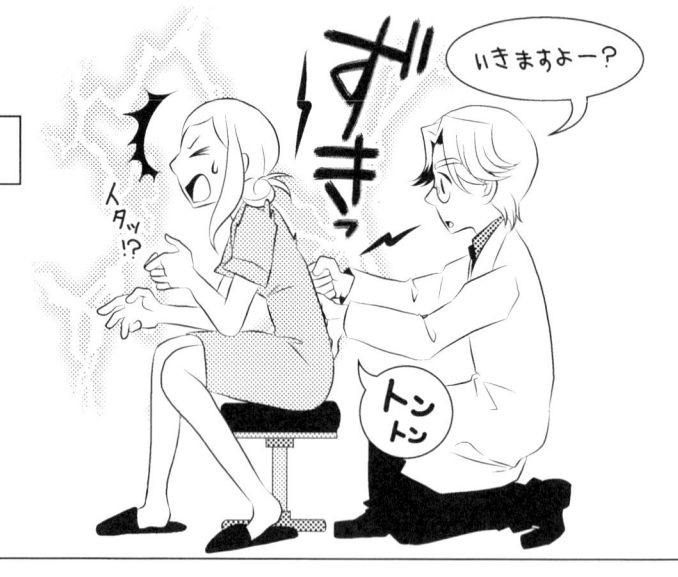

じゃあ，この患者の痛みはどれに当てはまるんですか？

鈍い感じの痛みで，どちらかというと右側に強いようです．
とん　とん，と背中をたたくと「痛い」と言って飛び上がります．

なんか大げさじゃないか？

これは知ってる！CVA（cost-vertebral angle）ノックペインですね．

そう．鈍い痛みで腰部の内臓痛を示唆し，叩くと痛い．漿膜の体性痛も合併している．この部位であれば，腎臓，腎盂腎炎の存在が強く疑われます．

CVAノックペインがあれば，腎盂腎炎と考えていいのでしょうか．

いえいえ，そうとは限りません．

じゃあ，他にどんな可能性が？

腸腰筋膿瘍，腎膿瘍でも痛くなりますし，右側だと胆嚢炎でも響いて背中を叩くと痛む場合もあります．

ほうほう．

若い女性では忘れてはいけない，Fitz-Hugh-Curtis 症候群という肝臓周囲炎を起こす性感染症がありますが，これでも痛みが誘発されることがあります．

いろいろあるんですね～．

あと，たま～にやたら強く叩いている研修医がいますが……それも間違いです．

本気で叩かれたら，誰だって痛いですよね……．

軽く叩いても飛び上がるくらい痛い，というのが CVA ノックペインです．
ここは覚えておいてください．

はい！

逆もまた真なり．
CVA ノックペインがなくても腎盂腎炎のことがあります．
これは，症状の出にくい高齢者に多いです．
ある所見の有無だけで疾患の有無を決めつけてはいけません．

一点買いにはご用心！　でしたね！

そうです！　だんだん分かってきたみたいですね．

ちなみに，たま～に教授回診で腎盂腎炎の患者さんの背中を叩いて，
「うん，これが CVA ノックペインだ．さあ，みんなやってごらん」と
一緒に回っている研修医や学生全員にとんとん患者の背中を叩かせている教授がいますが……．

い，痛そう……．

ほとんど拷問だな．

痛みを誘発するような診察をなぜか繰り返したがる医者もいますが……
患者にとってはいい迷惑ですから，絶対にやめましょうね．

はい！　そんな医者は許せないわ！

第2章 ◆ 尿路感染　男女平等ではない感染症の世界

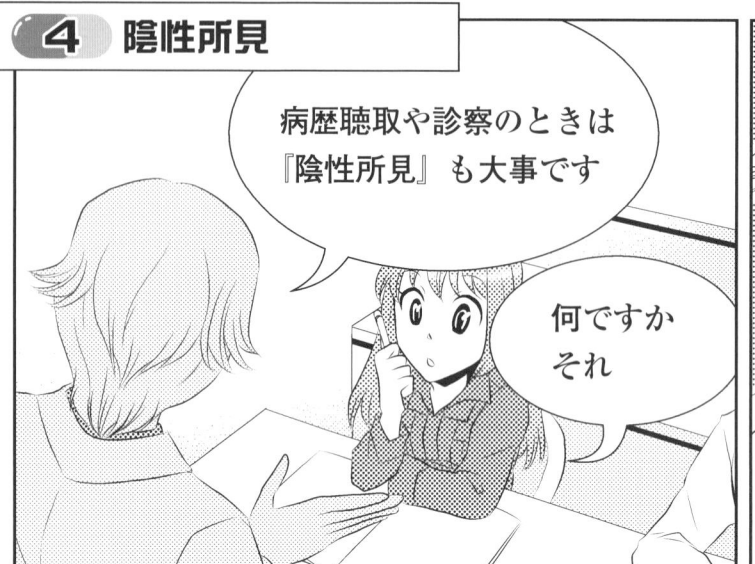

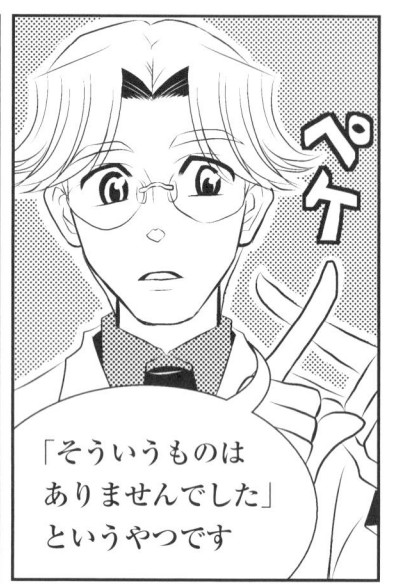

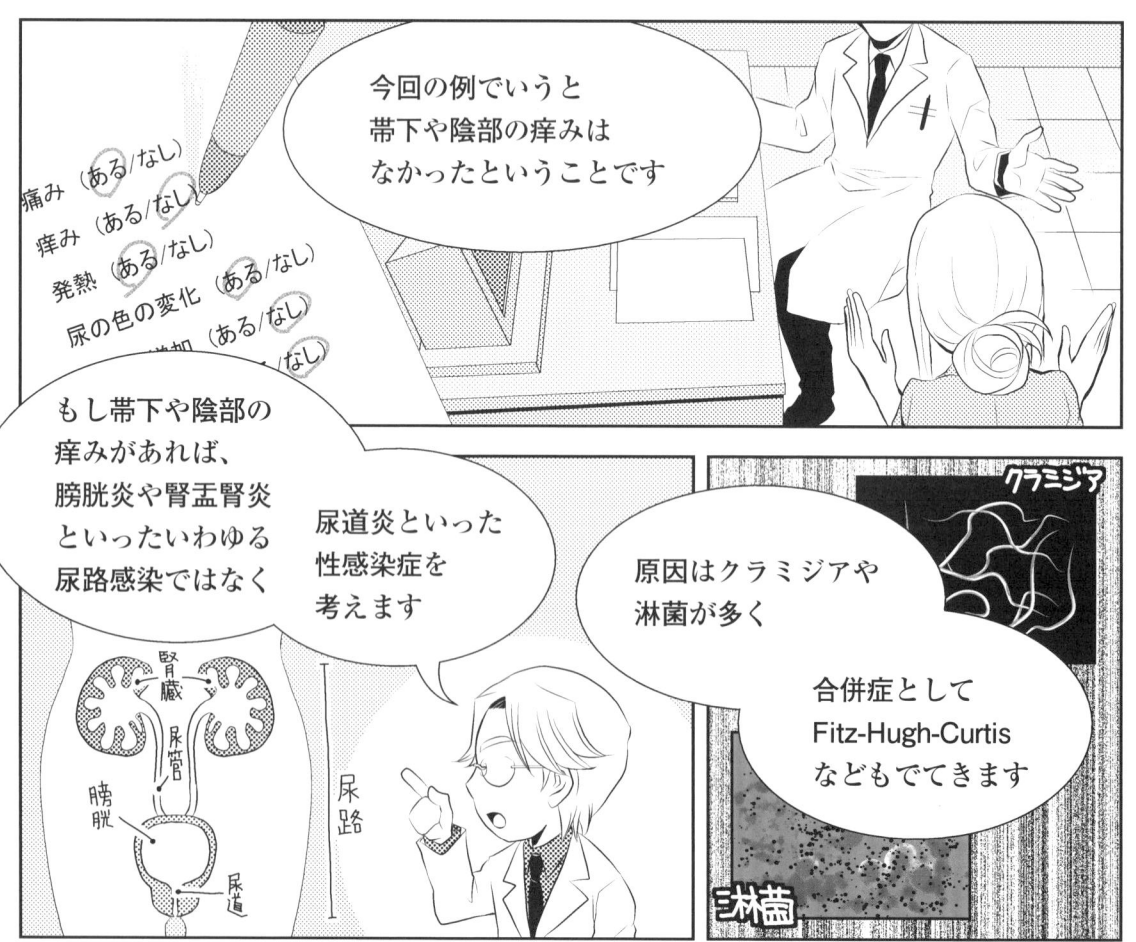

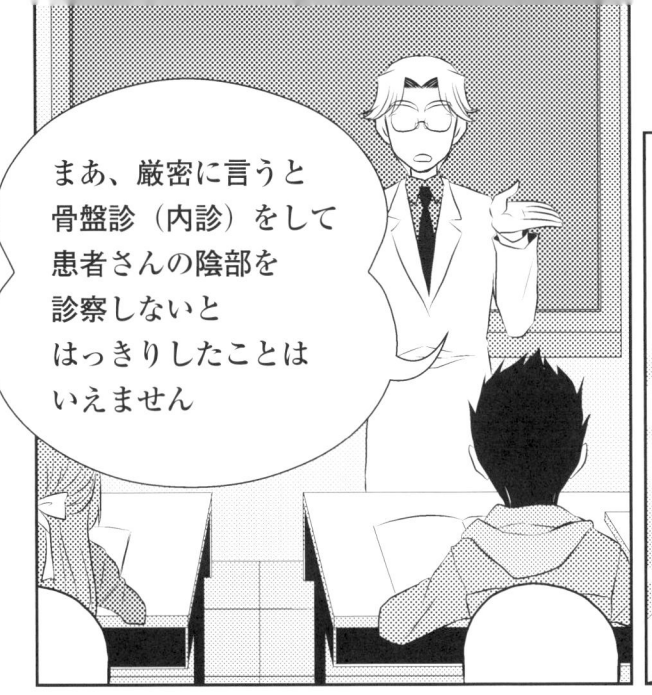

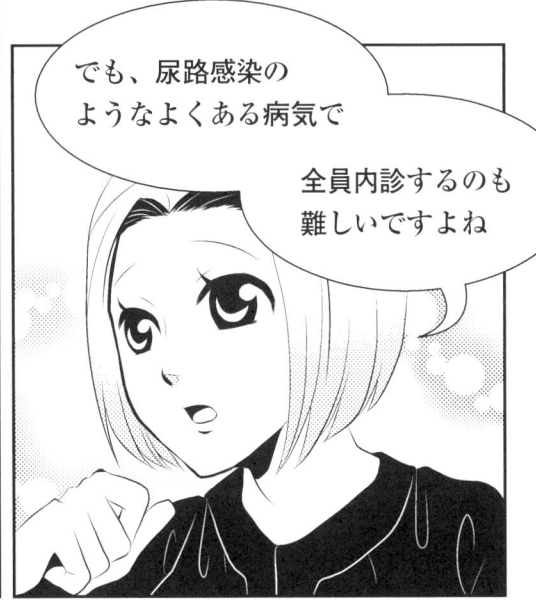

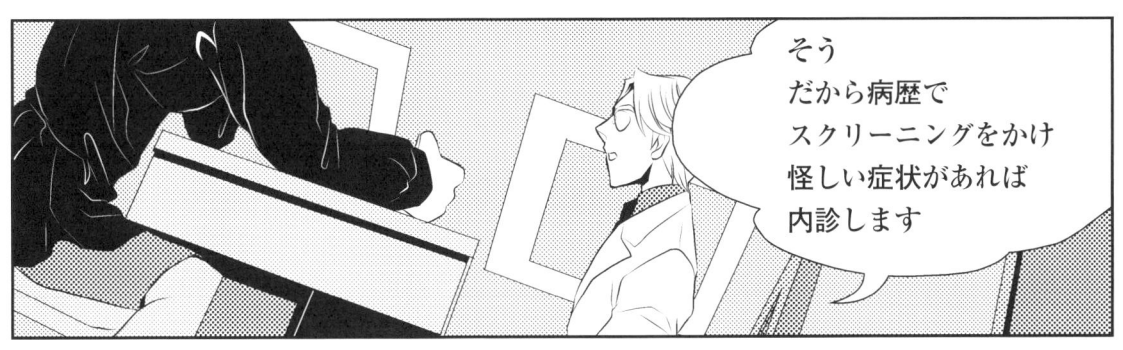

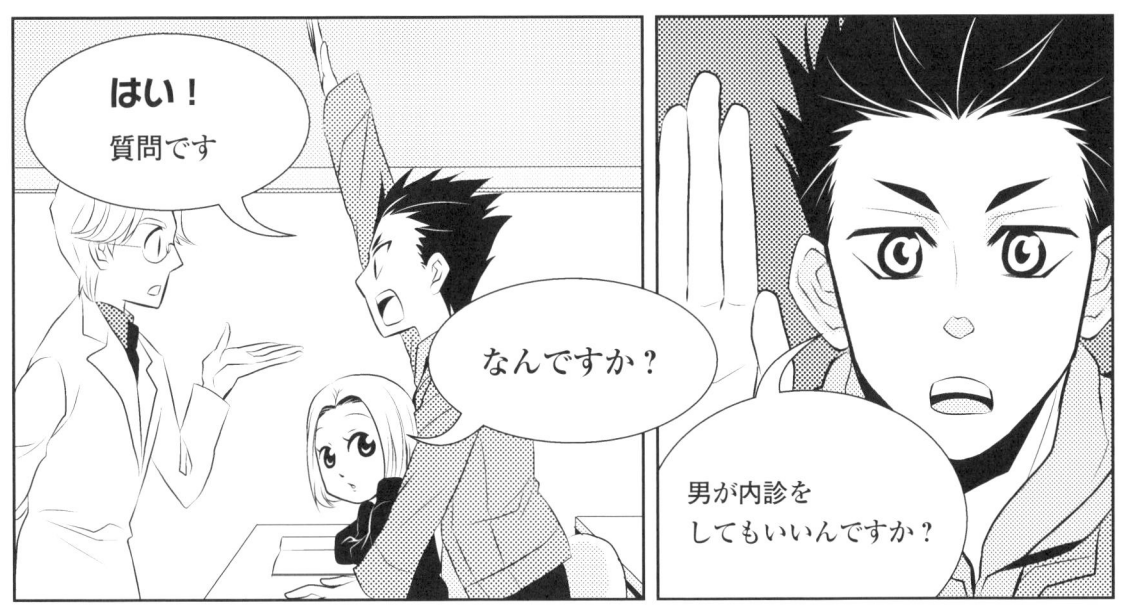

でも、尿路感染のようなよくある病気で全員内診するのも難しいですよね

まあ、厳密に言うと骨盤診（内診）をして患者さんの陰部を診察しないとはっきりしたことはいえません

そうだから病歴でスクリーニングをかけ怪しい症状があれば内診します

はい！
質問です

なんですか？

男が内診をしてもいいんですか？

それは難しい問題なんです

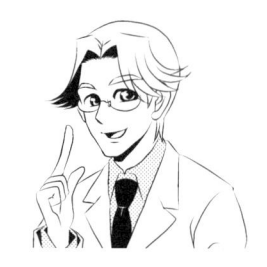

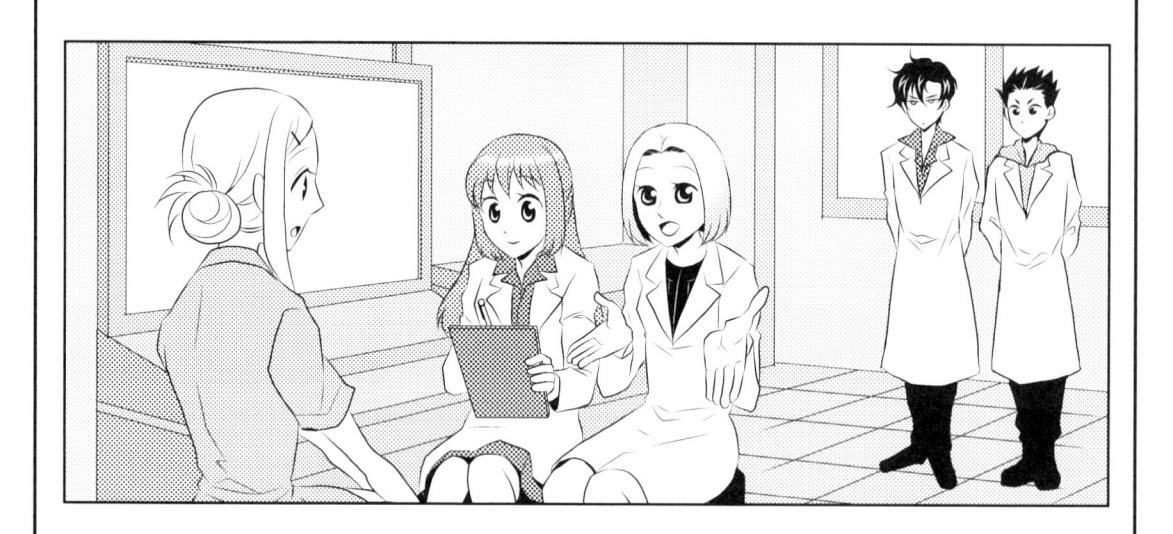

　もちろん男性医師が内診しても構いませんし，女性の患者さんにいやがられたり断られたりすることはまれです．
　けれど，日本では伝統的に内診は産婦人科医の仕事と信じている医師や看護師が多く，このあたりは若干コンセンサスが得られていないところです．
　男性が行うにしても周囲の合意がないと難しいので，少なくとも勝手にやるのはよくない．
　きちんと女性スタッフが同伴したほうがよいですね．（これをシャペロンといいます）

> さあ，どうもこの看護師さんは尿路感染を起こしていそうなことが分かりました

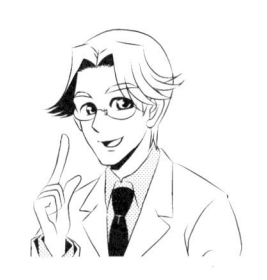

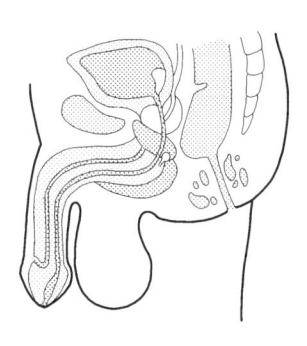

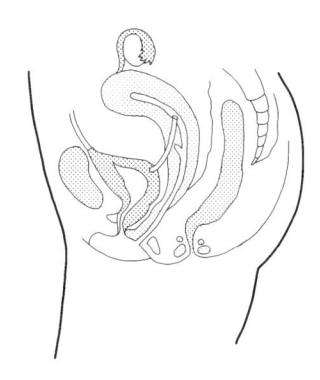

女性の尿路は肛門と距離が短く，またその間に障壁がありません．
一方，男性の肛門からペニスの亀頭までは距離がありますし，陰嚢など障壁もあります．
尿路感染の原因菌は肛門内の腸内細菌がほとんどです．
したがって，女性の尿路感染は多く，男性のそれはまれだ，ということになります．
男性が尿路感染を起こす場合，前立腺炎の存在や尿道炎などの性感染症，神経因性膀胱や膀胱尿管逆流など基礎疾患の存在を疑わなければいけません．

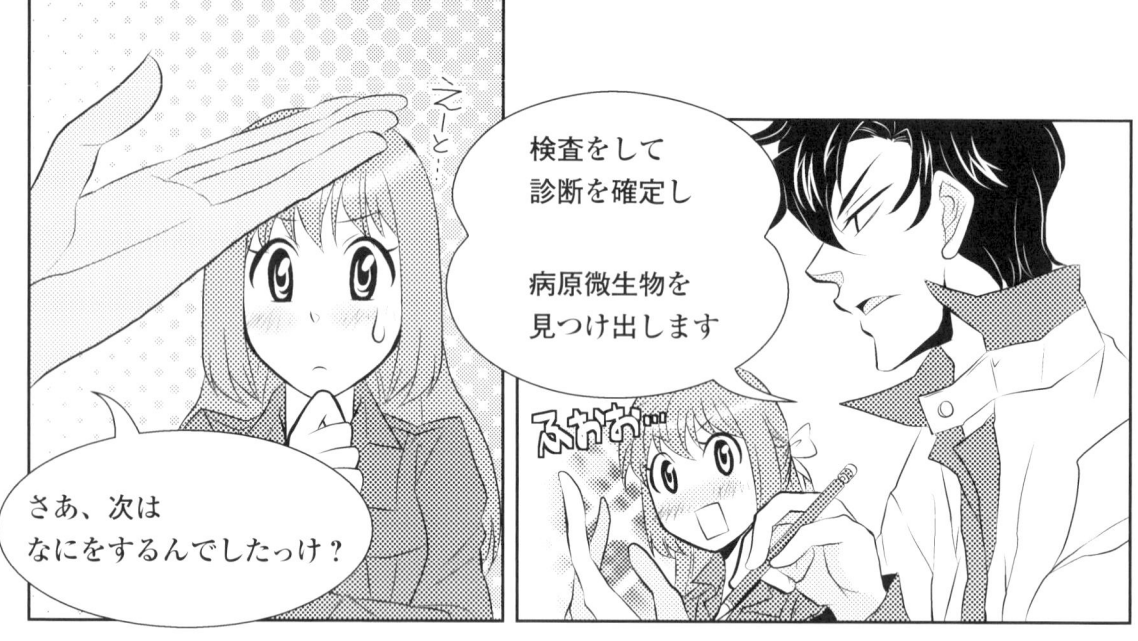

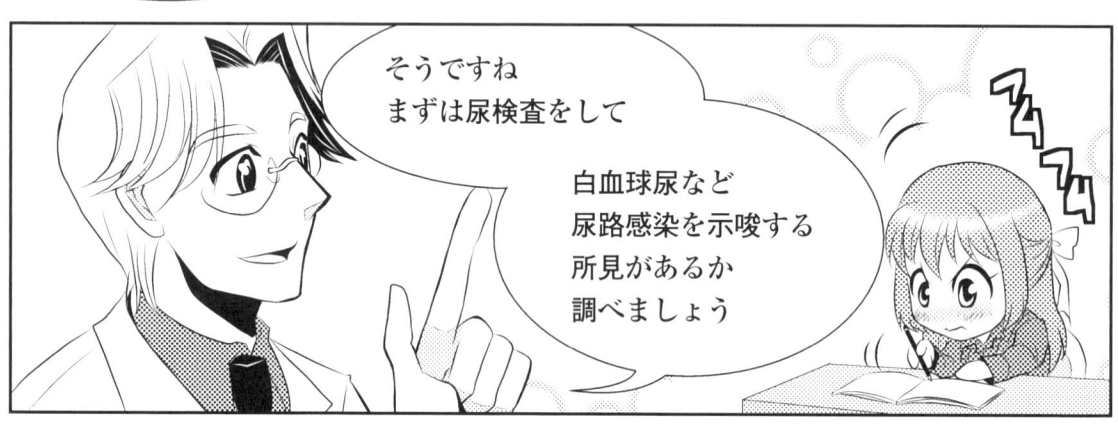

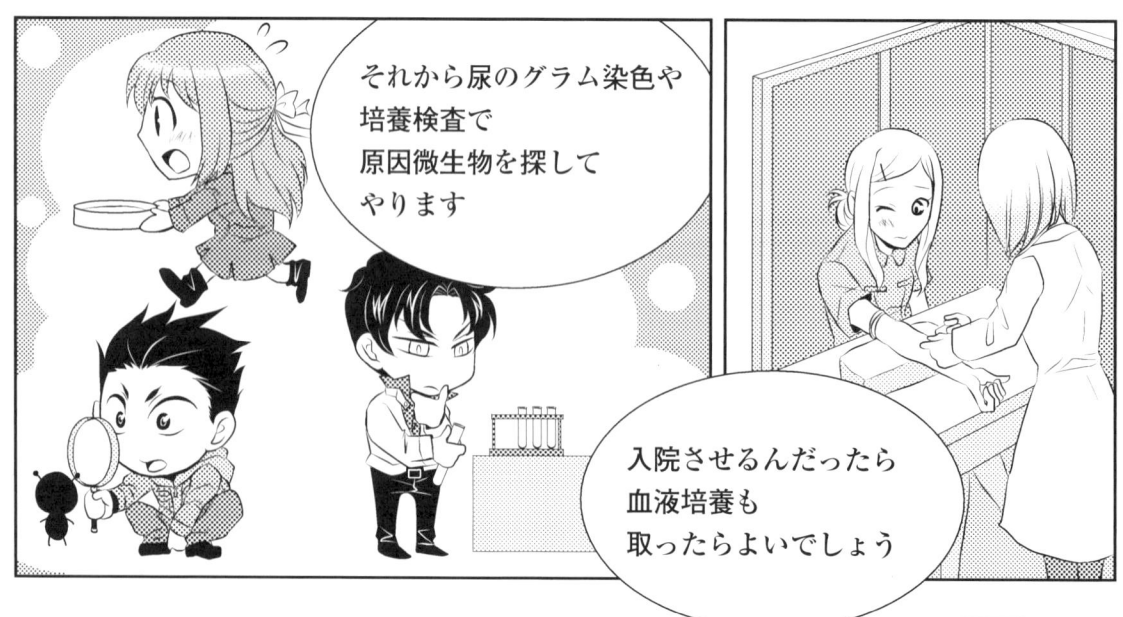

> 尿のグラム染色では赤い細長い菌が
> たくさん見えます
> 白血球の貪食像もあります

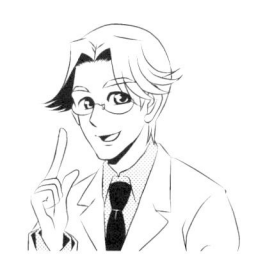

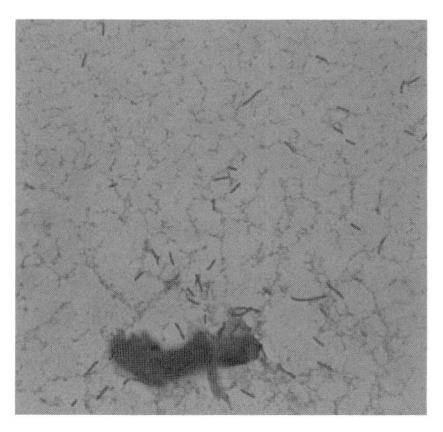

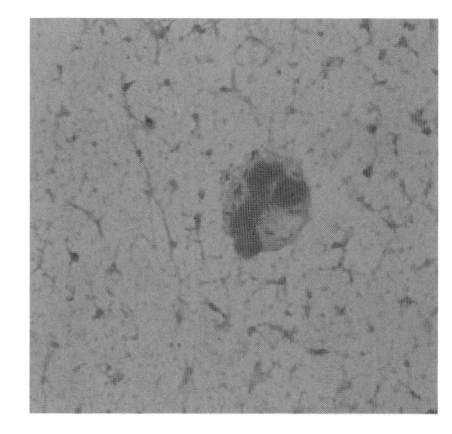

尿のグラム染色　　　　　　　白血球の貪食像
写真提供：細川 直登（亀田総合病院）

　疫学的に，尿路感染の原因菌として一番多いのは大腸菌です．
　だから，ここでも大腸菌がもっとも考えられますね．
　また，これは地域によって異なりますが，大腸菌のほとんどはセフォチアム（第2世代のセフェム）に感受性があります．これを点滴で用いましょう．
　もし，アンピシリンなどもっと狭い抗菌薬に感受性があると分かれば，数日後の培養検査の結果を待って抗菌薬を変更します（de-escalation）．
　治療期間は，腎盂腎炎の場合14日間のことが多いです．

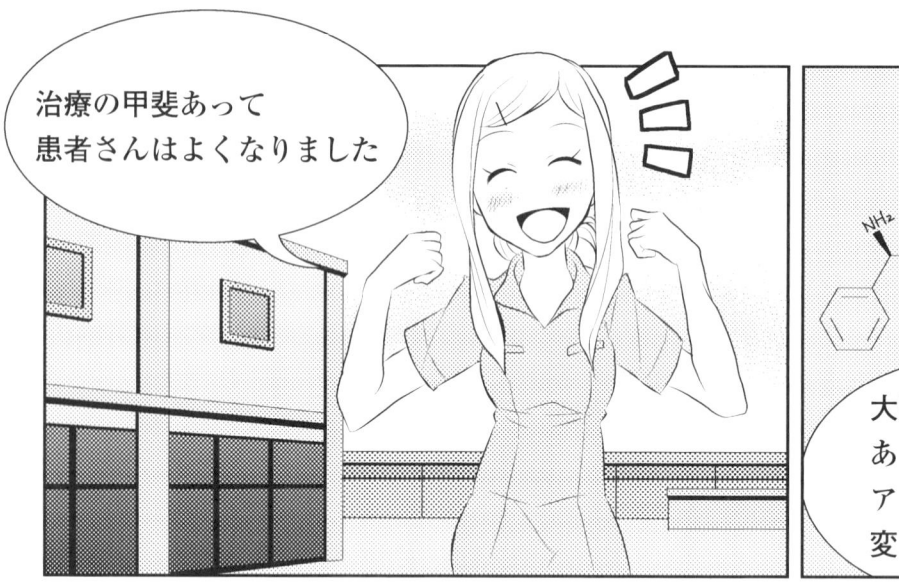

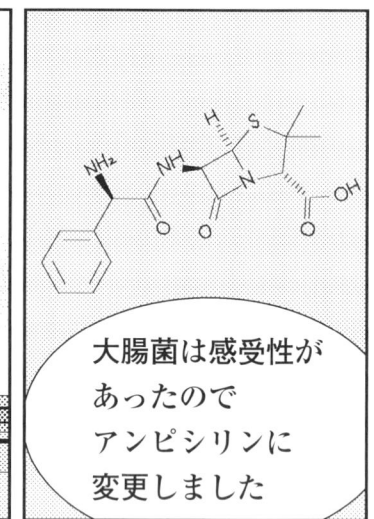

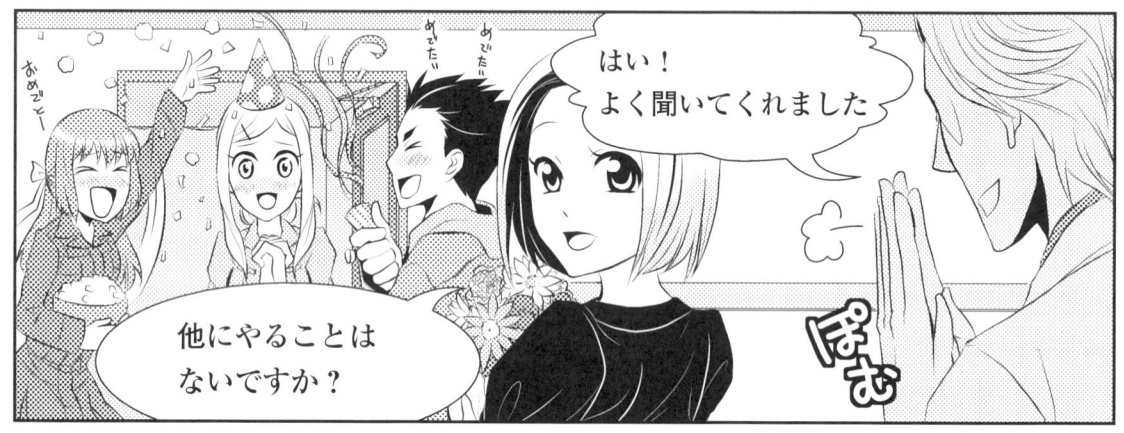

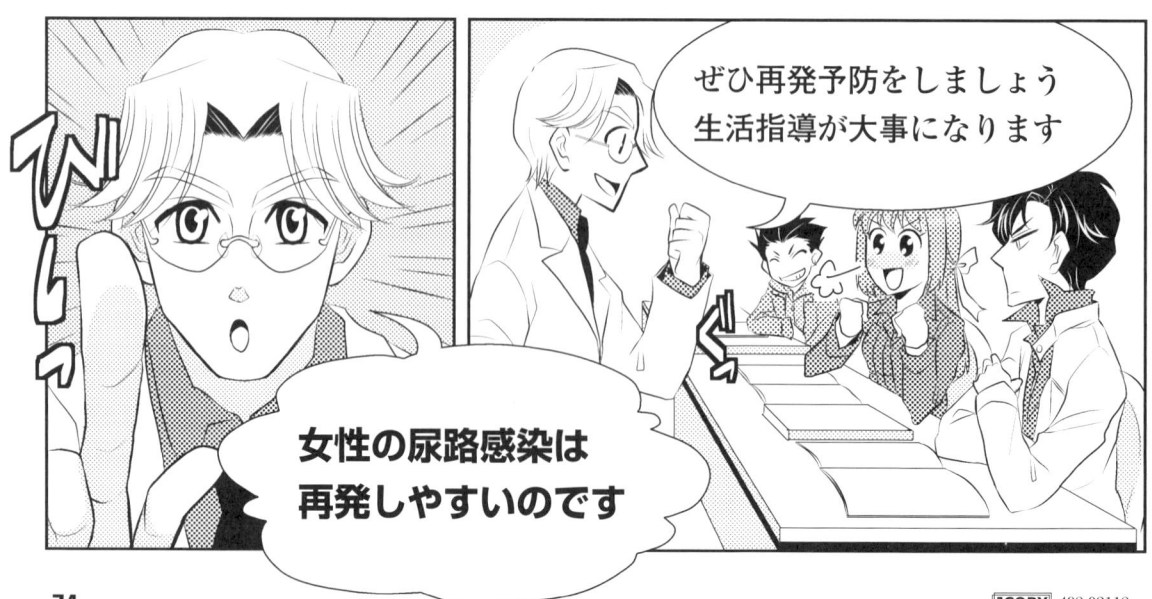

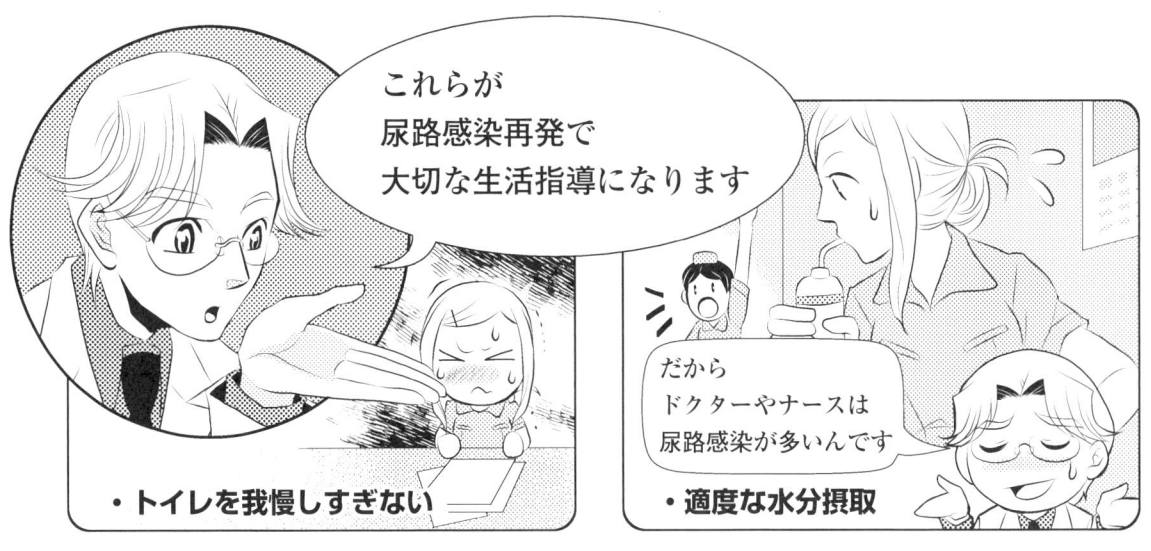

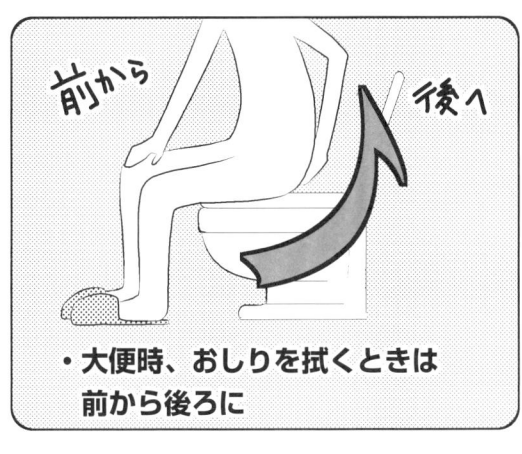

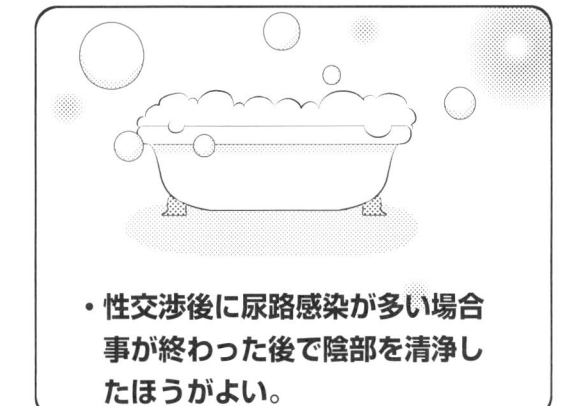

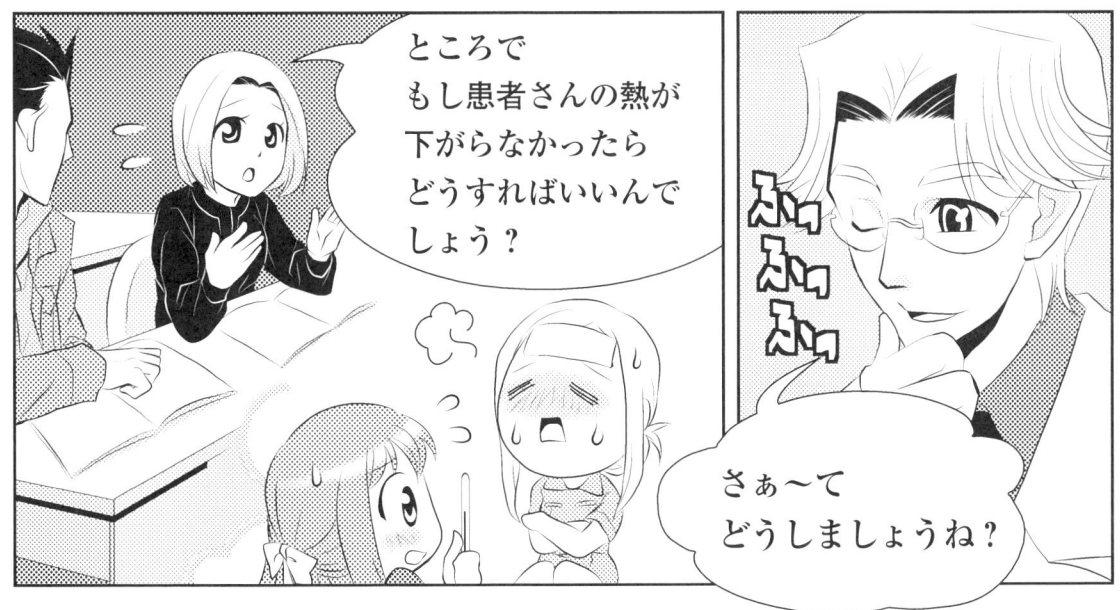

これらが尿路感染再発で大切な生活指導になります

だからドクターやナースは尿路感染が多いんです

・トイレを我慢しすぎない

・適度な水分摂取

前から 後へ

・大便時、おしりを拭くときは前から後ろに

・性交渉後に尿路感染が多い場合　事が終わった後で陰部を清浄したほうがよい。

ところで、もし患者さんの熱が下がらなかったらどうすればいいんでしょう？

さぁ〜てどうしましょうね？

第2章 ◆ 尿路感染　男女平等ではない感染症の世界

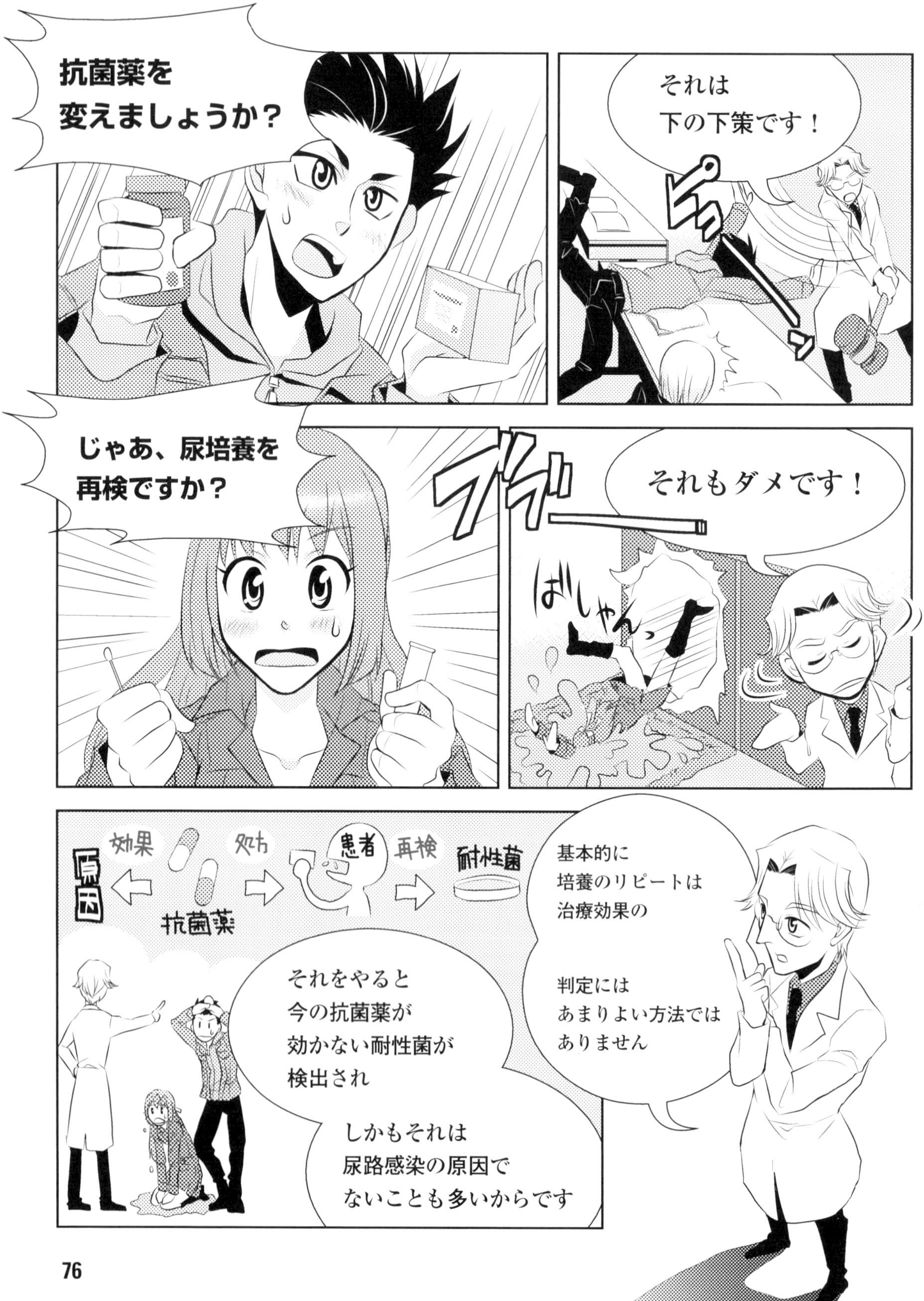
抗菌薬を
変えましょうか？
それは
下の下策です！
じゃあ、尿培養を
再検ですか？
ブブー
それもダメです！
ばしゃん
効果
処方
患者
再検
耐性菌
原因
抗菌薬
基本的に
培養のリピートは
治療効果の
判定には
あまりよい方法では
ありません
それをやると
今の抗菌薬が
効かない耐性菌が
検出され
しかもそれは
尿路感染の原因で
ないことも多いからです

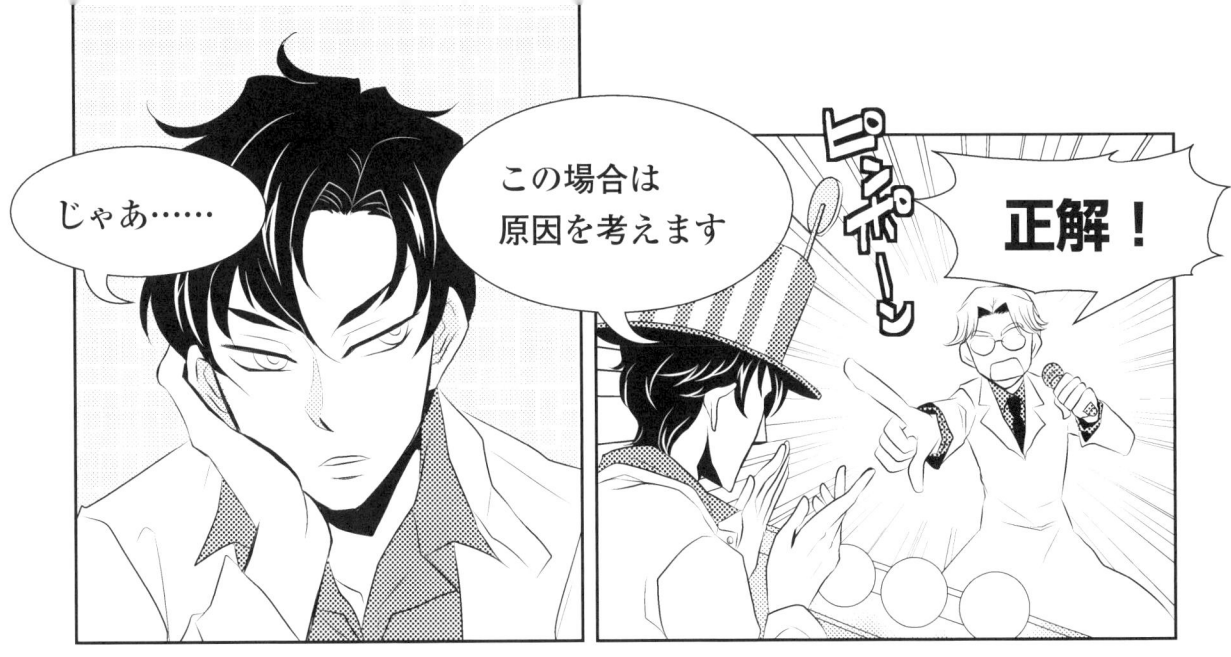

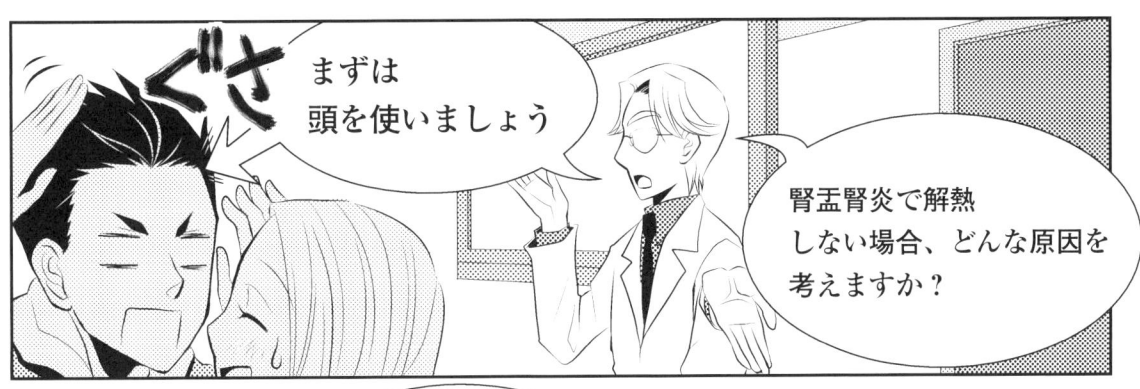

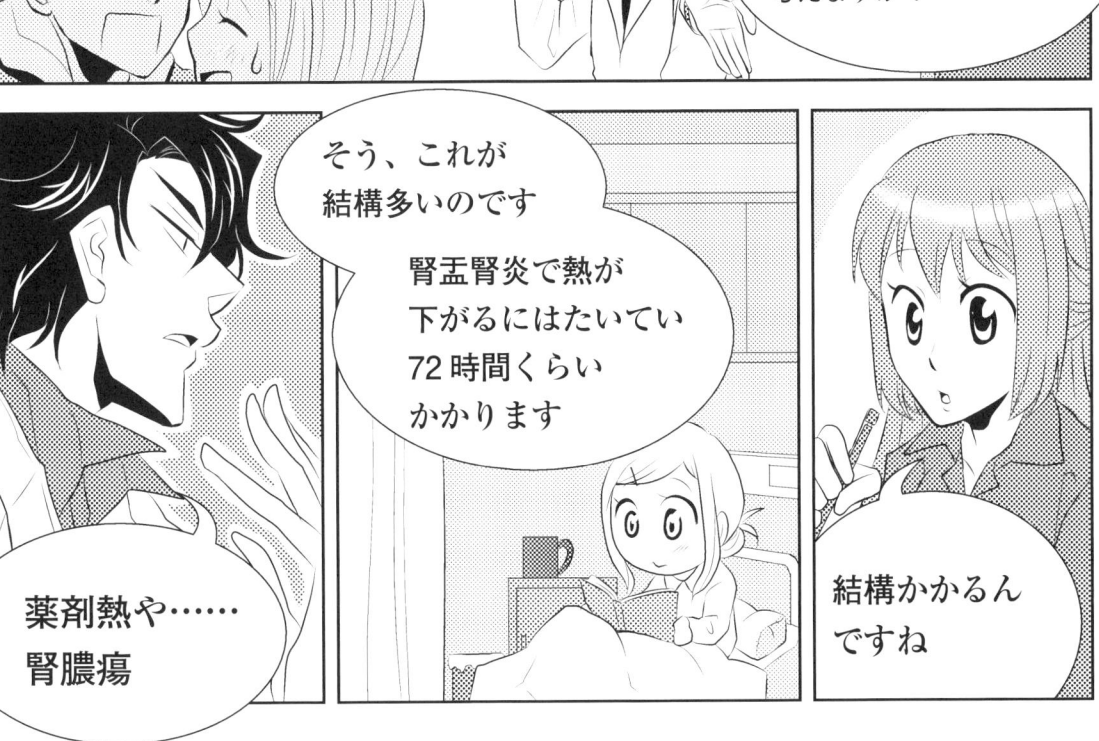

第2章 ◆ 尿路感染 男女平等ではない感染症の世界

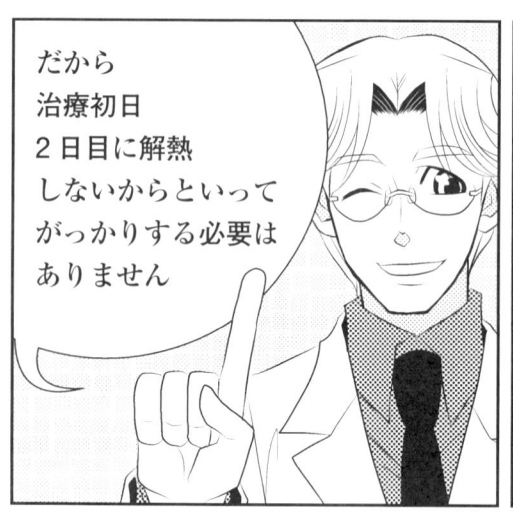

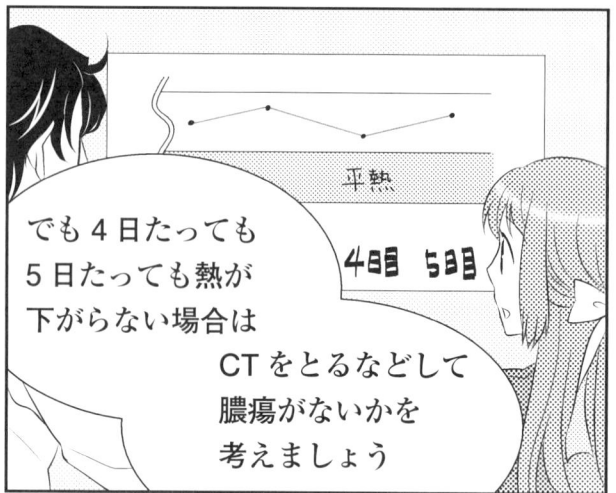

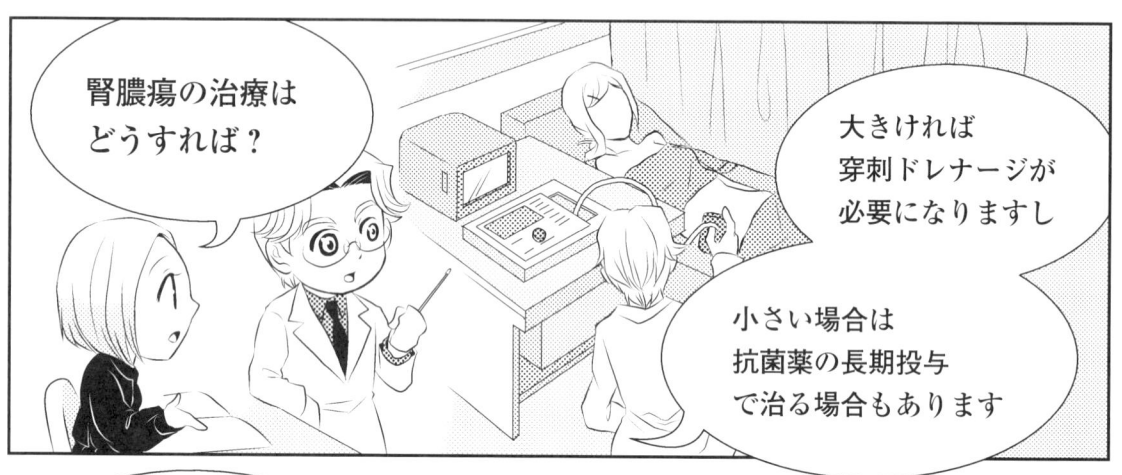

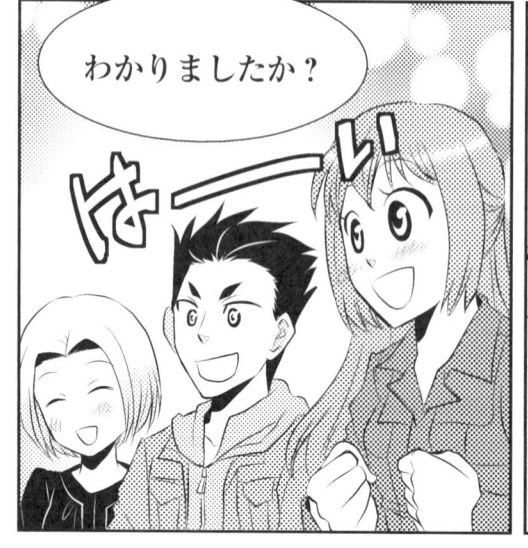

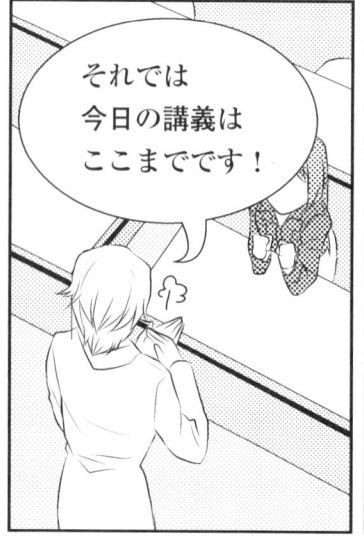

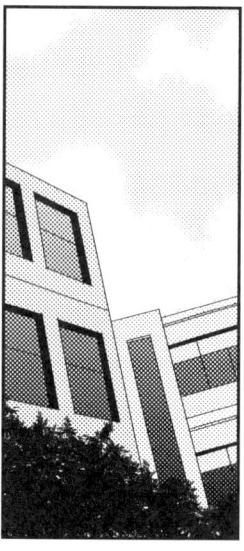

だから治療初日２日目に解熱しないからといってがっかりする必要はありません

でも4日たっても5日たっても熱が下がらない場合はCTをとるなどして膿瘍がないかを考えましょう

腎膿瘍の治療はどうすれば？

大きければ穿刺ドレナージが必要になりますし

小さい場合は抗菌薬の長期投与で治る場合もあります

わかりましたか？

はーい

それでは今日の講義はここまでです！

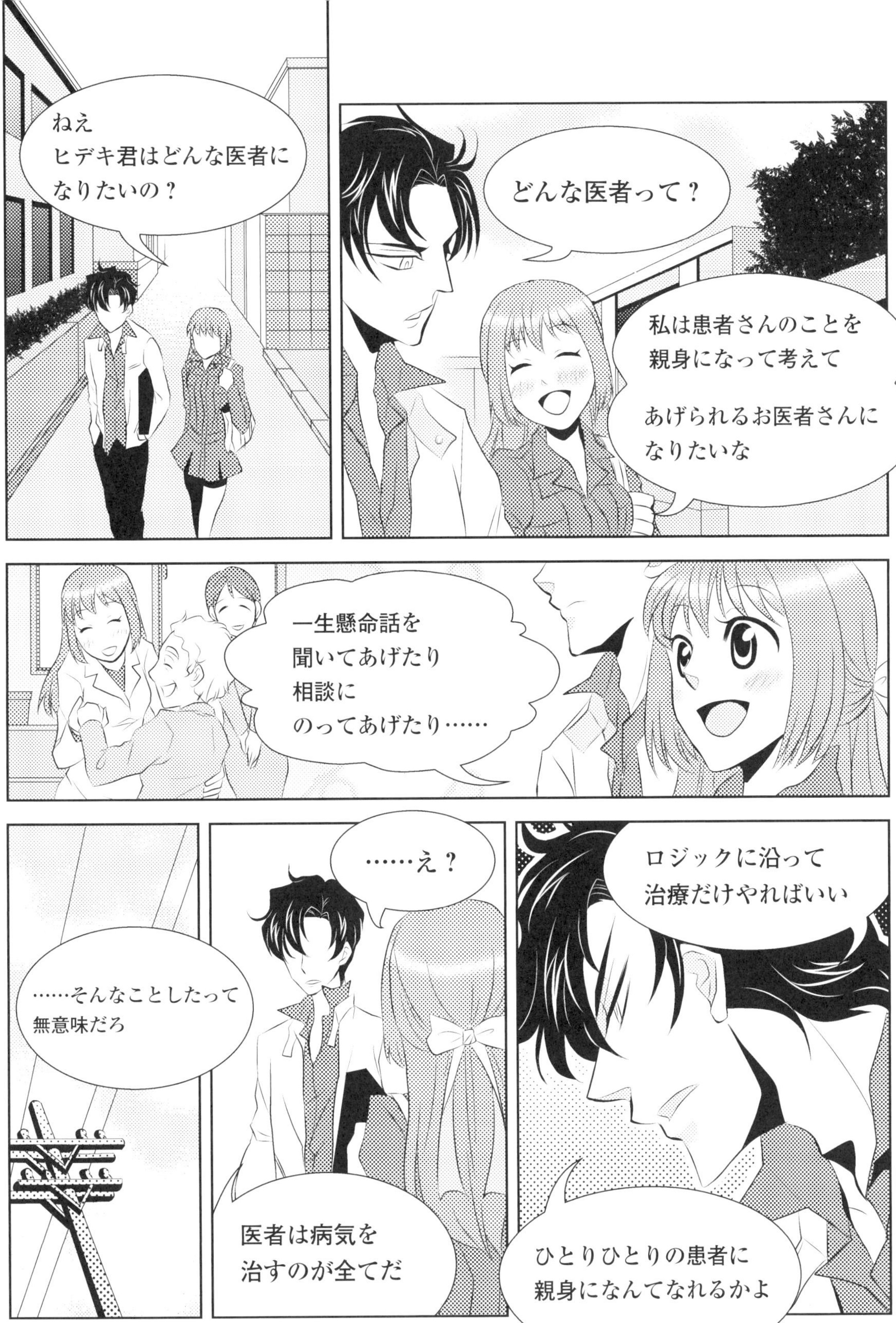

ねえ
ヒデキ君はどんな医者になりたいの？
どんな医者って？
私は患者さんのことを親身になって考えて
あげられるお医者さんになりたいな
一生懸命話を聞いてあげたり相談にのってあげたり……
……そんなことしたって無意味だろ
……え？
医者は病気を治すのが全てだ
ロジックに沿って治療だけやればいい
ひとりひとりの患者に親身になんてなれるかよ

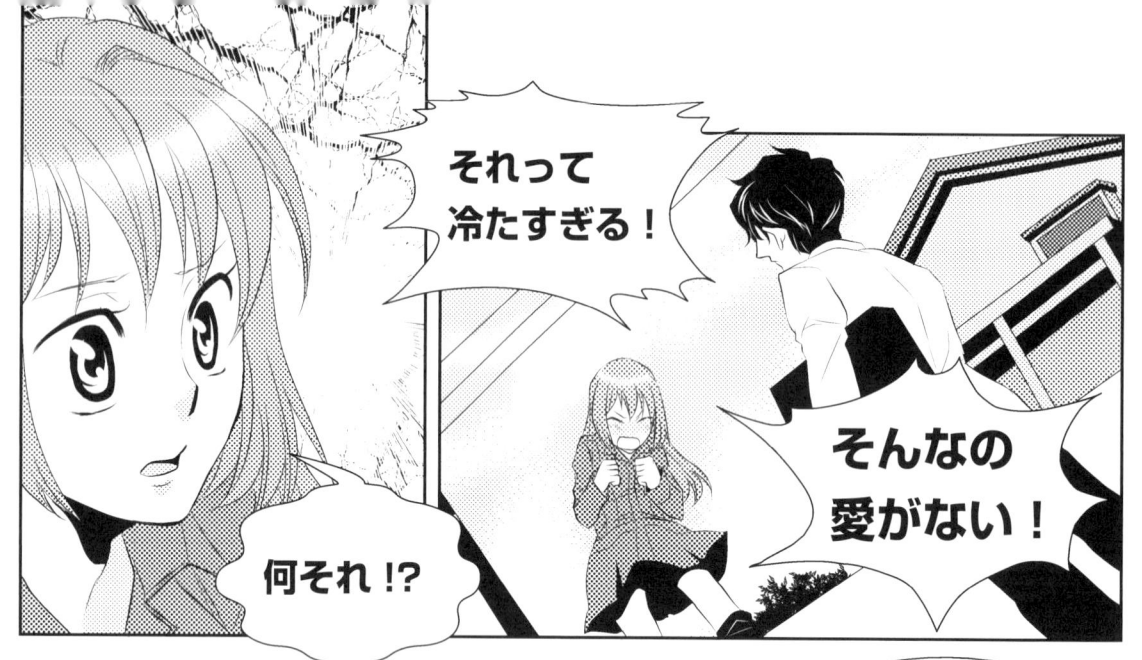

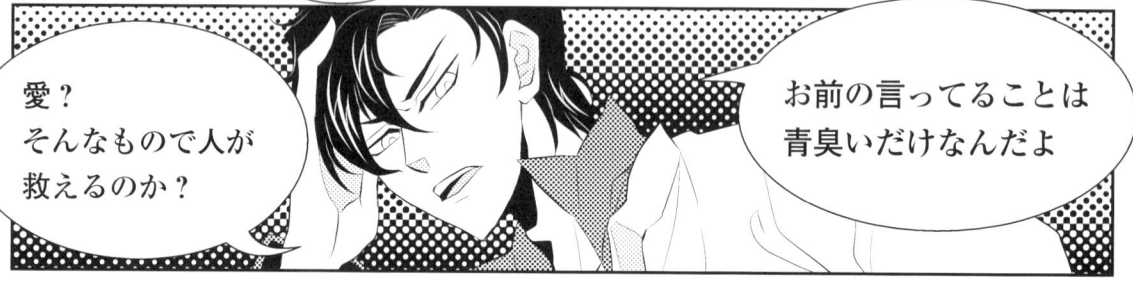

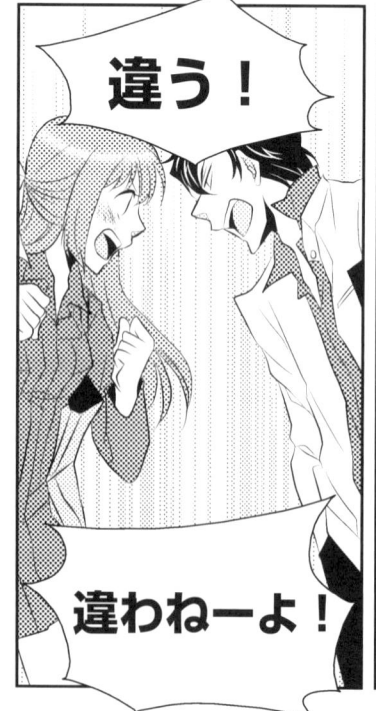

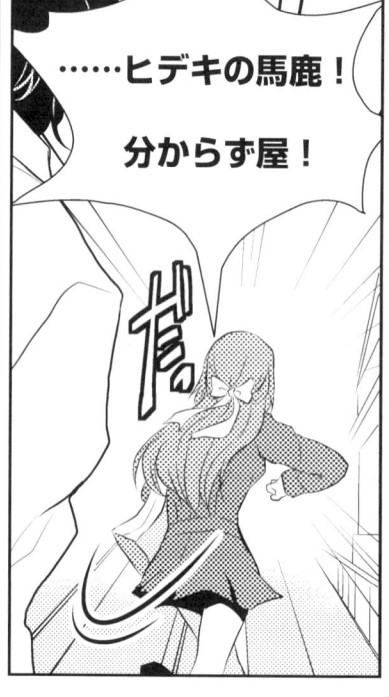

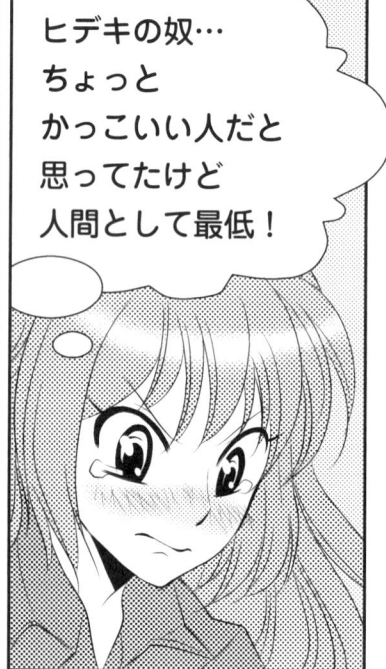

2 フォローアップ

　尿路感染はとてもコモンな感染症です．全然，珍しくない．
　特に入院患者さんの発熱だと，実は原因として一番多いのが尿路感染です．最近，病棟での熱発は血液培養！というスローガンがようやく定着してきて，血液培養「だけ」取る研修医が増えてきました．血液培養だけ取ってもダメなんですけどね．

「なぜ」検査をするの？
と考える．

それは，
「熱の原因を知りたいから」
ですよね．その一環としての血液培養です．そうすれば，

病院内発熱で尿路感染はコモン

ということは分かっているのだから，当然尿検査，尿培養は必要でしょ？とこうなるのですが，血液培養だけ取って尿の検査をしていない，という初歩的なミスが結構目立つので困っています．「なぜ」検査をするのか，考えていないからこうなるのですね．
　背中が痛くなかったから，CVAノックペインがなかったから，なんて言われることもありますが，そういうサインは出ないことも多いです．特に高齢者なんてよく分からないことが多いのです．

所見が陰性，検査が陰性は疾患の否定ではない．
感度100％の検査は存在し得ない（疾患があっても検査が陰性になることはある）．

　胸に刻み込んでおくべき大事な箴言です．

　では，なぜ院内でこうも尿路感染が多いのかというと，その最大の原因は尿路カテーテルです．
　フォーリーカテーテルとも称される尿カテーテルですが，1日留置していると3％の可能性で尿路感染を起こすと言われています．10日で30％，一月も入れていれば100％の可能性で尿路感染が起きてしまう計算になります．

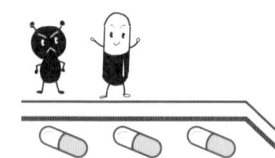

だから，尿路カテーテルは1日も早く抜去したほうがよいのです．でも，けっこうのんべんだらりと，長期留置されているんだよなあ．で，あまり留置が長くなると患者さんも神経因性膀胱になっちゃって本当に抜けなくなっちゃう．こうなるとなかなか難しい．

　では，尿路カテーテル抜去のタイミングを逃さないためには，どうしたらよいか？
　僕は先輩の研修医に，「毎日指さし点検」というのを教わりました．それは，毎朝患者さんを診察に行くとき，患者さんにくっついているデバイスを全て指さし点検して，本当にそれが必要か子細に検討することを言います．
「この患者さん，酸素2リットルずっと入っているけど，本当に必要かな？　心電図モニターはどうかな？　中心静脈ラインも抜去できるんじゃない？　尿路カテーテルは？」と，ひとつひとつ点検していくのですね．ちなみに，これは点滴や経口の薬についてもいえて，これを毎日やるとだらだら意味のない薬が続けられるのを避けることができます．例えば，栄養状態の悪い患者さんにアミノ酸製剤の点滴薬を使うことがあるけど，もうとっくに患者さんは元気になっていて，おやつにドーナツとか食べているのにまだアミノ酸製剤の点滴薬がぶら下がっていることがあります．あれはどうなっているんだ？　人間にとっての栄養は当然，ばい菌にとっても栄養で，意味のない栄養製剤を点滴で使っていると感染症，カテーテル感染のリスクが増します．ショックになっている患者さんにずっとβブロッカーが入っているのも一度見たことがありました．とにかく，患者さんはアイテムごとにひとつひとつ毎日チェックしておく癖を付けていると，こういう失敗はしなくて済むと思います．特にICUの重症患者さんについては，これをシステム・バイ・システムで地道に，着実に，忠実にやるのが肝心です．直感的に，さらっと患者さんを診ていたらなかなかICUからでることができません．毎朝子細に患者さんとその周辺をチェックして，呼吸器の設定を緩くできないか，昇圧剤を減らせないか，抜管はできないか，虎視眈々と患者回復のチャンスをうかがうのがICUケアの楽しみであります．

　では，尿路カテーテルも必要なく留置されているので，チャンスを毎日逃さずさっさと抜去しましょう．え？　尿測している？　では，なぜ尿測しているの？　ほら，答えられない．多くの患者さんは検査をしているけど，その理由は明白ではないのです．なになに？　おむつ交換が大変？　おむつ交換が大変だからという理由で尿路カテーテルを留置するのはあまり感心しませんね．

尿路カテーテルにはこれにまつわる都市伝説も多いですね．まず，バッグが濁ったからといって感染症と決めつけてはいけません．バッグから培養を取ってはダメで，カテーテルに注射針を刺して検体をとるのが大事です．培養で生えた黄色ブドウ球菌やカンジダはたいてい（絶対ではないけれども）定着菌なので治療の対象にはなりません．こういうことは知っておくと便利だと思います．

　バッグの色は，黄疸のある患者さんだとまっきっきになりますし，血尿があると真っ赤になります．抗結核薬のリファンピンを飲んでいるとオレンジ色になるのは有名な話．

　あと，パープルバッグ症候群って聞いたことがありますか？ 尿が紫色になってしまうのです．尿中インジカンが加水分解され，できたインジゴの色がパープルになるのだそうで，時々見られますが病的意義はありません．

　膀胱洗浄，略して膀洗というのがありますが，感染管理上は何の意味もないのでやめましょう．カテーテルが物理的に詰まった，あるいは詰まりそうというときはやっても罰は当たりませんが．

　それと面白いのは，ナースにしてもドクターにしても尿路カテーテルの管を必ず持ち上げて，カテに残った尿を流しますね．あれは人間の根源的な本能なんじゃないかといぶかしく思うほど，みんな必ずやりますね．けれどそれはよくなくて，汚染尿が逆流して膀胱に戻ってしまうのです．あんなことをしなくても，カテの中にある尿は必ずバッグに流れていきますから，慌てず騒がずほっとけばよいのです．

　ところで，アメリカだとコンドームカテーテルと言って，男性だとコンドーム型をしたカテーテルをよく使っています．膀胱内にカテーテルが留置されないので感染症などの合併症は少ないそうですが，どうしてコンドームがこんなに普及している日本で，コンドームカテーテルはだめなんだろう？

まとめ

- 尿路感染は女性に多い．男性が尿路感染を起こしたら精査が必要．
- CVAノックペインがあっても尿路感染とは限らない．なくても尿路感染でないとは断定できない．
- 尿検査，尿培養，尿グラム染色で診断確定．大腸菌が圧倒的に多い．
- 初期治療をやってde-escalation.
  腎盂腎炎なら治療は14日間，膀胱炎なら抗菌薬の種類によるが，治療期間は3日のことが多い．
- 再発予防のための教育もすべし．
- 熱が下がらないときは原因を考える．腎膿瘍はよく見る合併症．

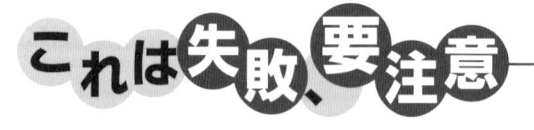

これは失敗、要注意

- 熱だけに抗菌薬を使うと決めてはダメ．
- CVAがあるから，ないからと，一つの情報に振り回されてはダメ．臨床診断はたくさんの情報を総合判断！
- 熱が下がらないから別の抗菌薬を使うのは下の下策．
- 感染症の治療効果判定に，培養検査は一般的にはよくない．

第3章　髄膜炎

絶対に見逃してはならない

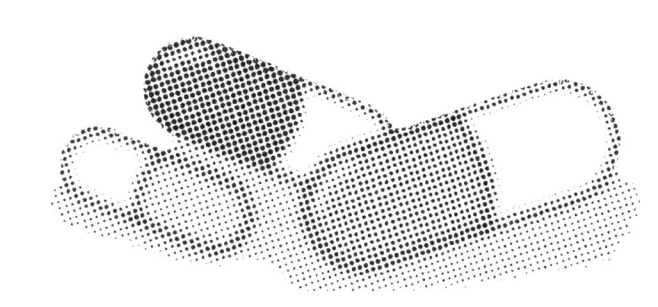

ホント信じられないわ！

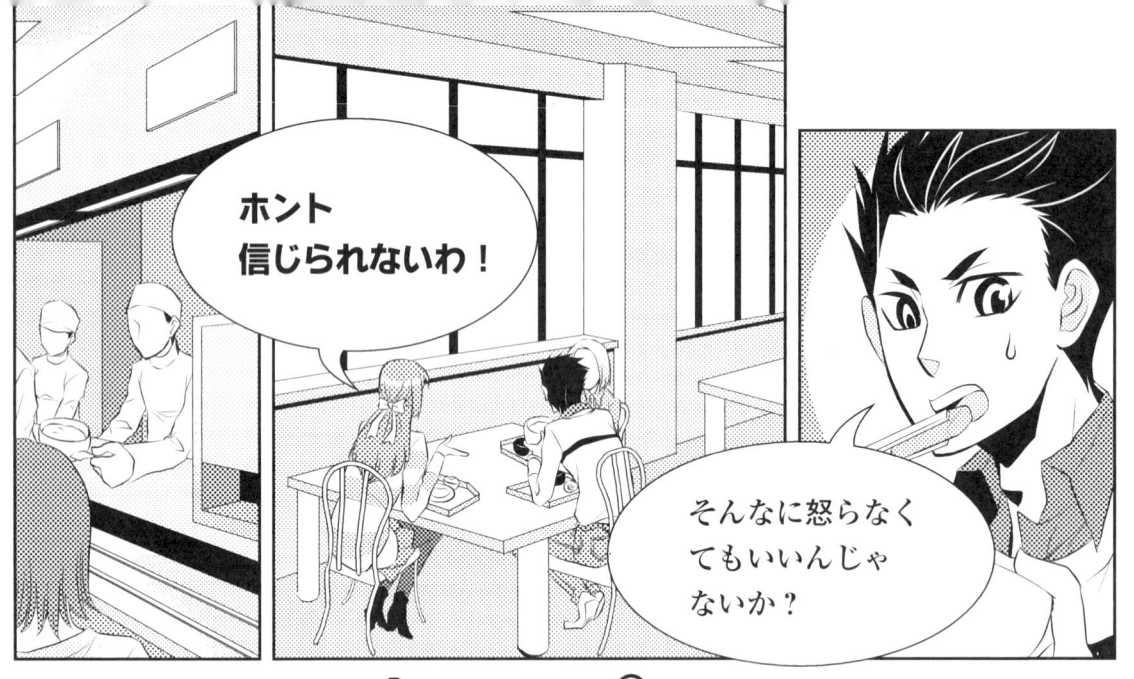

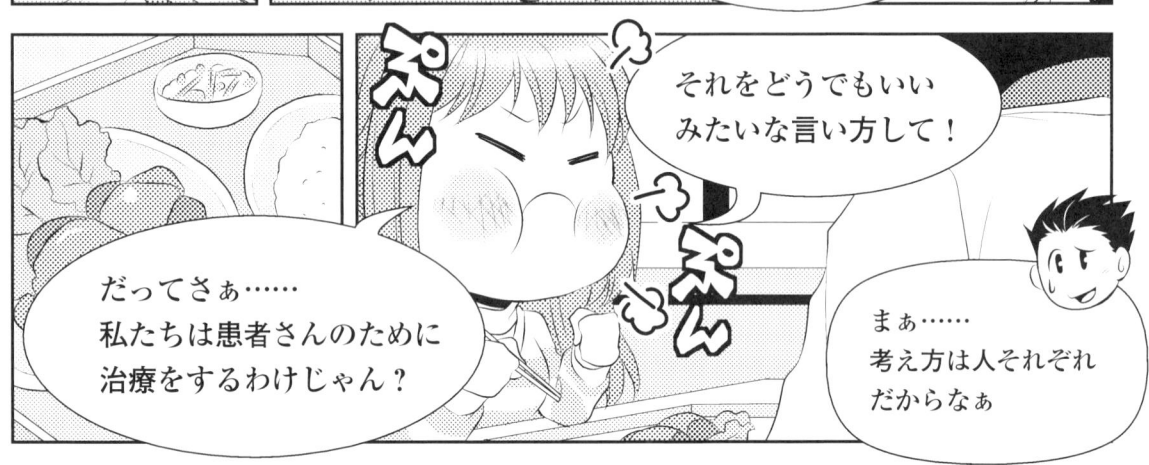

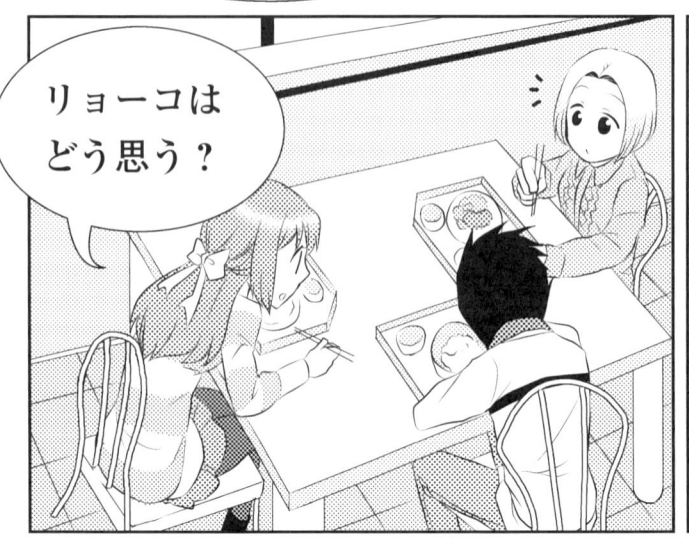

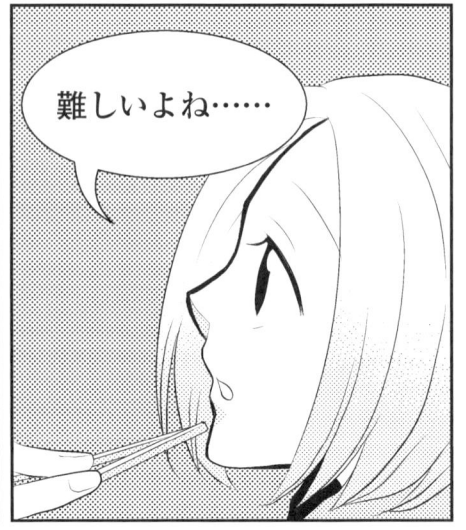

そんなに怒らなくてもいいんじゃないか？

それをどうでもいいみたいな言い方して！

だってさぁ……私たちは患者さんのために治療をするわけじゃん？

まぁ……考え方は人それぞれだからなぁ

リョーコはどう思う？

難しいよね……

第3章 ◆ 髄膜炎 絶対に見逃してはならない

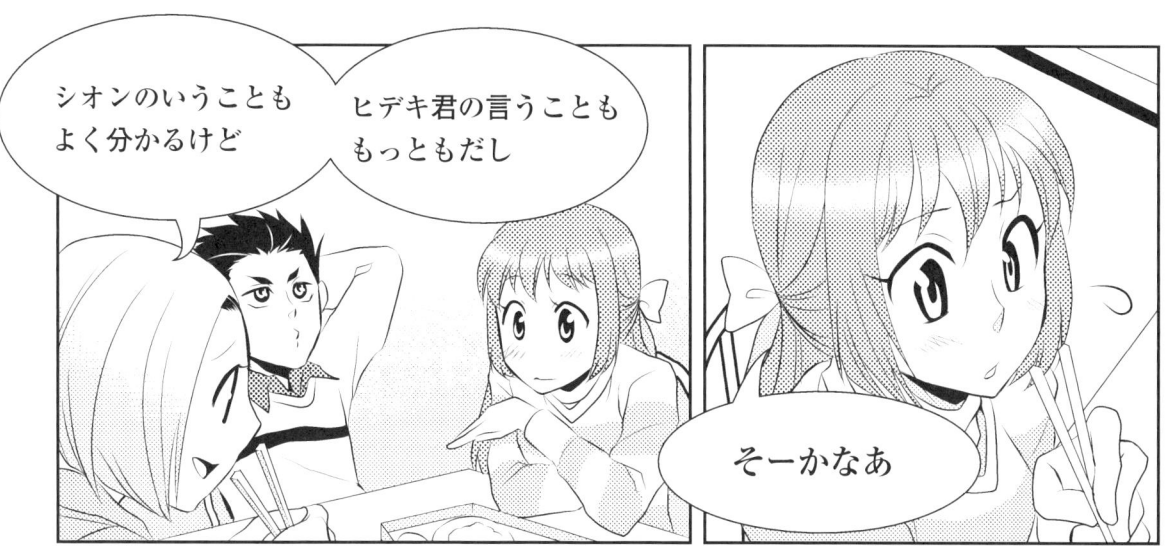

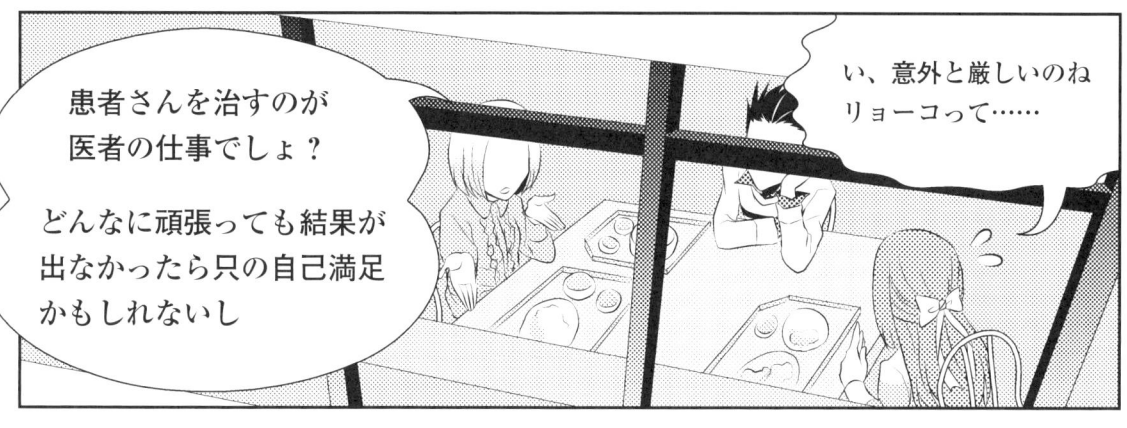

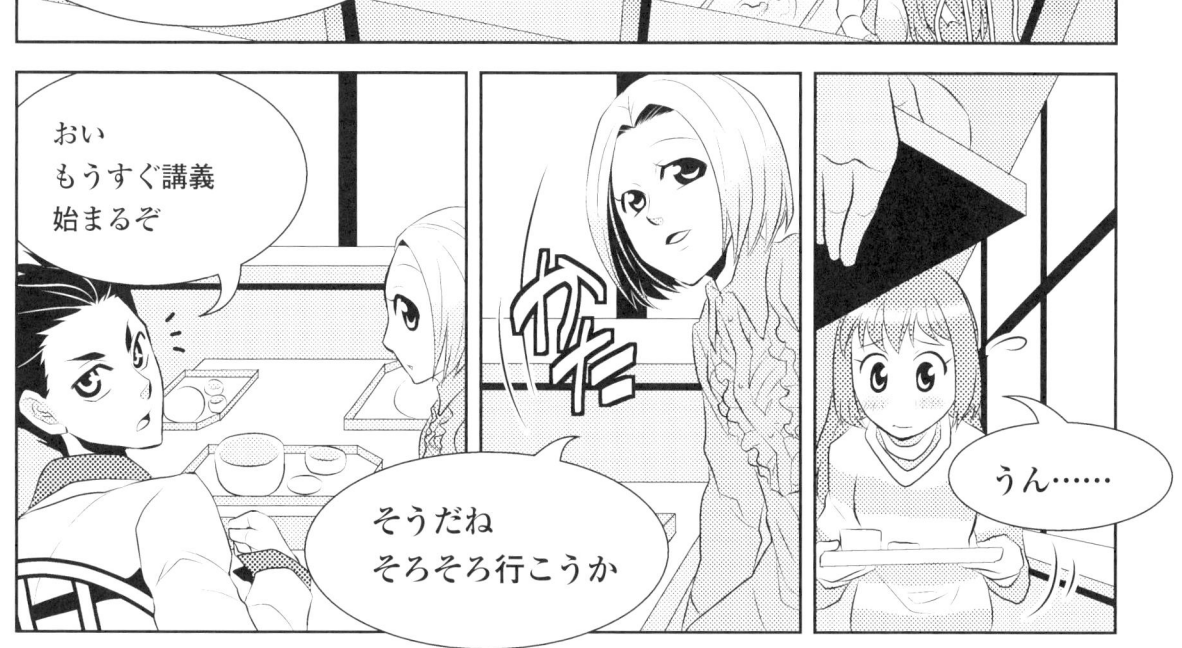

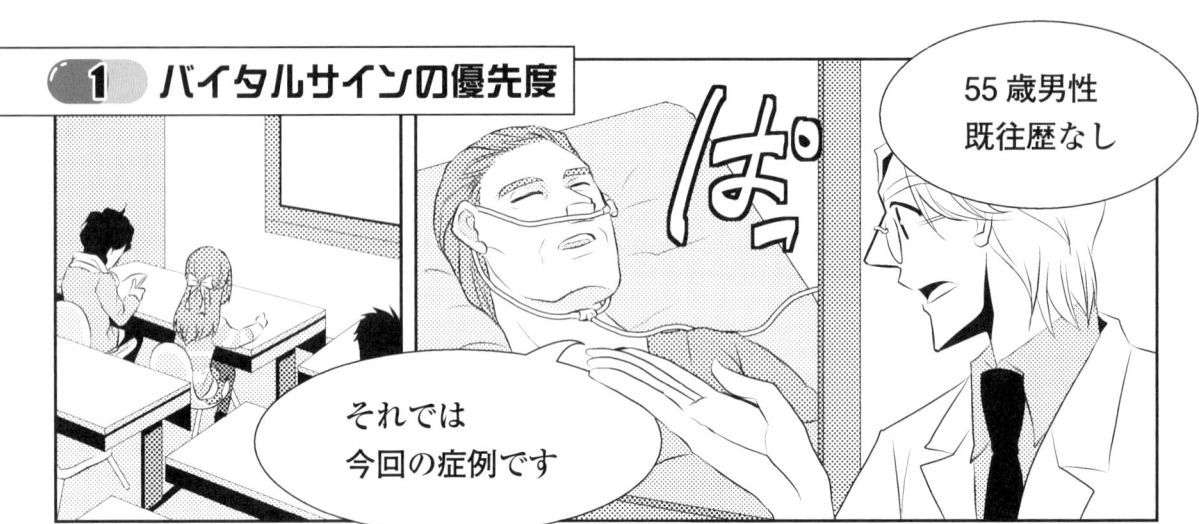

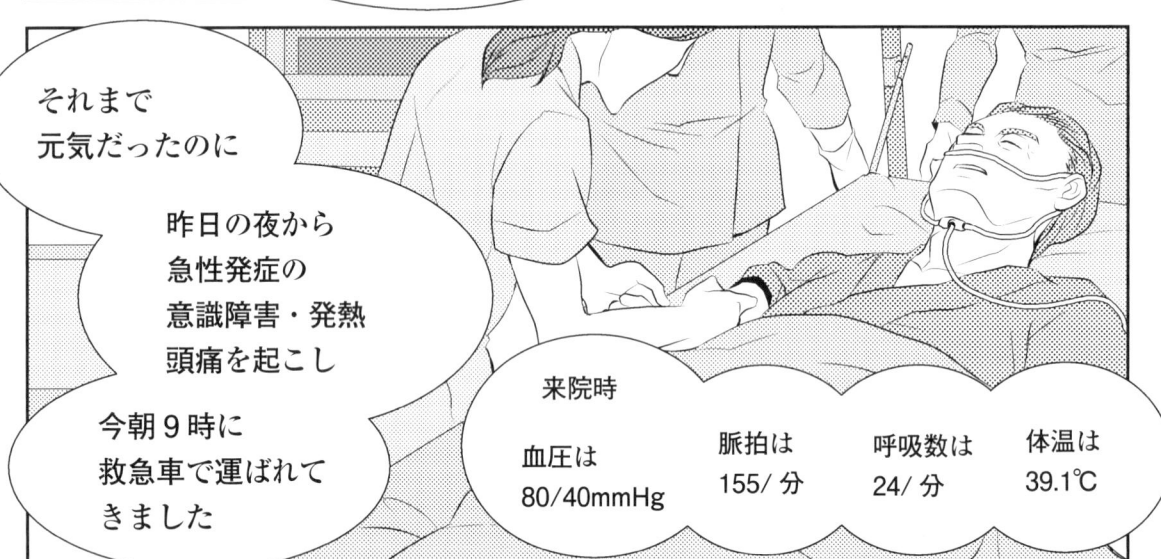

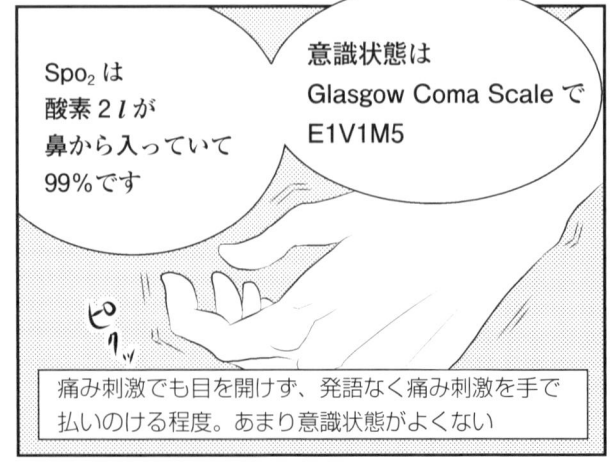

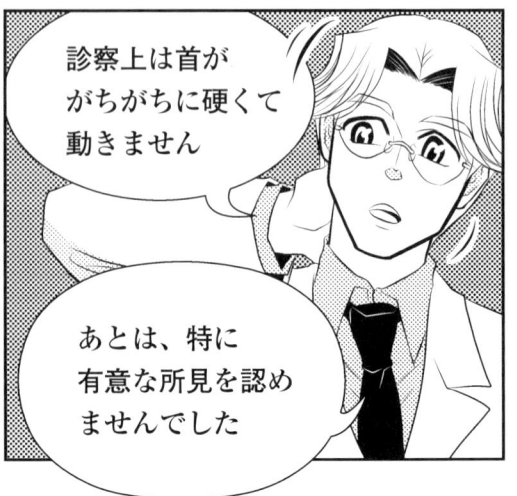

1 バイタルサインの優先度

55歳男性
既往歴なし

それでは今回の症例です

それまで元気だったのに

昨日の夜から急性発症の意識障害・発熱頭痛を起こし

今朝9時に救急車で運ばれてきました

来院時

血圧は80/40mmHg

脈拍は155/分

呼吸数は24/分

体温は39.1℃

Spo₂は酸素2lが鼻から入っていて99％です

意識状態はGlasgow Coma ScaleでE1V1M5

痛み刺激でも目を開けず、発語なく痛み刺激を手で払いのける程度。あまり意識状態がよくない

診察上は首ががちがちに硬くて動きません

あとは、特に有意な所見を認めませんでした

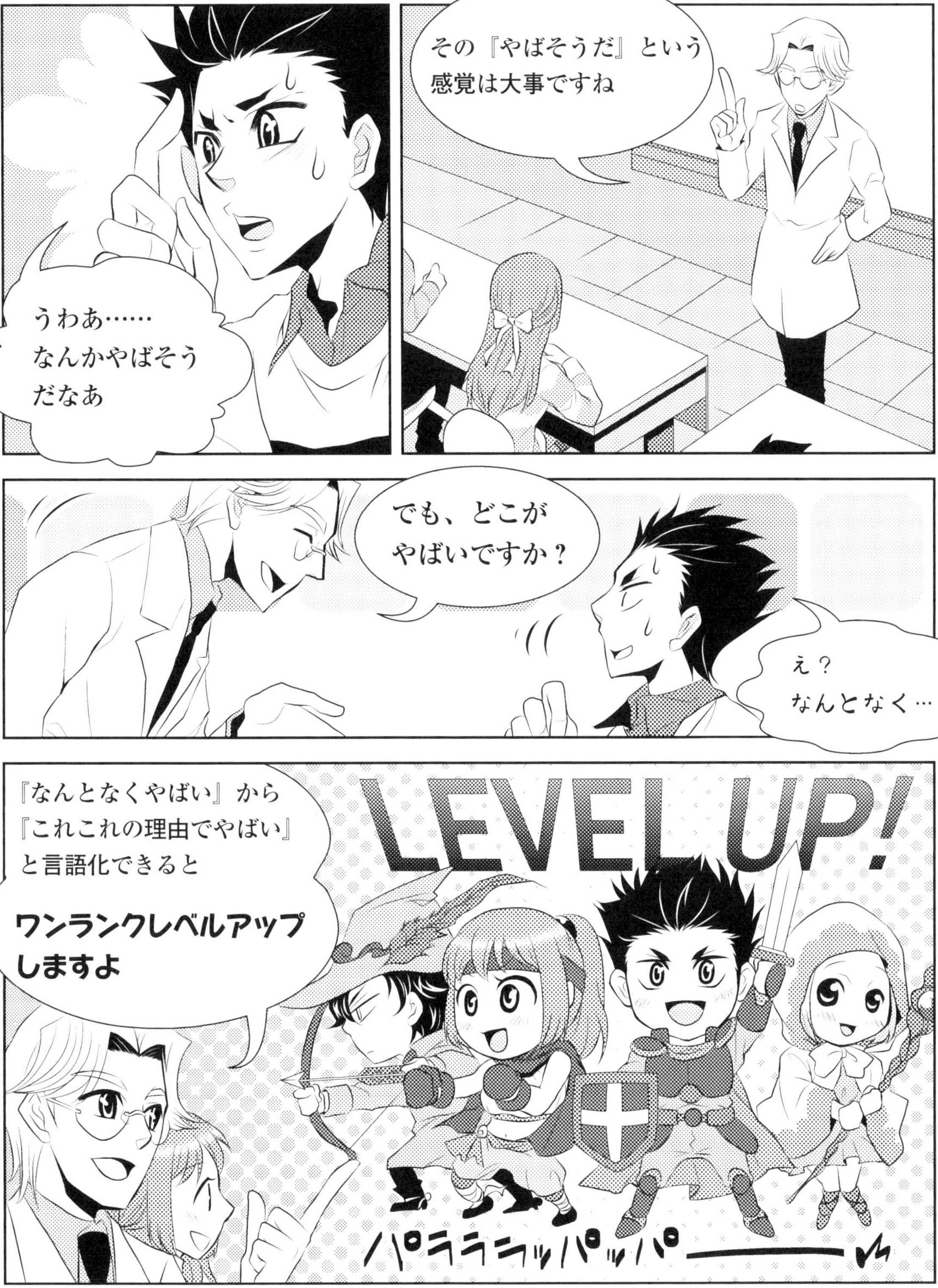

その『やばそうだ』という感覚は大事ですね
うわあ……なんかやばそうだなあ
でも、どこがやばいですか？
え？なんとなく…
『なんとなくやばい』から『これこれの理由でやばい』と言語化できると
ワンランクレベルアップしますよ
LEVEL UP!
パラララッパッパ――――

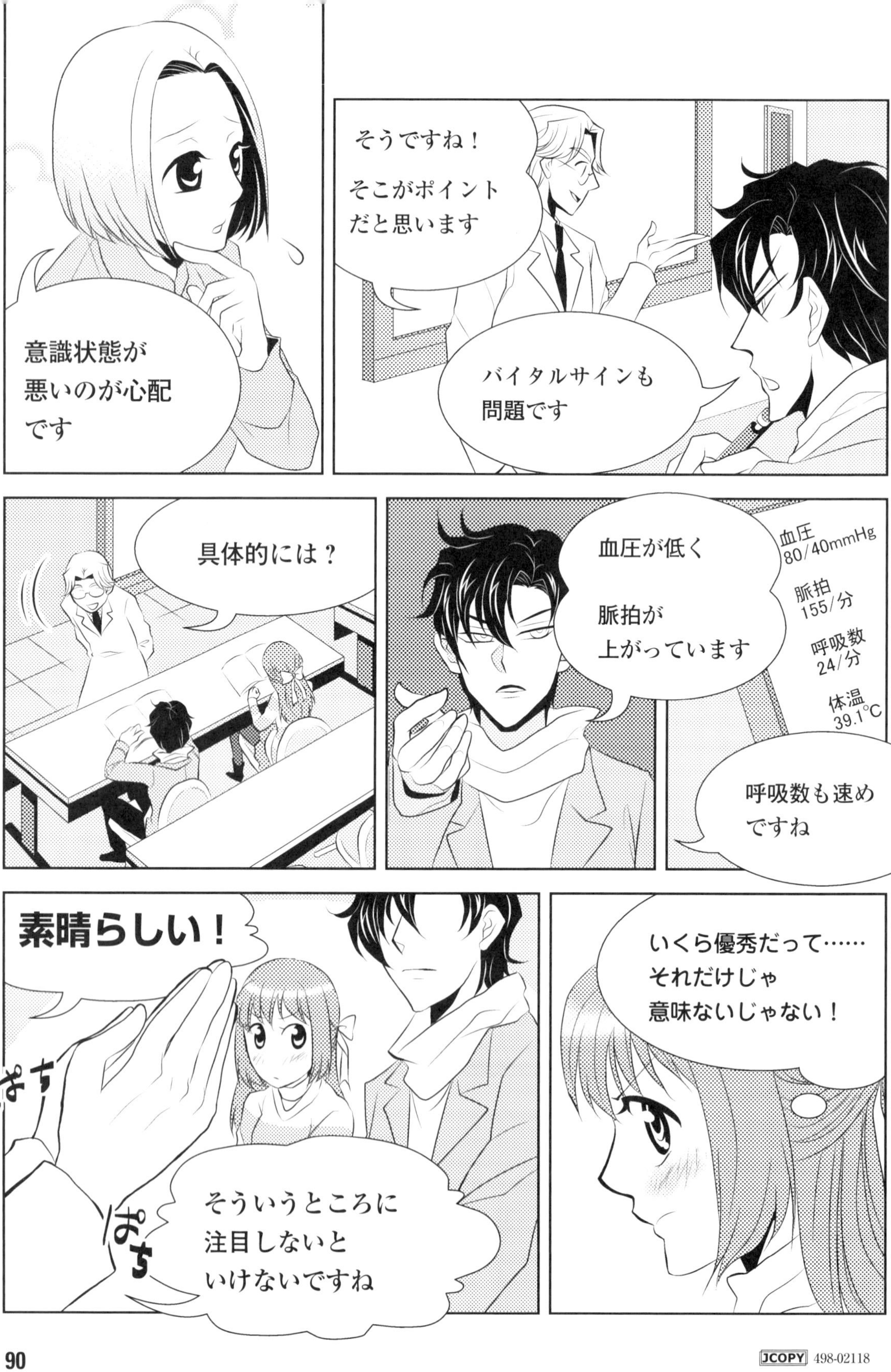
意識状態が悪いのが心配です
そうですね！
そこがポイントだと思います
バイタルサインも問題です
具体的には？
血圧が低く
脈拍が上がっています
血圧 80/40mmHg
脈拍 155/分
呼吸数 24/分
体温 39.1℃
呼吸数も速めですね
素晴らしい！
ぱち
ぱち
そういうところに注目しないといけないですね
いくら優秀だって……それだけじゃ意味ないじゃない！

バイタルサインの優先度を覚えましょう

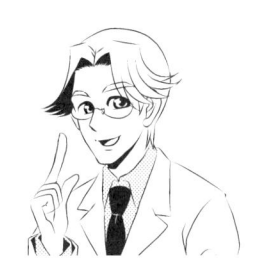

　感染症ではよく体温ばかりが注目されますが，バイタルサイン（最近は酸素飽和度も第5のバイタルと呼ばれます）のうち，一番重要度が低いのが体温です．

　もちろん，42℃の高体温や32℃の低体温など極端な時は危険です．

　けれど，そういう例を除けば体温が37℃の患者よりも38℃が，38℃よりも39℃のほうが重症，というわけではないのです．

　むしろ重要なのは他のバイタルサイン（血圧や呼吸数，脈拍など）で，加えて意識状態です．

　低血圧，頻脈（いわゆるショックバイタル）は危険信号です．

　頻呼吸は低酸素やアシドーシスなどいろいろな理由で起きますが，予後が悪い可能性が高いです．

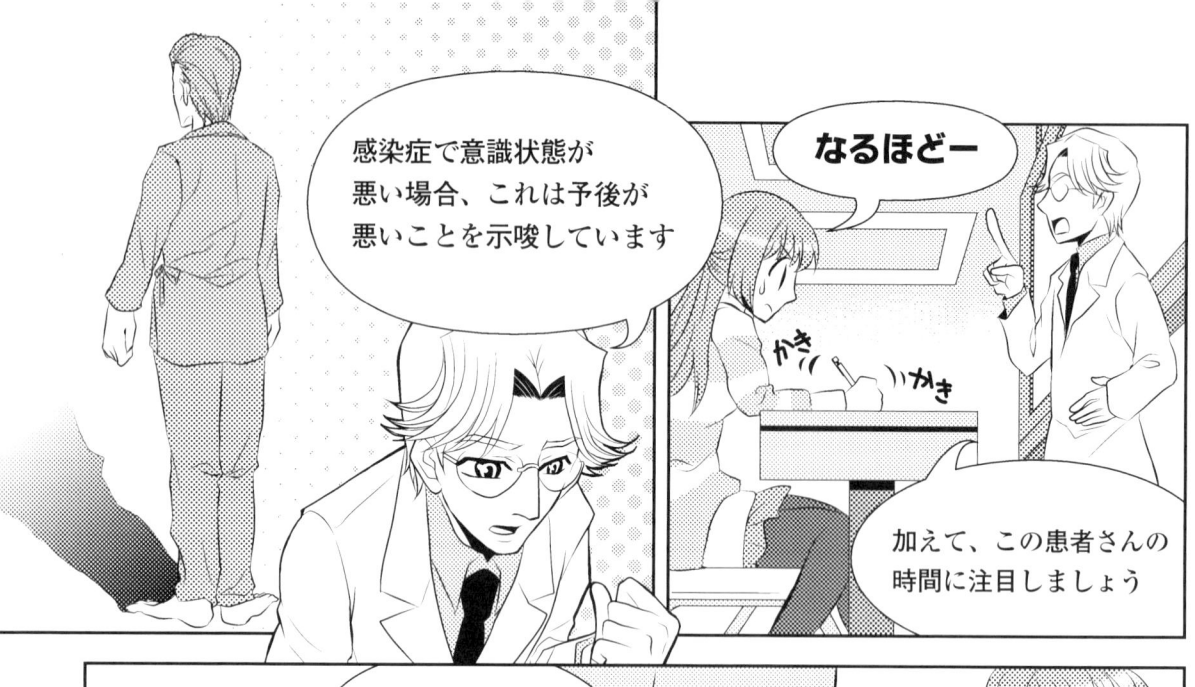

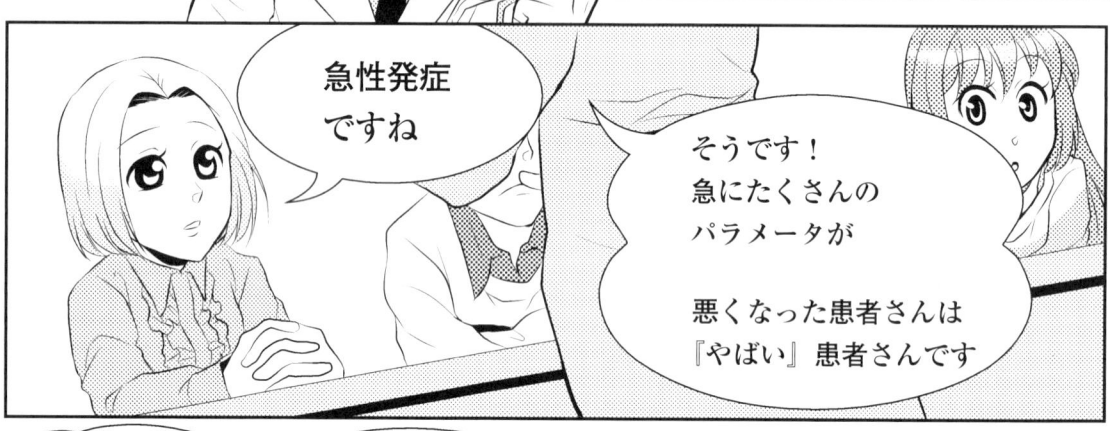

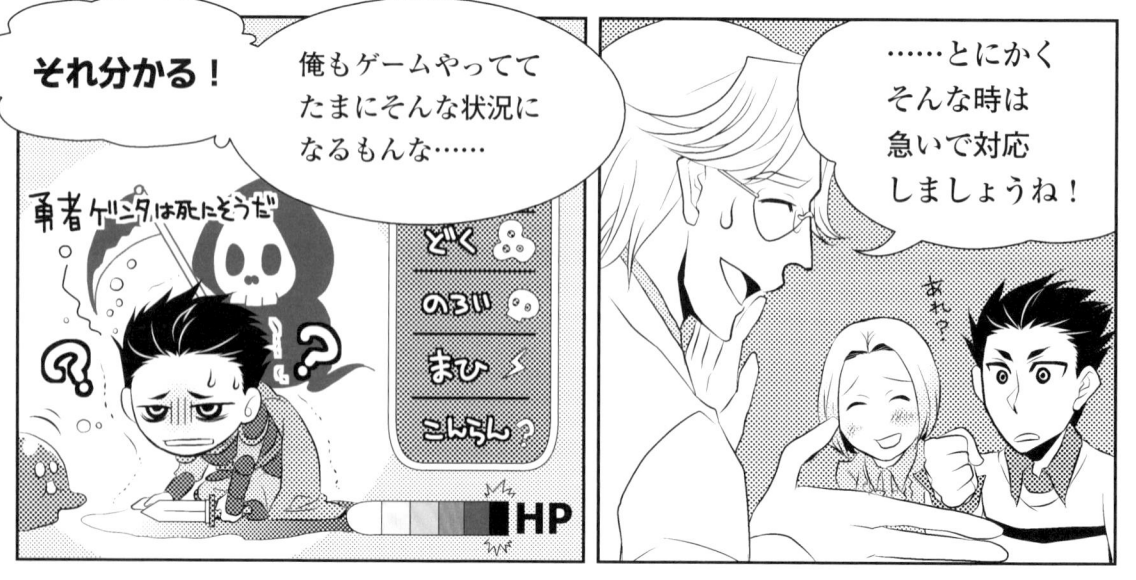

2 意識障害

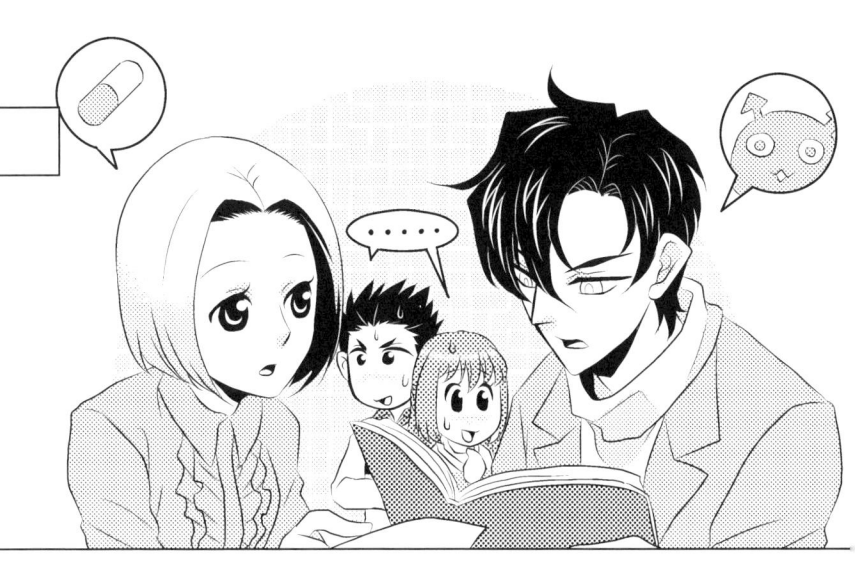

意識障害のワークアップでは,『頭の中か』『頭の外か』を考えます.

中と外ですね！

この方は急性に熱が出ているので，感染症で意識障害を合併している可能性が高いです.

100%ではないんですね？

はい．そうでない可能性もあります.

なるほどな.

感染症が頭の中にあると意識障害を起こすこともありますが，頭の外にあっても意識障害を起こすことが多いので要注意です.

それで，中と外か！

特に高齢者では肺炎や尿路感染，あるいは感染症がない脱水だけであっても容易に意識障害を起こします．だから意識障害＝頭の病気ではありません.

ふむふむ.

🧑‍⚕️ けれど，この患者さんは「首ががちがちに硬い」という髄膜炎に特徴的な所見をもっています．ここはやはり髄膜炎を考えるのが筋ですね．

👩 了解です．

🧑‍⚕️ 研修医がよく失敗するのは，「髄膜の病気だから，髄膜炎は意識障害を起こさないんじゃないの？」という想像です．

👱 そうですね……．

🧑‍⚕️ でも，これは間違い．実際には細菌性髄膜炎の4割から9割という高頻度で意識障害は起きます．

👧 そんなにあるんだ〜．

🧑‍⚕️ なので，ぜひ髄膜炎は考えましょう．

👧 はい！

🧑‍⚕️ 熱，意識障害，首がちがち（項部硬直）があれば，まずは細菌性髄膜炎を考えます．急いで治療しないと患者が死んでしまう，いわゆる内科の emergency です！

👨 絶対に見逃せないな！

🧑‍⚕️ とはいえ，熱，意識障害，首がちがちなら，どんなぼんくら研修医だって髄膜炎を考えますよね．

👨 まあ，そうですね．

🧑‍⚕️ 問題は，首がちがちでない髄膜炎も相当数あるということです．

👧 そうなんですか？　大変だなぁ……．

🧑‍⚕️ よく言われる Kernig や Brudzinski サインも6割程度の患者さんでしか見られません．もちろん，逆もまた真なり．意識障害があれば髄膜炎，ということでもありません．

簡単には判断できないんですね．

特に問題になるのは脳炎であり，治療可能な脳炎であるヘルペス脳炎です．脳炎か髄膜炎かはっきりしないときは，ヘルペスも考えてアシクロビルの投与を検討します．

ふんふん．アシクロビルか……．

意識状態がしっかりしている患者さんなら，jolt accentuation がお奨めです．

何ですか，それ？

これは，患者さんに首を左右に振ってもらい（1 秒につき 2～3 回くらい），首や背中に痛みが誘発されるかどうか調べる検査です．

へ～．

もし患者さんが痛みを感じたら陽性です．感度はほぼ 100％と，見逃しを減らせるのがいいところなんです．

それは心強いな．

ただし特異度は低いので，髄液検査で確認しなくてはいけません．よろしいですか？

わかりました！

3 髄膜炎の検査

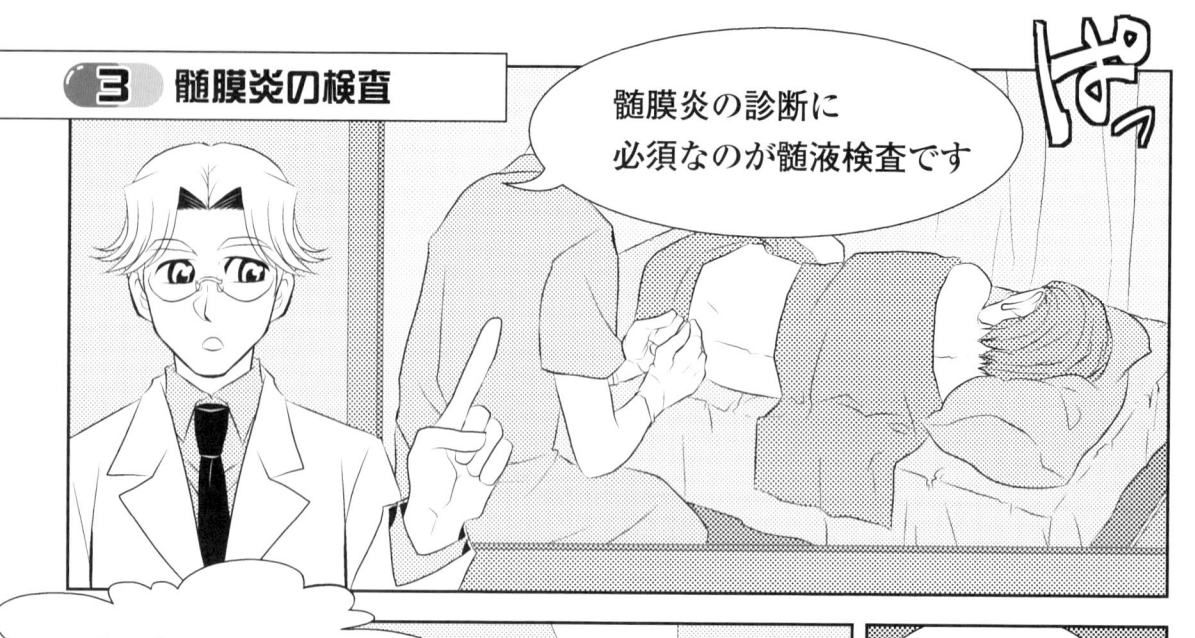

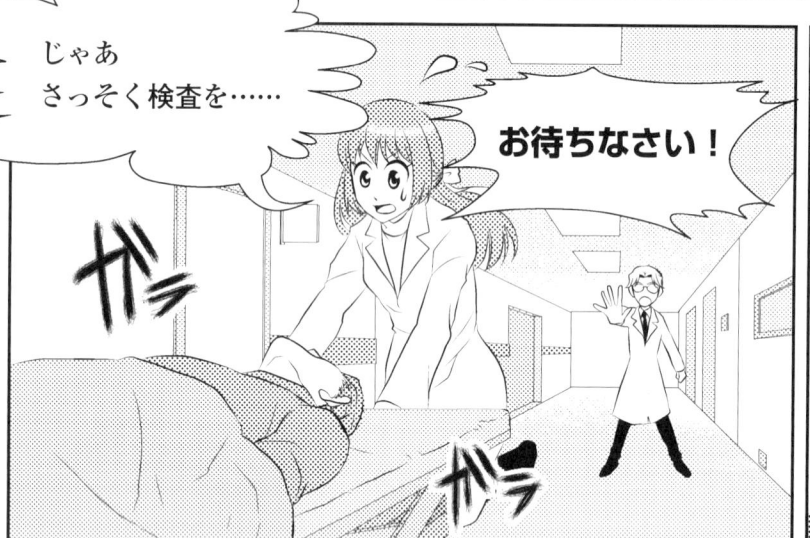

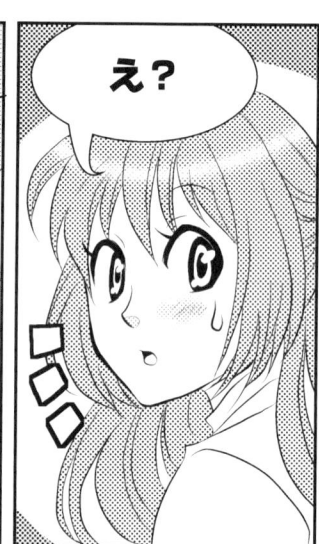

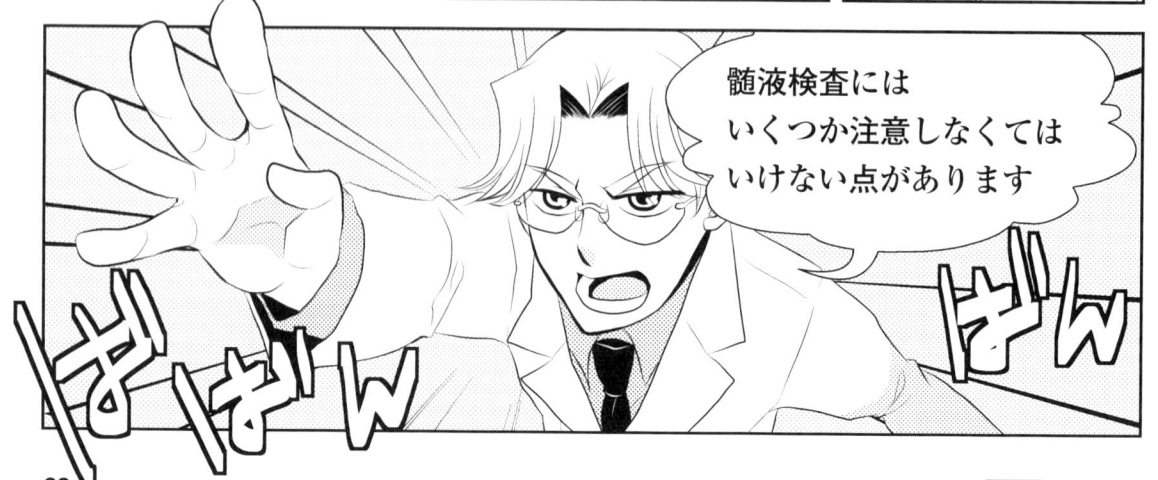

髄膜炎の診断に必須なのが髄液検査です

じゃあさっそく検査を……

お待ちなさい！

え？

髄液検査にはいくつか注意しなくてはいけない点があります

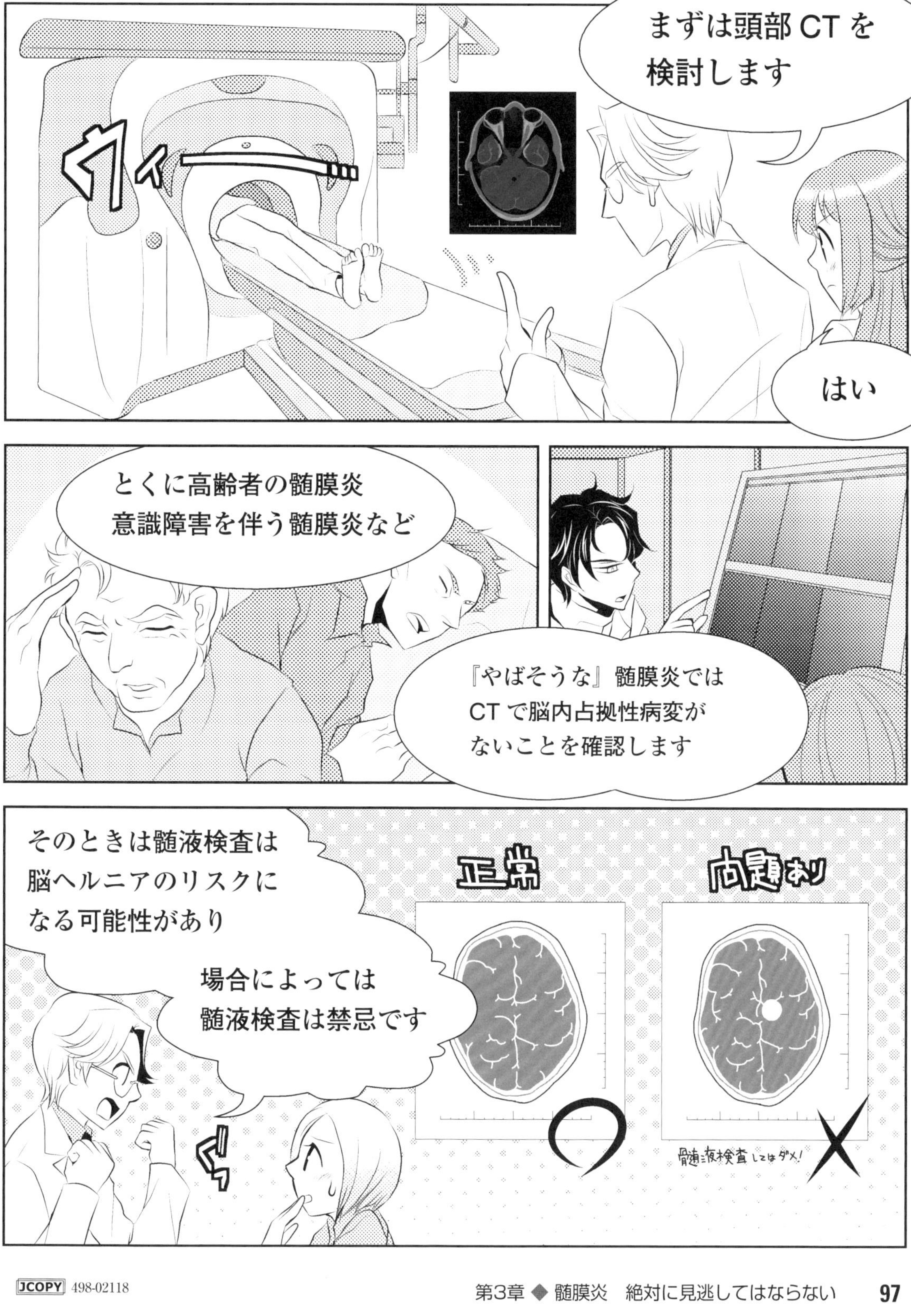
ウィーーー
まずは頭部 CT を検討します
はい
とくに高齢者の髄膜炎
意識障害を伴う髄膜炎など
『やばそうな』髄膜炎では
CT で脳内占拠性病変がないことを確認します
そのときは髄液検査は
脳ヘルニアのリスクに
なる可能性があり
場合によっては
髄液検査は禁忌です
正常
問題あり
髄液検査してはダメ！

血液培養を取ります

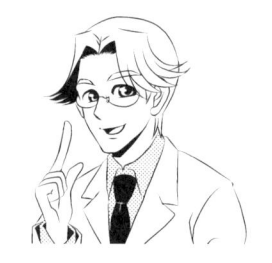

　細菌性髄膜炎では50％が血液培養陽性になります．
　CTをとってから髄液を採る場合，抗菌薬を入れてしまうと検査の感度が落ちてしまいます．
　血液培養は2回行います（これを2セットの血液培養と呼びます）．
　髄膜炎を疑ったら，血液培養を忘れないでください．

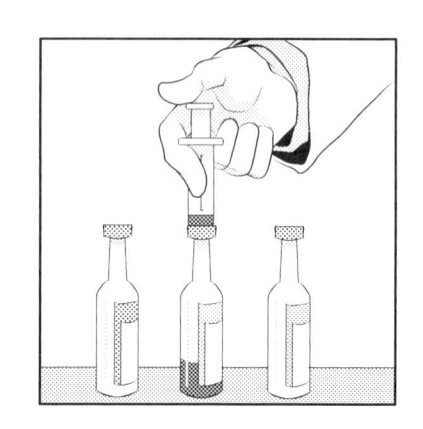

初圧を測ります

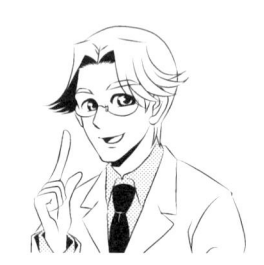

　腰椎穿刺を行うとき，髄液をぽたぽたとただ採ってしまうのはもったいないです．
　まずは初圧を測りましょう．初圧がべらぼうに高い（50cmH$_2$Oとか）場合は，クリプトコッカス髄膜炎など特殊な髄膜炎を考えます．

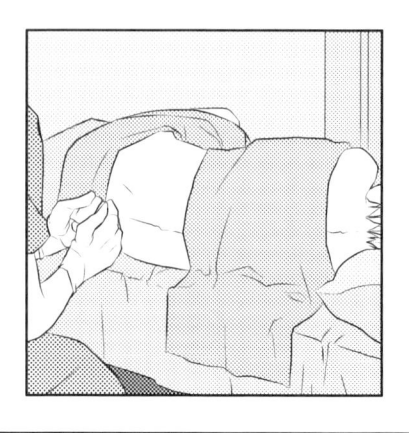

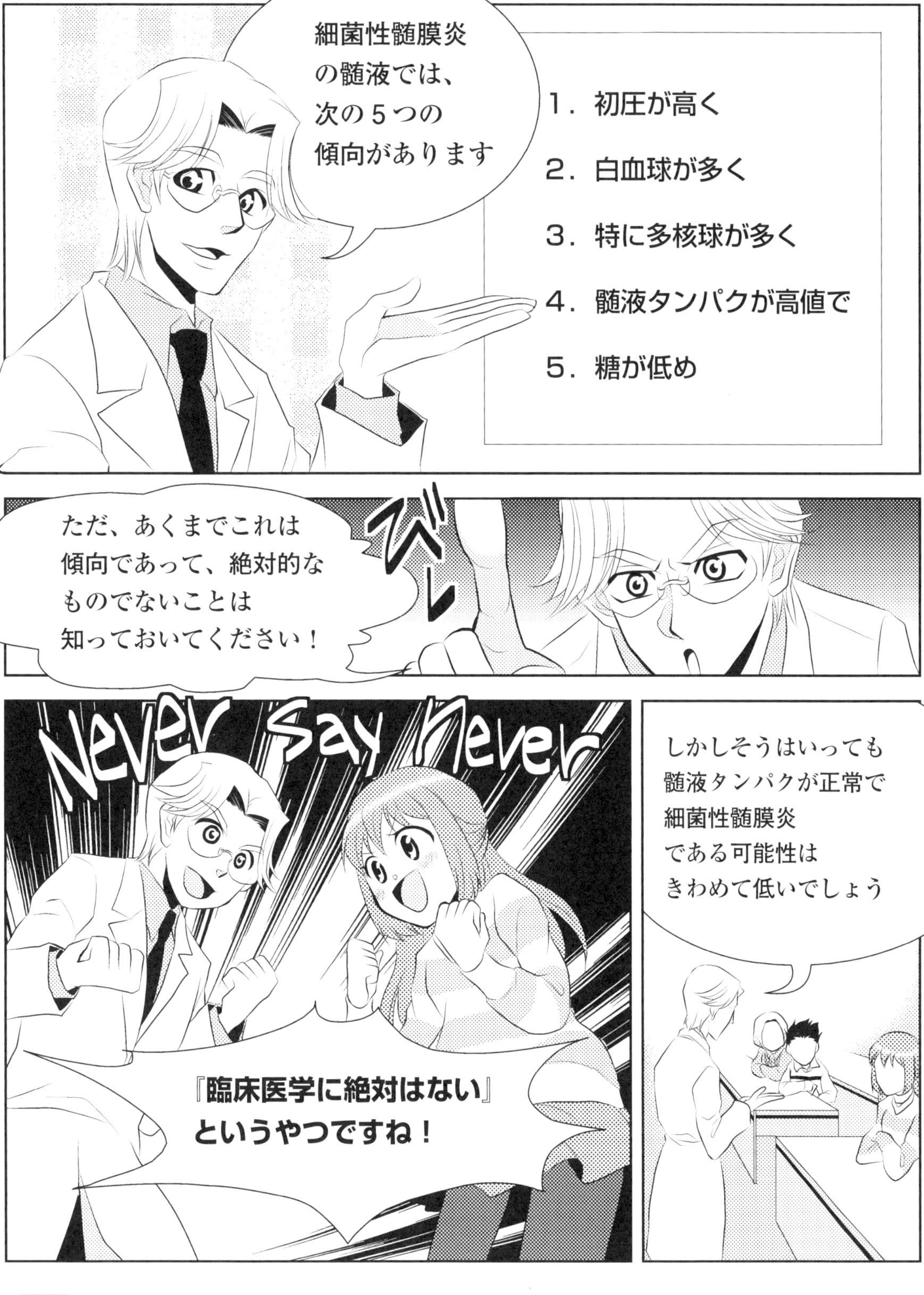
細菌性髄膜炎の髄液では、次の５つの傾向があります
1. 初圧が高く
2. 白血球が多く
3. 特に多核球が多く
4. 髄液タンパクが高値で
5. 糖が低め
ただ、あくまでこれは傾向であって、絶対的なものでないことは知っておいてください！
Never Say Never
『臨床医学に絶対はない』というやつですね！
しかしそうはいっても髄液タンパクが正常で細菌性髄膜炎である可能性はきわめて低いでしょう

4 髄膜炎の治療と予防

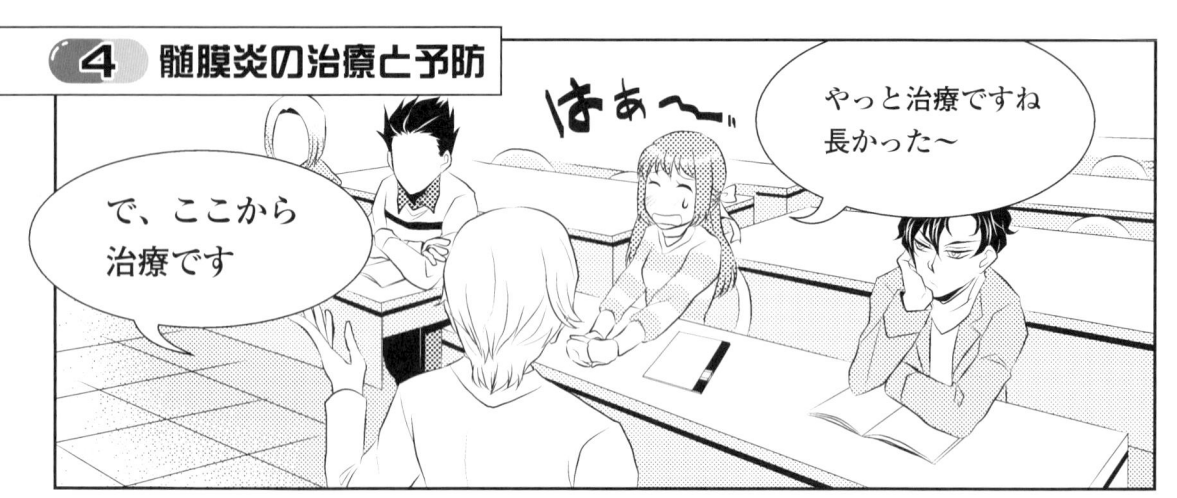

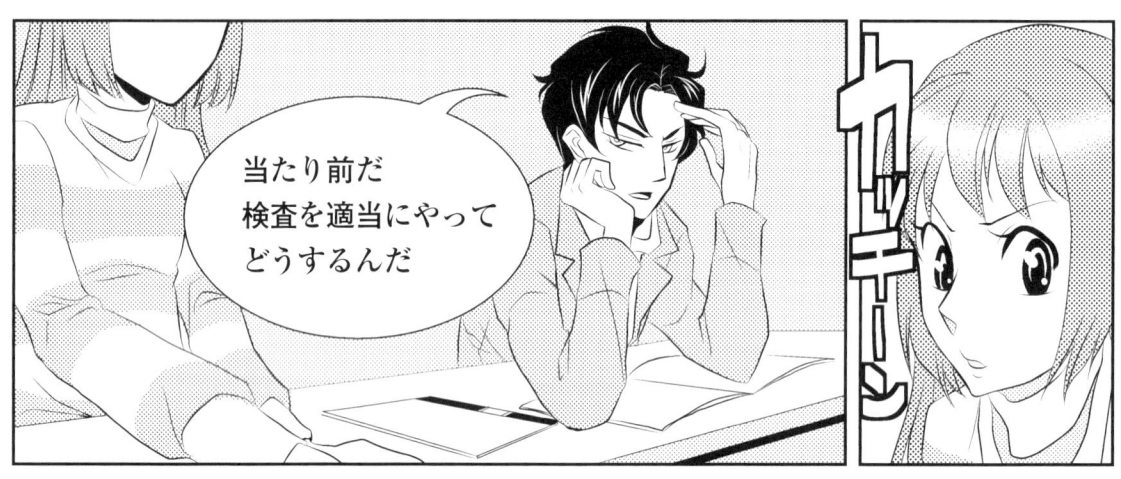

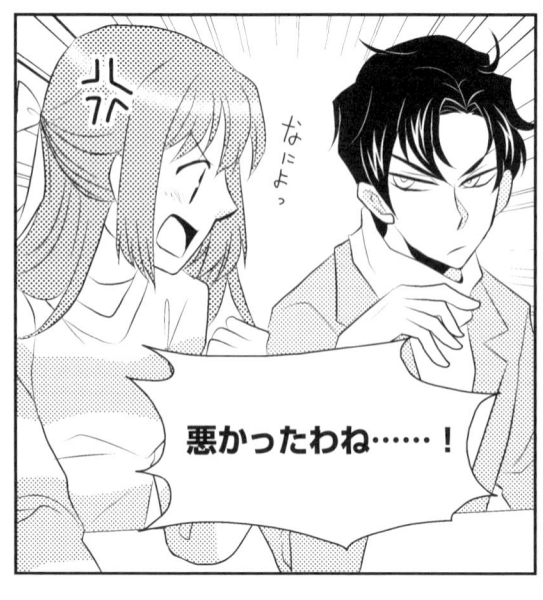

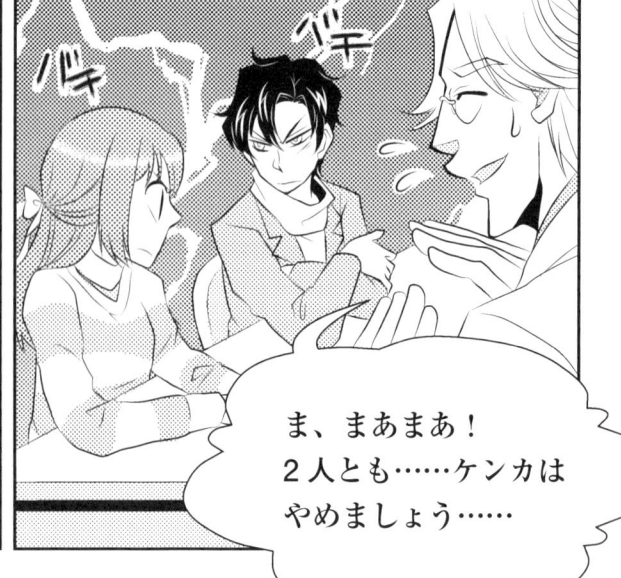

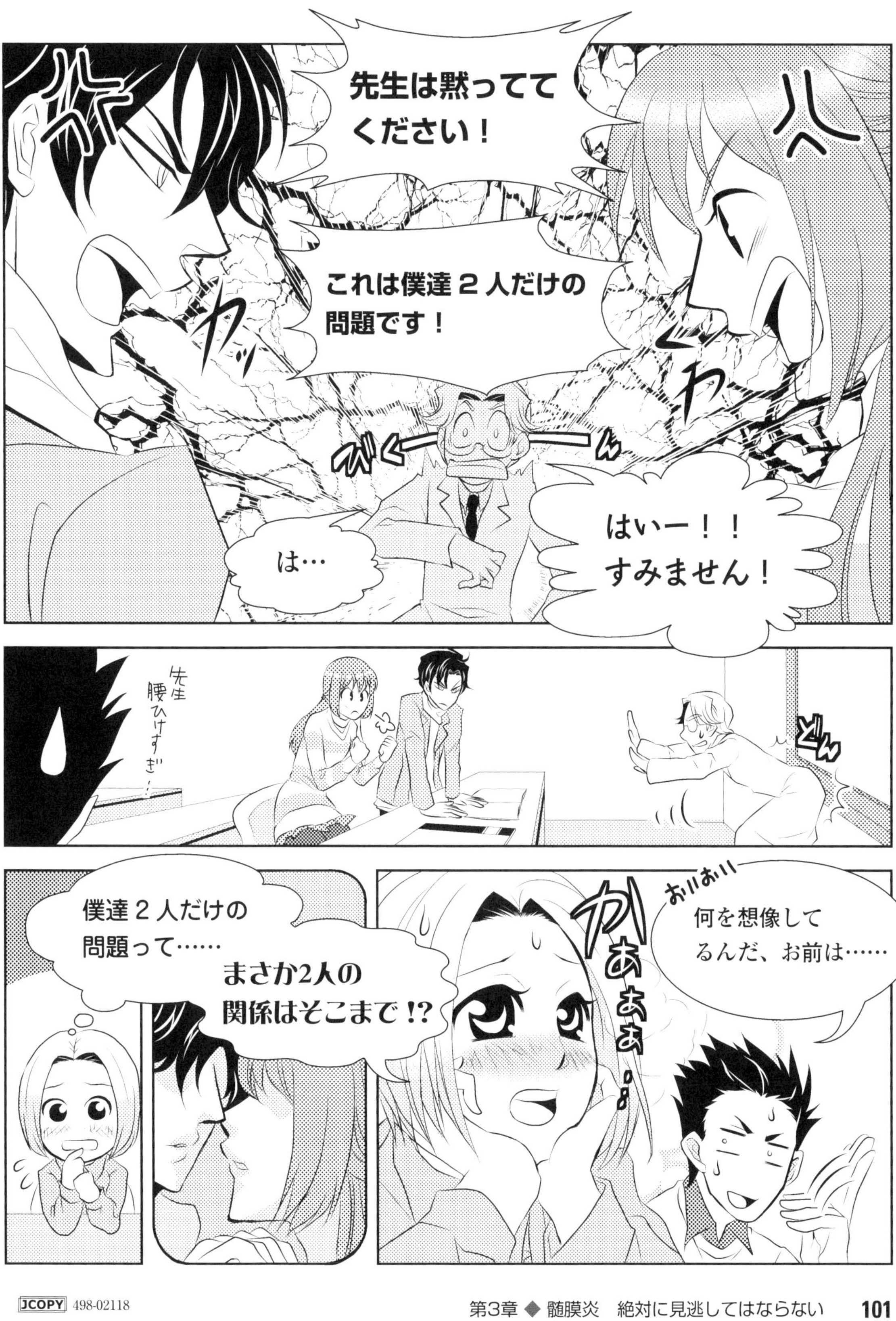
先生は黙っててください！
これは僕達２人だけの問題です！
カッ
くわ
びくーーーん
はいー！！
すみません！
は…
先生腰ひけすぎ!!
何を想像してるんだ、お前は……
おいおい
かあぁぁ
僕達２人だけの問題って……
まさか2人の関係はそこまで!?

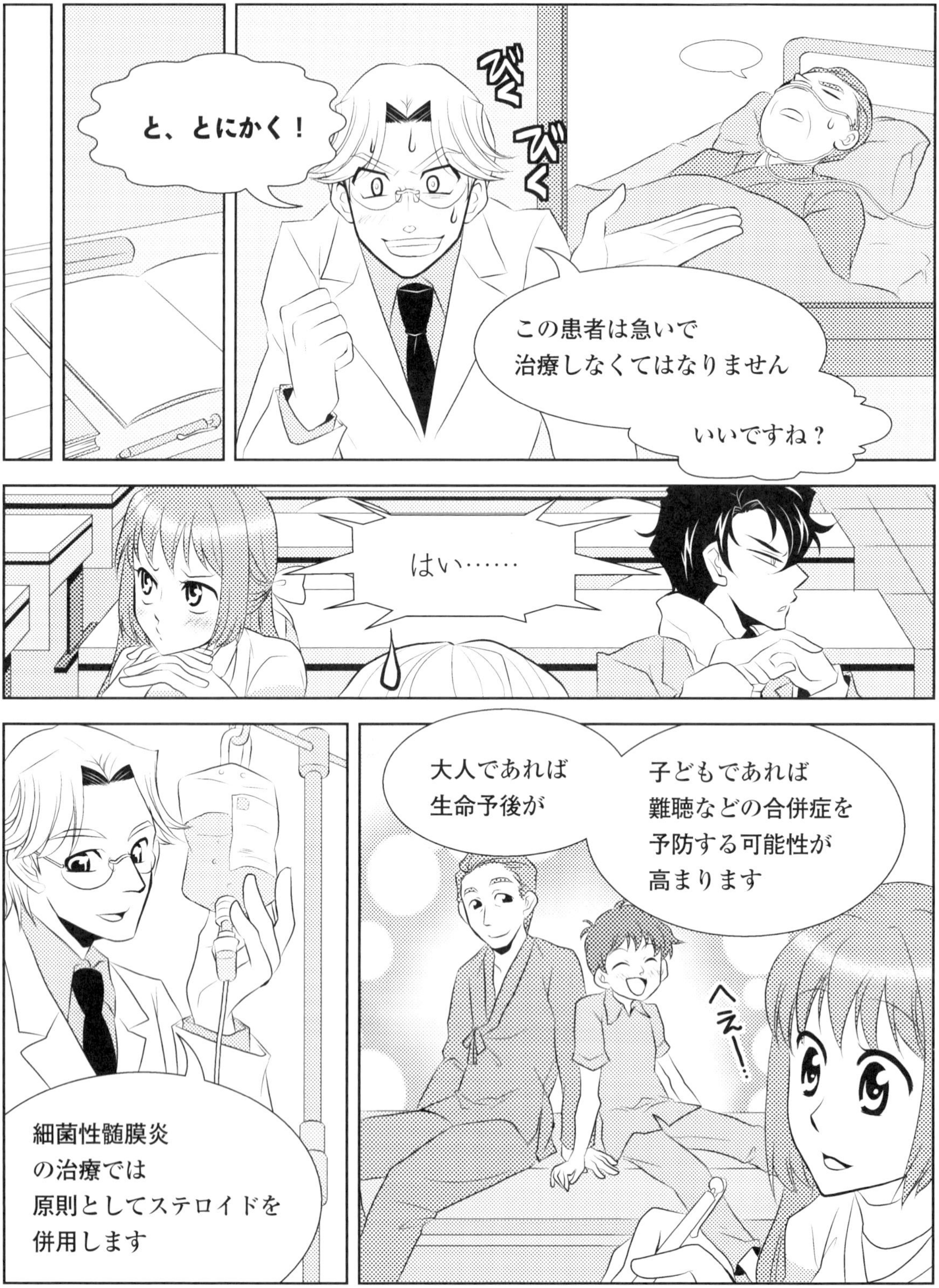
と、とにかく！
びく びく
この患者は急いで
治療しなくてはなりません
いいですね？
はい……
細菌性髄膜炎
の治療では
原則としてステロイドを
併用します
大人であれば
生命予後が
子どもであれば
難聴などの合併症を
予防する可能性が
高まります
へぇー…

次に、抗菌薬を用います

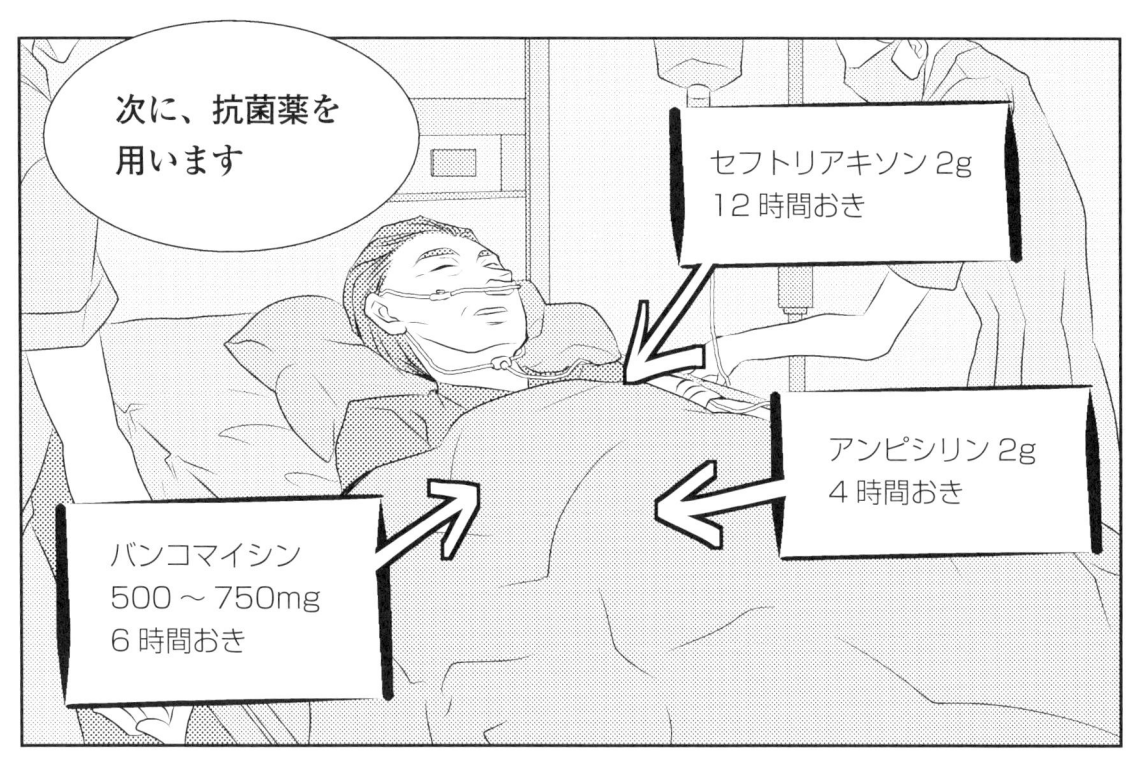

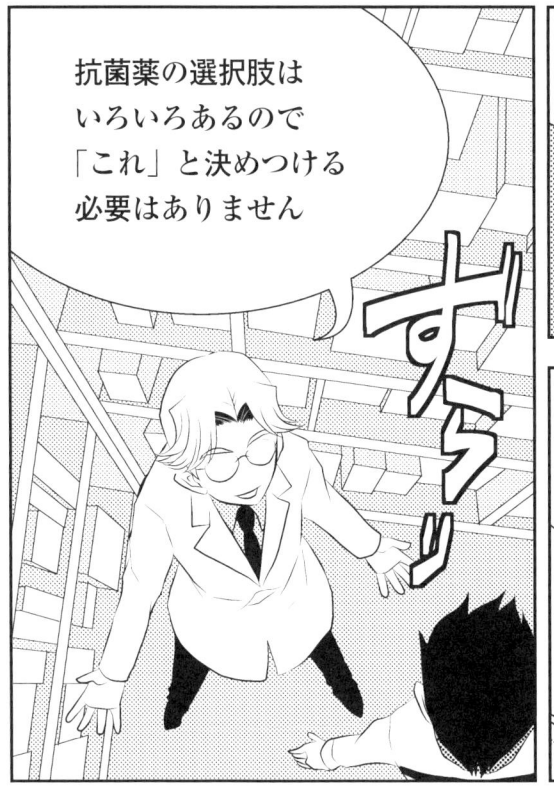

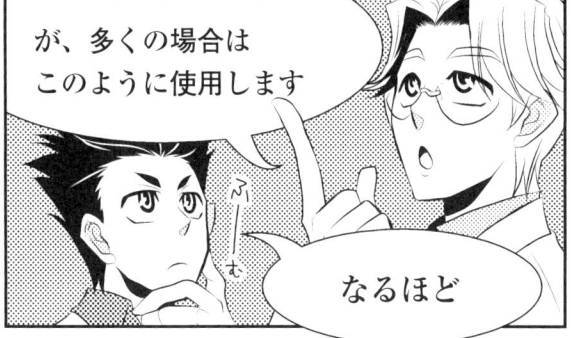

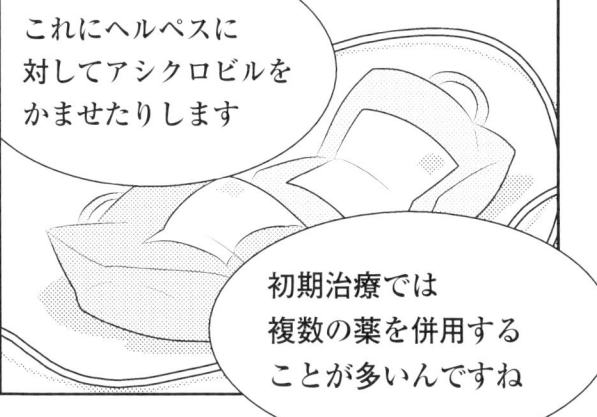

セフトリアキソン 2g
12時間おき

アンピシリン 2g
4時間おき

バンコマイシン
500〜750mg
6時間おき

抗菌薬の選択肢はいろいろあるので「これ」と決めつける必要はありません

が、多くの場合はこのように使用します

なるほど

これにヘルペスに対してアシクロビルをかませたりします

初期治療では複数の薬を併用することが多いんですね

細菌性髄膜炎の原因菌は
日本では肺炎球菌とインフルエンザ菌の
2種類が圧倒的に多いです
他に，髄膜炎菌，リステリア
大腸菌などが年齢や基礎疾患に応じて
原因になってきます

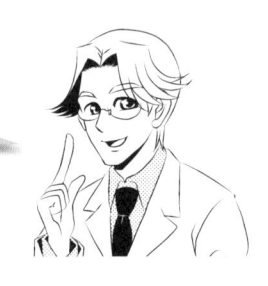

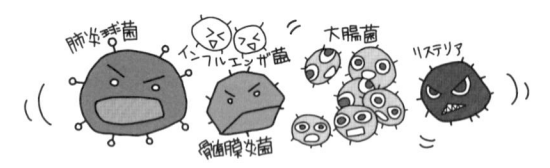

　原因菌が培養検査などで判明したら，その感受性に合わせて抗菌薬を調整します（de-escalation）

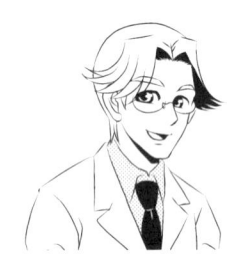

抗菌薬の名前も大事ですが，
ここでは原則を覚えてください

1．抗菌薬は最大量用いる
　　死ぬか生きるかの感染症です．
　けちけちせずに，ぜひ最大量の抗菌薬を用いてください．
　日本の添付文書通りでは足りないことも多いので，ぜひ『サンフォード感染症治療ガイド*』などのまっとうな教科書を参照しましょう．
　サンフォードガイドは研修医必携の書物ですよ．

2．髄液移行性を考える
　　感染部位に届かない抗菌薬はどんなによい抗菌薬でも無力です．
　例えば，セファゾリンといういわゆる第1世代のセファロスポリンは使い勝手のよい便利な抗菌薬ですが髄膜炎に使ってはいけません．
　髄液への移行性がなく，病気を治す力がないためです．

＊デヴィッド・N・ギルバート，ロバート・C・モラーリング
『サンフォード感染症治療ガイド＜2008＞―日本語デスク版』ライフサイエンス出版

> 細菌性髄膜炎の場合
> 2種類の予防策があります
> 一つはワクチンもう一つは
> 曝露後の抗菌薬投与です

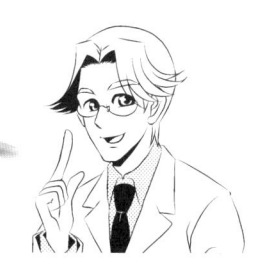

● ワクチン

　日本では肺炎球菌ワクチンがあります（成人用）．

　小児用のインフルエンザ菌ワクチンもあります．

　諸外国では小児の肺炎球菌ワクチンや髄膜炎菌ワクチンなど髄膜炎を予防するのに役に立つワクチンがたくさん出回っていますが，日本はワクチン後進国なのでなかなか導入されません．

● 抗菌薬

　日本では，インフルエンザ菌の髄膜炎患者に接触した場合リファンピンなどの抗菌薬を飲んでもらいます．

　ちょっと近づいた，ケアに参加した，だけで飲む必要はないので，臨床実習で患者さんに会いに行ったくらいではパニックになる必要はありません．

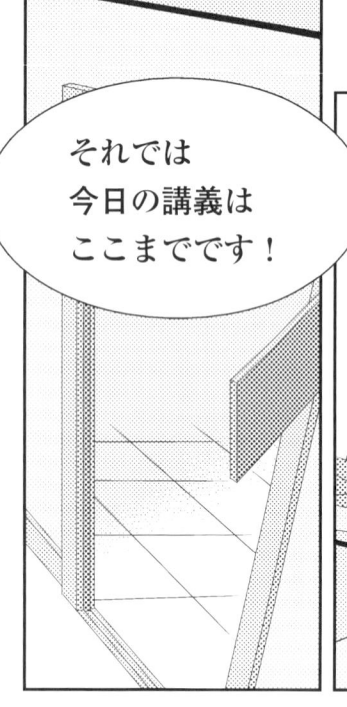

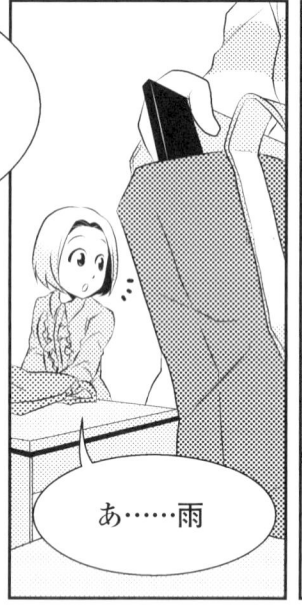

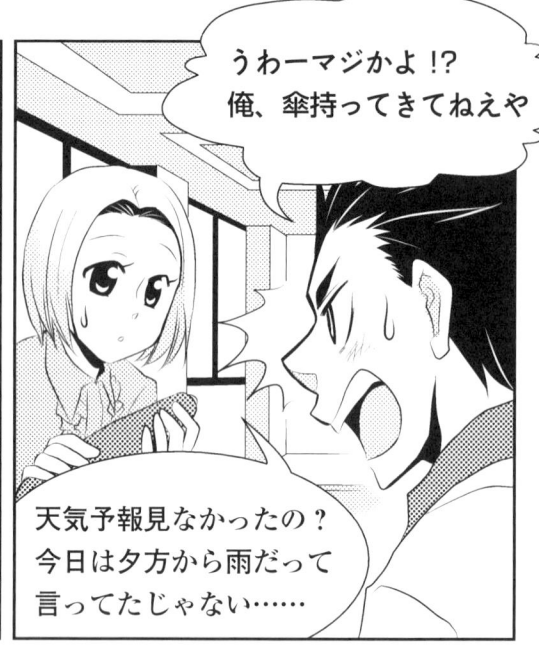

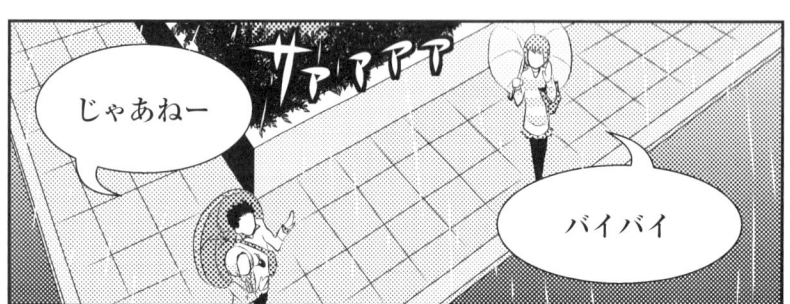

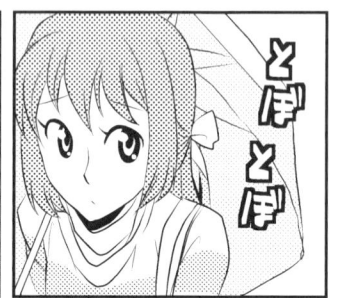

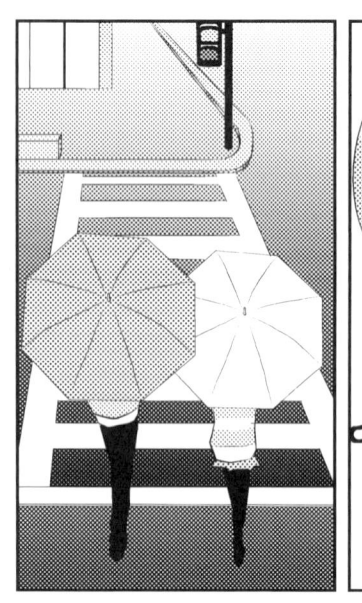

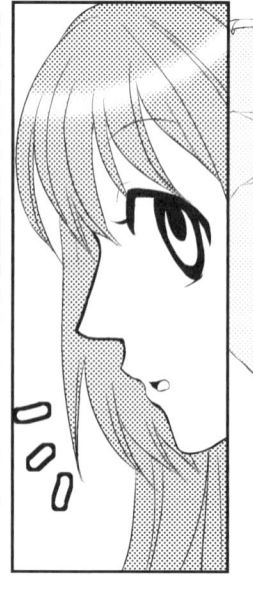

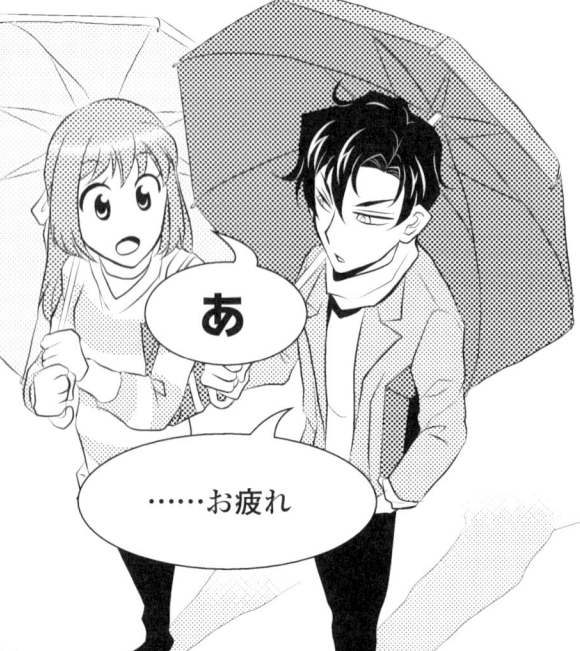

それでは今日の講義はここまでです！

あ……雨

うわーマジかよ!? 俺、傘持ってきてねえや

天気予報見なかったの？今日は夕方から雨だって言ってたじゃない……

じゃあねー

バイバイ

とぼとぼ

あ

……お疲れ

……ねえ

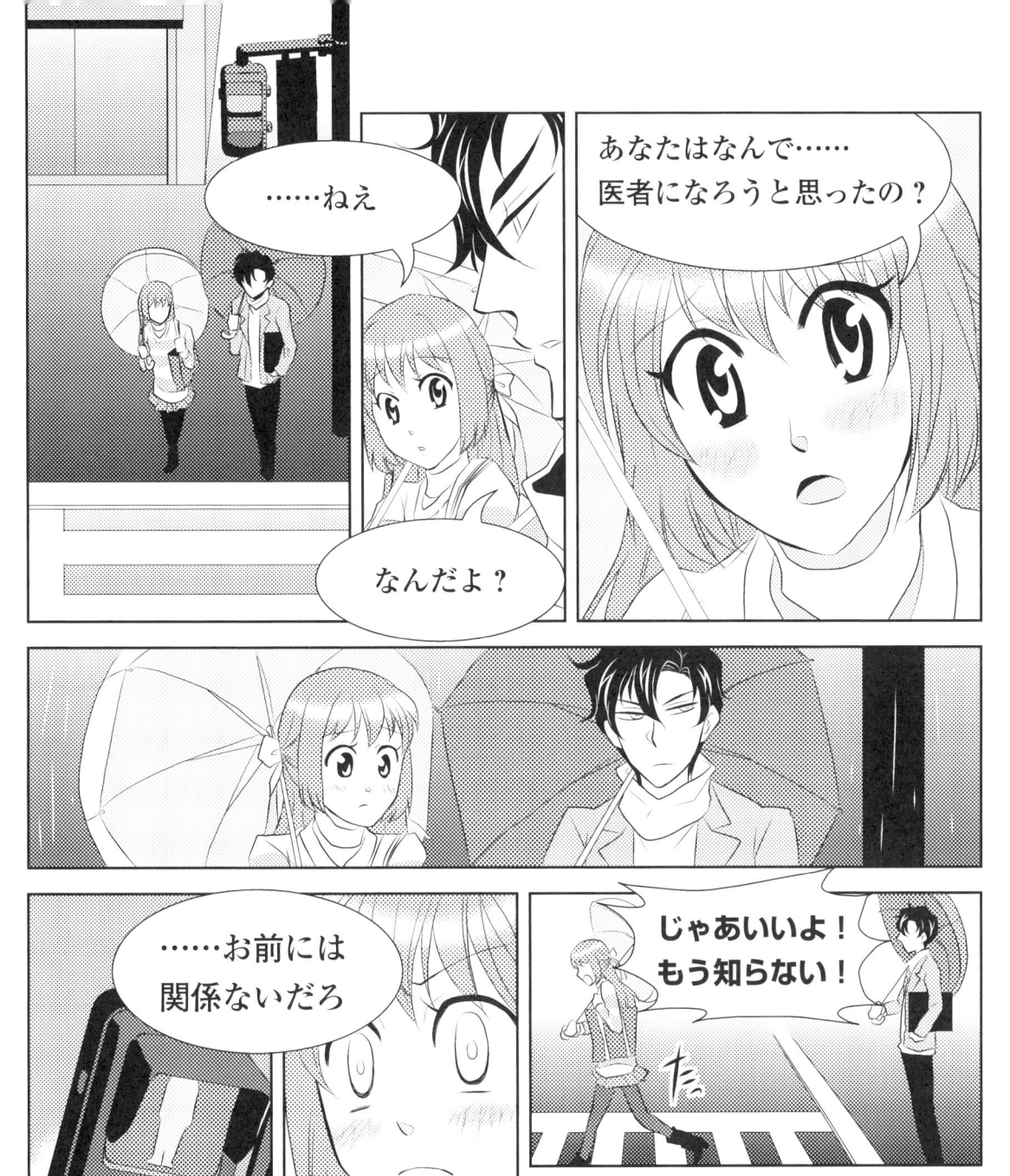

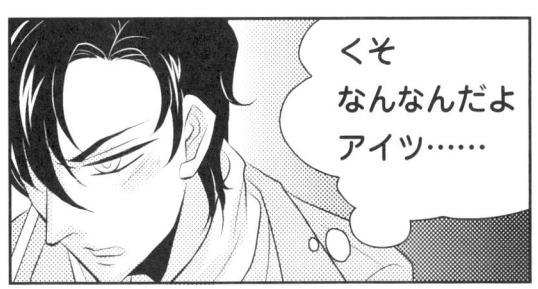

あなたはなんで……
医者になろうと思ったの？

なんだよ？

……お前には
関係ないだろ

じゃあいいよ！
もう知らない！

くそ
なんなんだよ
アイツ……

第3章 ◆ 髄膜炎　絶対に見逃してはならない

え…

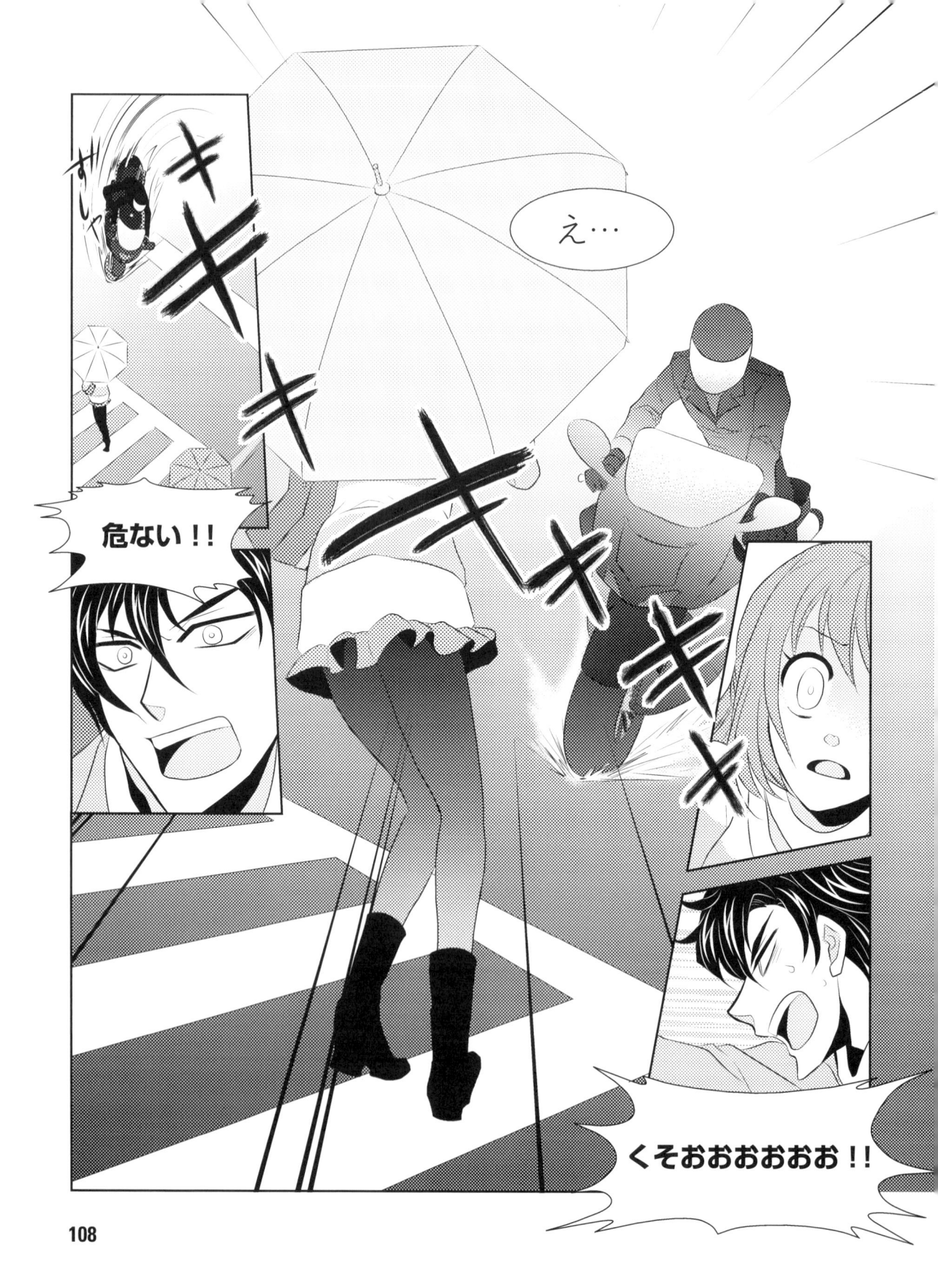

危ない！！

くそおぉぉぉぉ！！

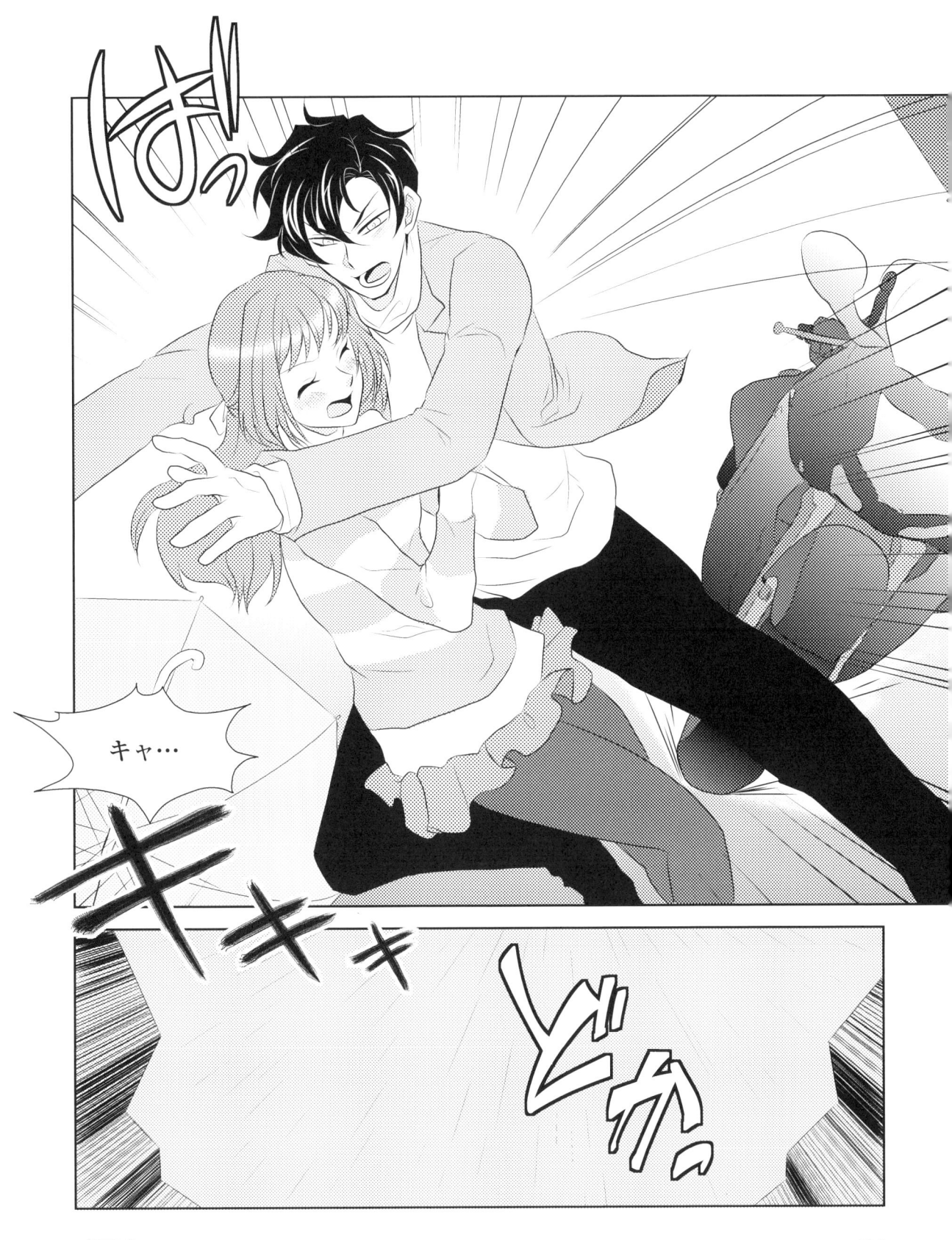

第3章 ◆ 髄膜炎　絶対に見逃してはならない

痛あ……

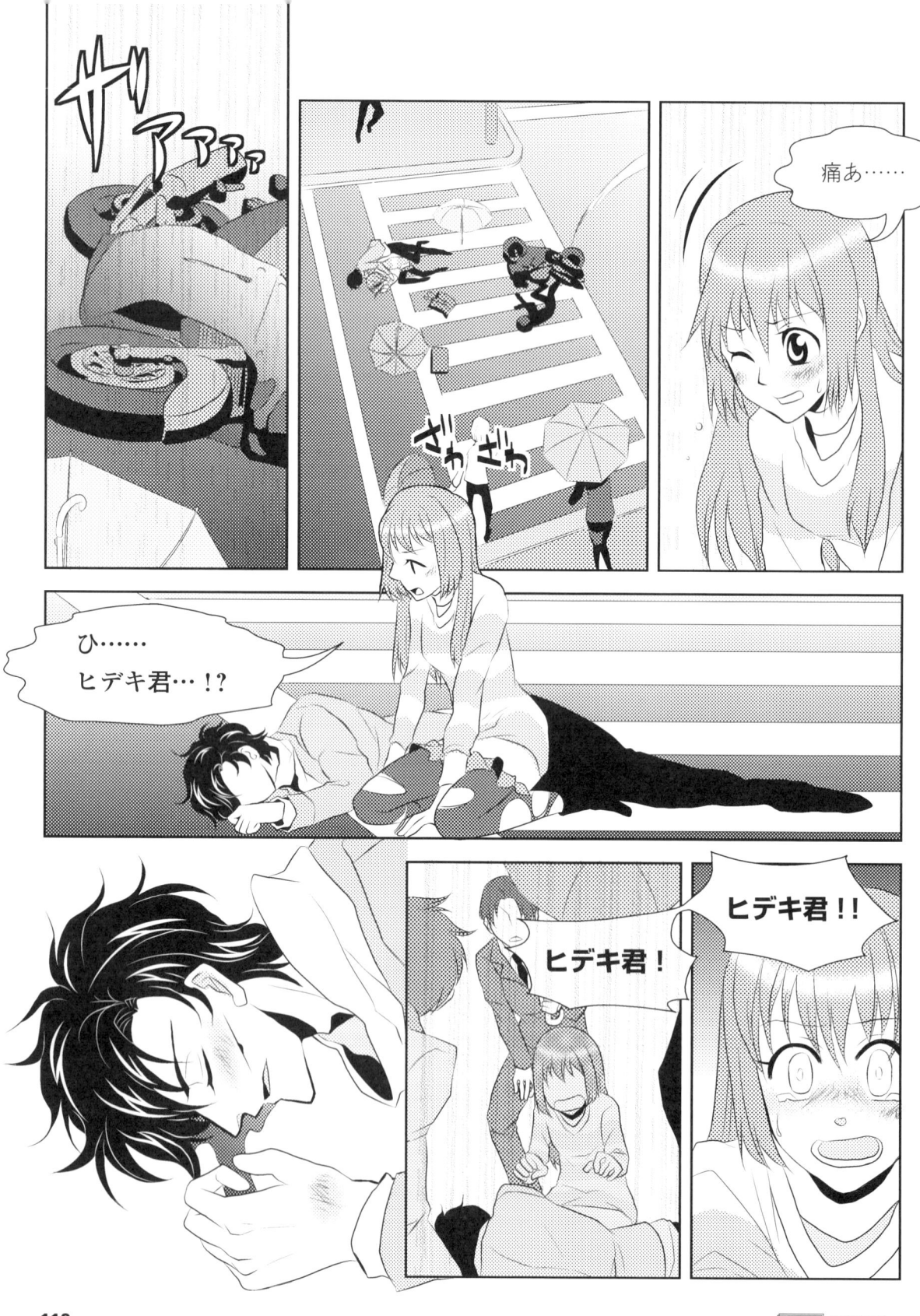

ひ……
ヒデキ君…!?

ヒデキ君！

ヒデキ君！！

3 フォローアップ

髄膜炎といえば，忘れられないケースがあります．

二十歳くらいの男性が細菌性髄膜炎になったんですが，なんとこの人，大学の柔道部員だったのでした．たまたま近所の体育館で合同合宿をやっていたんですね．熱が出て意識状態が悪くなり，救急車で病院に搬送されてきました．首も硬いし，こりゃ髄膜炎かな，というわけでそこのドクターが髄液検査をしようとするのですが……

暴れるわけですよ．暴れるわ，暴れるわ……で，救急隊員が6名がかりでなんとか押さえつけて神経内科の先生がおそるおそる髄液穿刺をしたのでした．やっぱり武道の心得のある人が，髄膜炎になんかなるべきではありませんね．

この話には後日談がありました．

この患者さんの髄液培養からはインフルエンザ菌が生えています．

インフルエンザ菌は細菌性髄膜炎の原因としては世界的には極めてまれになっています．小児の時にHIbと呼ばれるワクチンを接種しているために，髄膜炎から身を守っているからなのですね．日本はワクチン後進国ですから，HIbの導入も2008年下旬にようやく始まりました．しかも，これは任意予防接種で全額患者サイドの負担になってしまうのです．そんなわけで，日本は先進国では希有な，いまだにインフルエンザ菌による細菌性髄膜炎の症例を経験できる貴重な国なのです……もちろん，皮肉で言ってますが．

さて，インフルエンザ菌の髄膜炎患者が出た場合，『濃厚接触者』にはリファンピンの予防投与が適応になることがあります．そこで柔道部の合宿所に行って，「濃厚接触者がいたら教えてください．抗菌薬の予防投与をします」……こんなふうに説明したのです．

なんと，その合宿は複数の大学が参加する巨大な合同合宿だったのです．しかも前日まで乱取りをしていたので，だれが彼と濃厚接触があるのか，さっぱり分からないような状況になっていました．仕方がないから，合宿者みんなを外来に集めてリファンピンを処方することになりました．

僕と当時いた感染症の研修医で一心不乱にカルテを書いて，リファンピンを処方しました．病院中のリファンピンをかき集めて配ったのでした．待合室には，あまりに場違いな若くてごつくて健康だけ（失礼）がとりえ……といった丸刈りの大男が大量にたむろしていました．

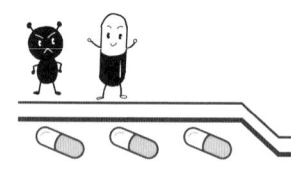

周りの患者さんもずいぶんびっくりしただろうなあ．

　まあ，笑い話はこの辺までにして，ここから先は少しまじめな話．

　すでに述べたように，日本はワクチン後進国で，予防接種の数も，その接種体制も十分ではありません．毎年，日本では何十人という小さな子どもが（髄膜炎って子どもに多い病気なのです）本来であればかからなくてもよい病気にかかり死亡しています．死亡しなくても重度のマヒが起きたりして，その後の80年とも90年とも知れない長い人生の方向性を大きく変更することを余儀なくされています．これを理不尽と呼ばずしてなんと呼びましょう．どんな成果が得られるかよくわからないメタボ健診なんかに金をかけるくらいなら，こういうところにお金を費やすのが筋ってもんだろ？　こんなんで少子化対策とか言ったって，全然誠意が感じられないじゃないか？？
　とまあ，僕はこの件になると頭から湯気が出てきます．僕自身，2歳くらいの健康な子どもがインフルエンザ菌による髄膜炎で2人死亡し，一人は重度の障害が起きてしまったのを体験しています．読者の皆さんの中にはお子さんがおいでの方は少ないと思うけれど，特に自分の子どもをもつと，そのことの理不尽さ，つらさが痛いほどよく分かってきます．このことを思い出す度に，やりようのない怒りの気持ちがわき上がり，どこに下ろすこともできない拳に力がこもるのでした．

　ウイリアム・オスラーは医師の大事な要件に，『平静の心』というものをあげました．しごく，もっともな話だと思います．とりみだしちゃってるお医者さんなんかには，かかりたくないですもんねえ．ただ，その一方で，世の理不尽に正当に怒りを覚える心，というのも大切だと思います．物事を変え，正していくのは，『怒れる心』なのですから．何かを変えていく世の中の先達，リーダー達はたいてい何かに怒りを覚え，それに突き動かされて（ただし，怒りにおぼれてしまうことなく）前を向いて歩き続ける人なのでした．
　まあ，怒りに我を忘れちゃうとこれはまただめなので，やっぱり『平静の心』に戻ってしまうのかもしれません．正しいと思って信じ込んでしまったときこそ間違いが修正されにくい，っていう難しい問題もありますしね．

　このような正しさ，正義，義憤にまつわる問題を一番分かりやすく示したのは，映画の『ダークナイト』だと思います．アメリカン・コミックのバットマンシリーズですが，ただ

のエンターテイメントだと思っていたら，頭をがつんとやられます．正義のバットマン，悪のジョーカーが実は同じ生き方を……って続きは映画を見てくださいね．長いですが，全然ダレません．一度おためしあれ．

まとめ

- 髄膜炎は緊急事態．見逃し，マネジメントの失敗は即患者の死亡につながります．
- 意識障害の患者では感染症を鑑別に．
- 首が硬い熱の患者では髄膜炎を考える．
- 首が硬くなくても，jolt accentuation陽性なら髄膜炎を考える．
- バイタルサインで大事なのは「体温以外」．
- 頭部CTを考慮しよう．
- 髄液検査は大事．
- 血液培養は必須．
- 抗菌薬は髄液移行性を考え，最大量を．
- 予防も大事．

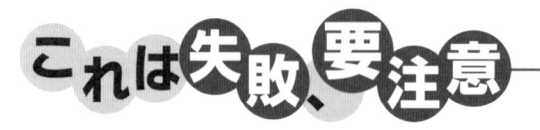

これは失敗，要注意

- 意識障害の場合，CTだけではダメ．
  CTをオーダーしつつ，バイタルを安定化させたり血液培養を取るなど，やることは沢山ある．
  一番いいのは，「人を呼ぶこと」．
  意識障害＝脳炎，という発想は意外に多いが，間違い．
- なにも考えずに髄液を採ると脳ヘルニアのリスクがある！　頭部CTが必要か考える．
- 血液培養を忘れるな！

第4章　カテ感染

必要のないカテは抜く

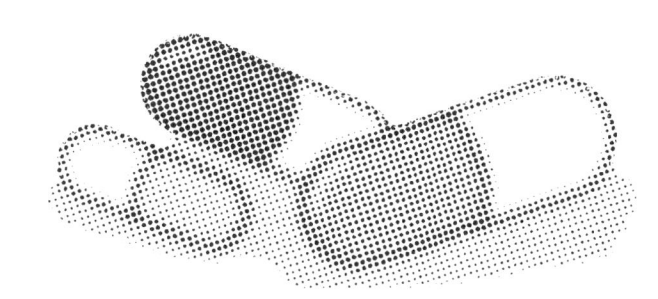

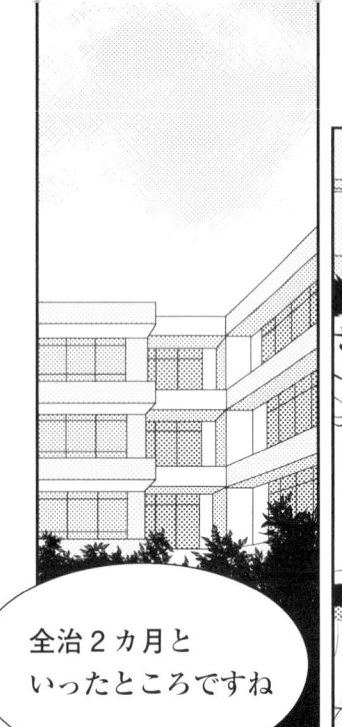

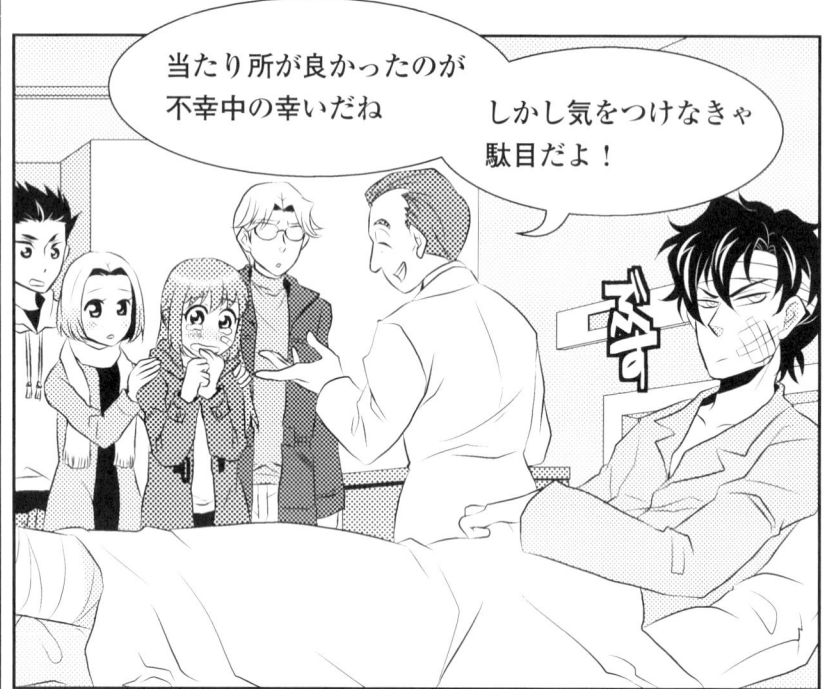

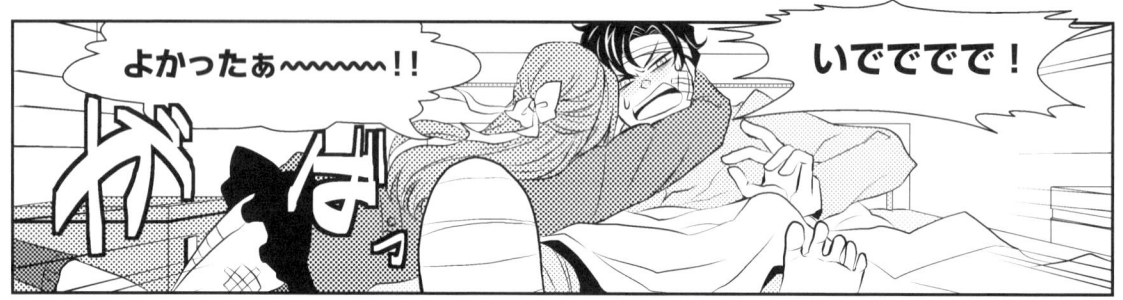

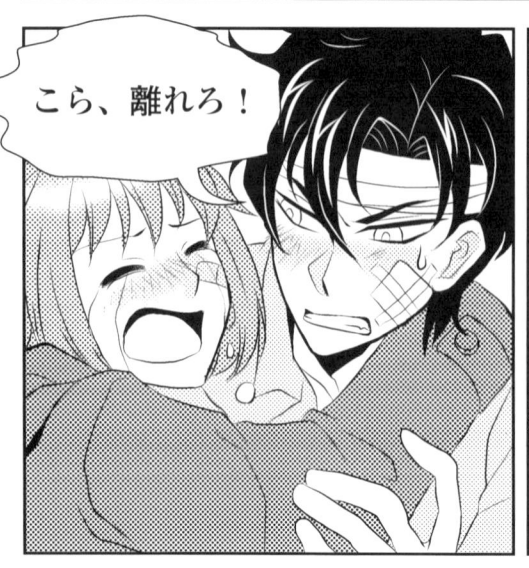

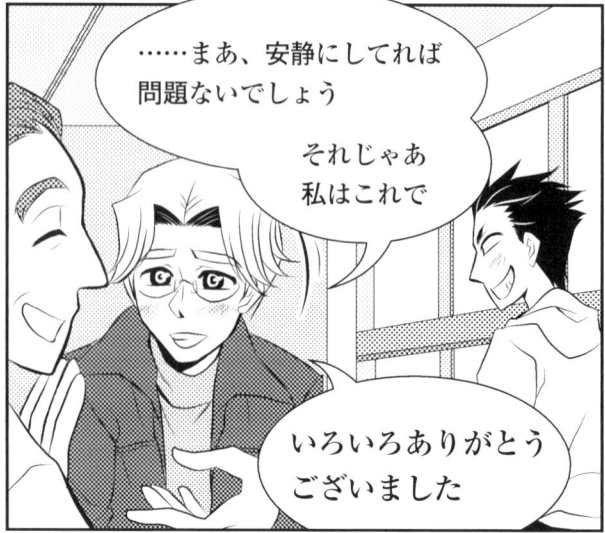

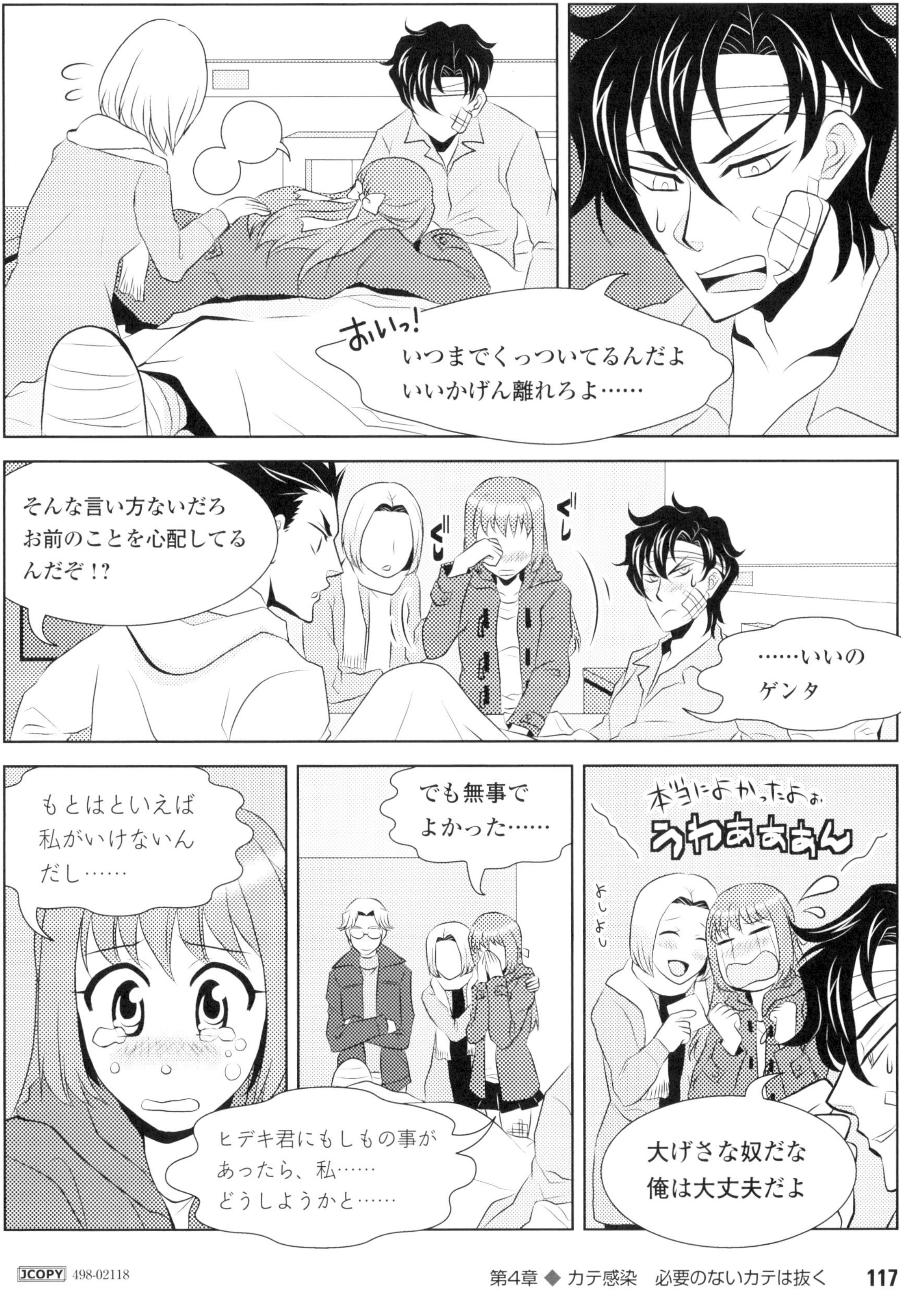
おいいっ!
いつまでくっついてるんだよ
いいかげん離れろよ……
そんな言い方ないだろ
お前のことを心配してるんだぞ！?
ぐしぐし
……いいの
ゲンタ
もとはといえば
私がいけないんだし……
でも無事で
よかった……
ヒデキ君にもしもの事が
あったら、私……
どうしようかと……
本当によかったよぉ
うわあああん
よしよし
大げさな奴だな
俺は大丈夫だよ

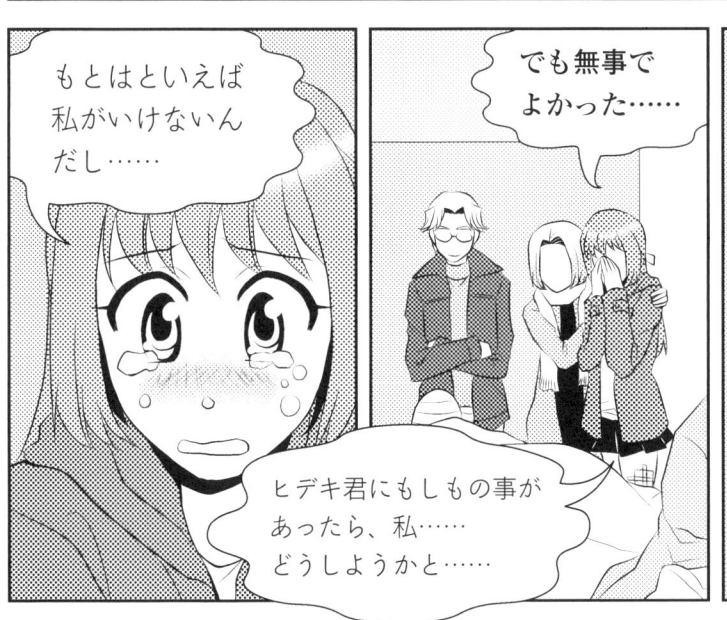

118

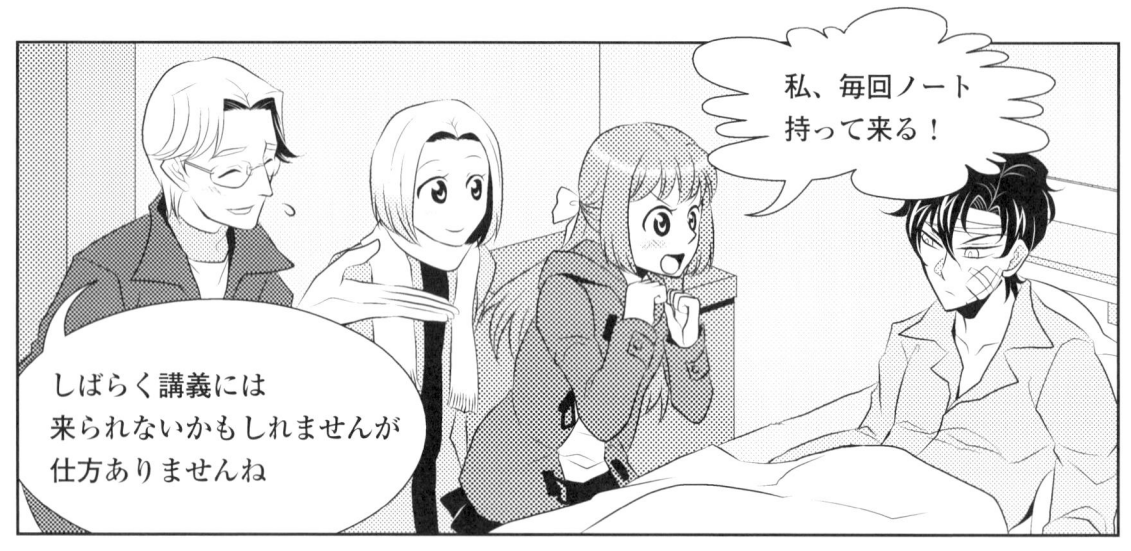

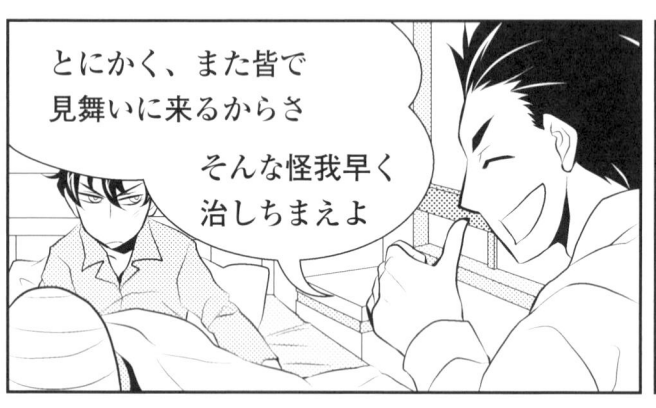

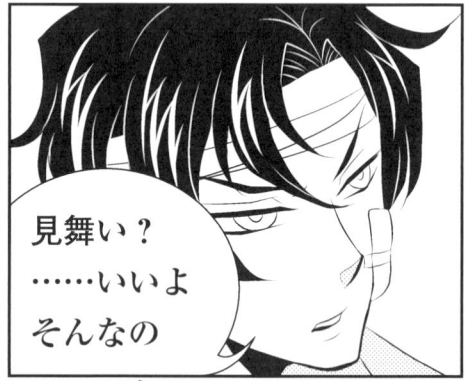

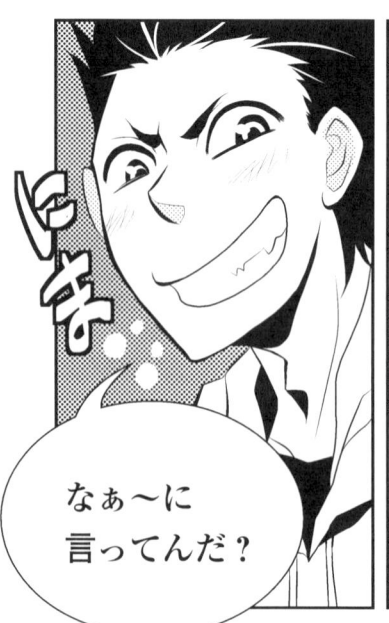

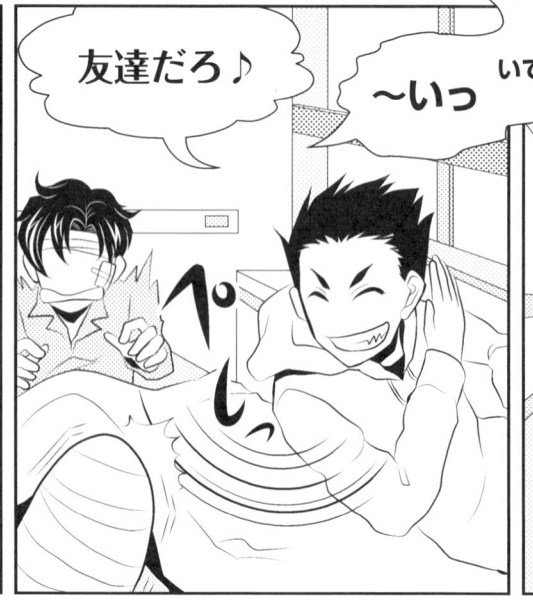

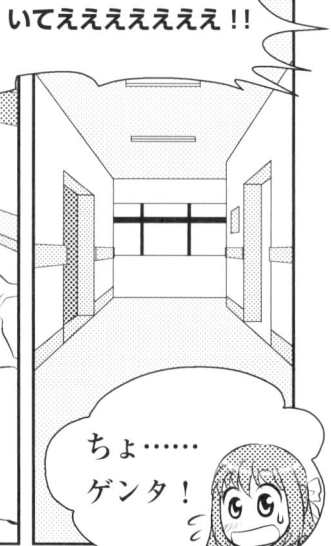

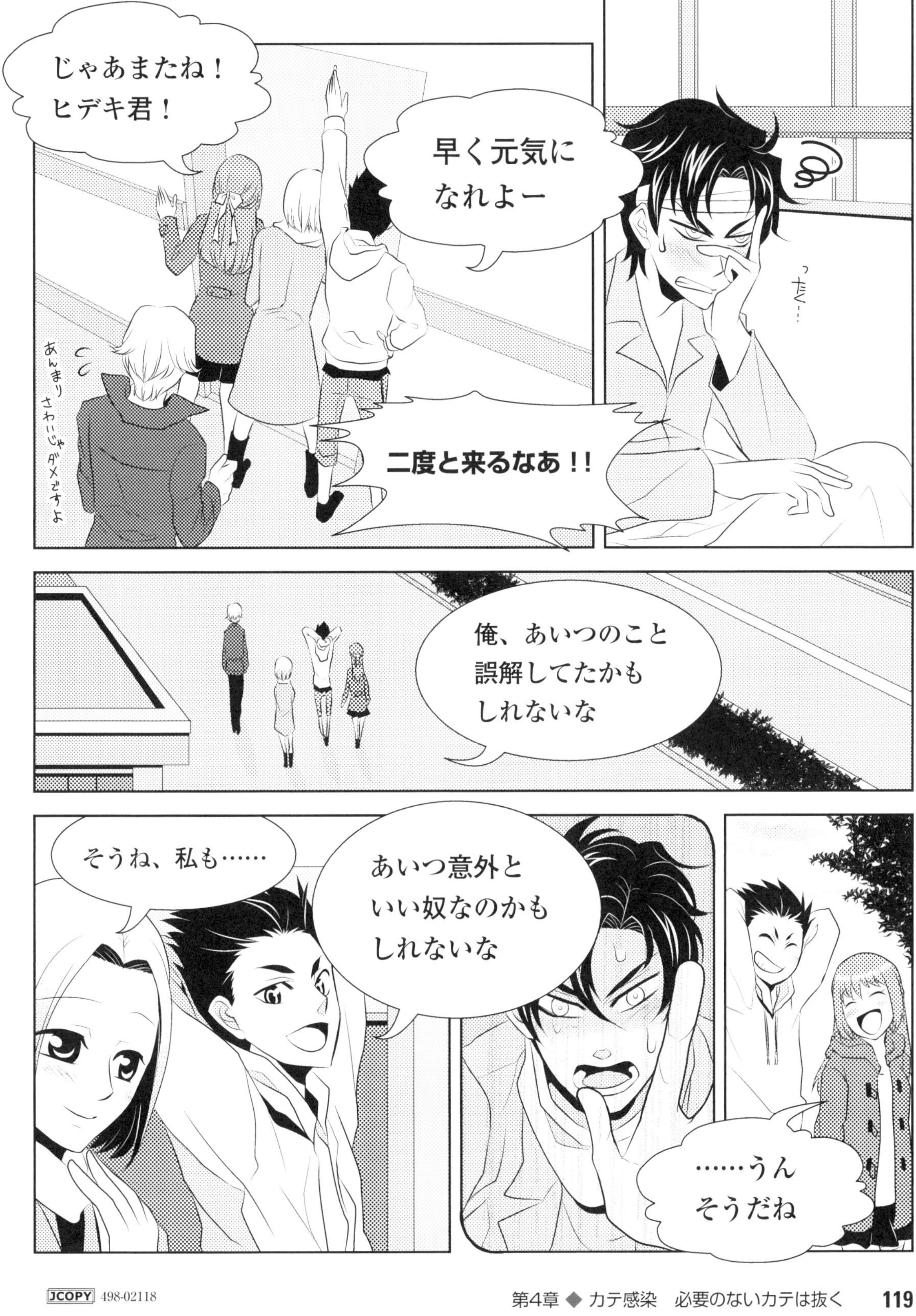
じゃあまたね！
ヒデキ君！
早く元気に
なれよー
あんまりさわいじゃダメですよ
ったく・・
二度と来るなあ！！
俺、あいつのこと
誤解してたかも
しれないな
そうね、私も……
あいつ意外と
いい奴なのかも
しれないな
……うん
そうだね

翌週――

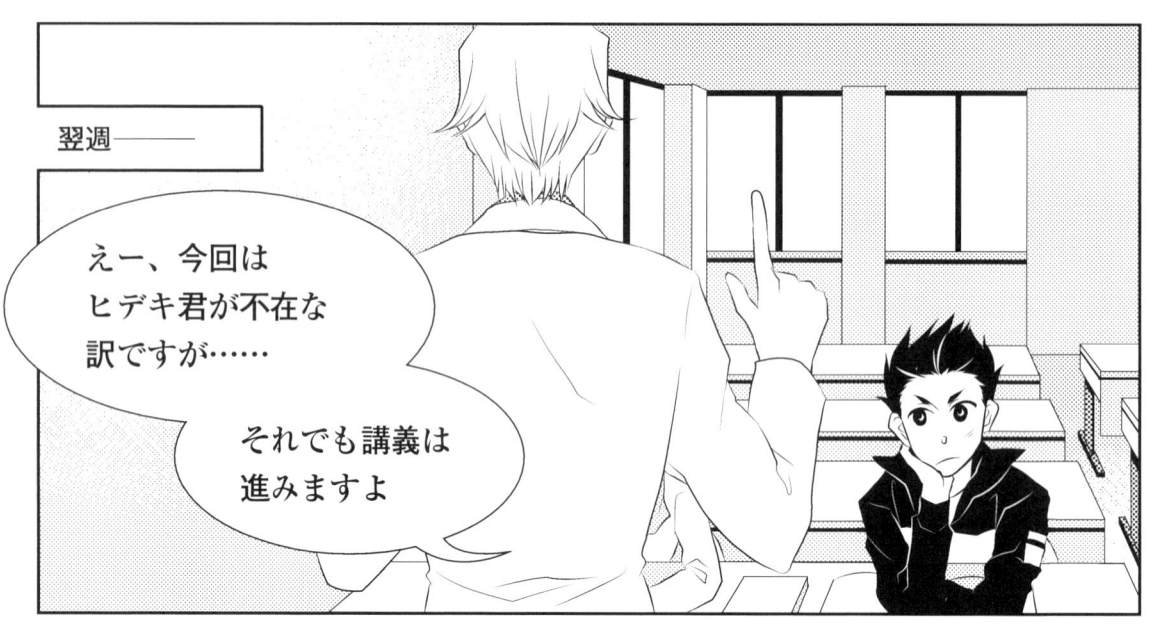

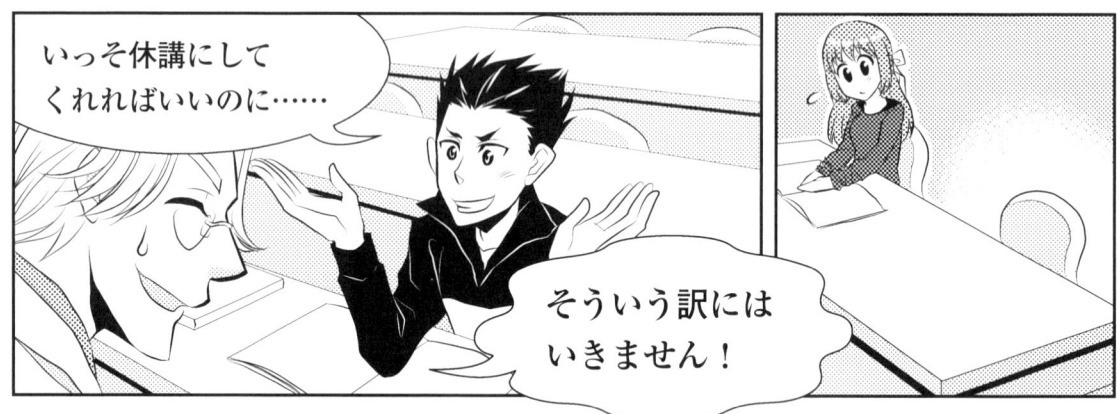

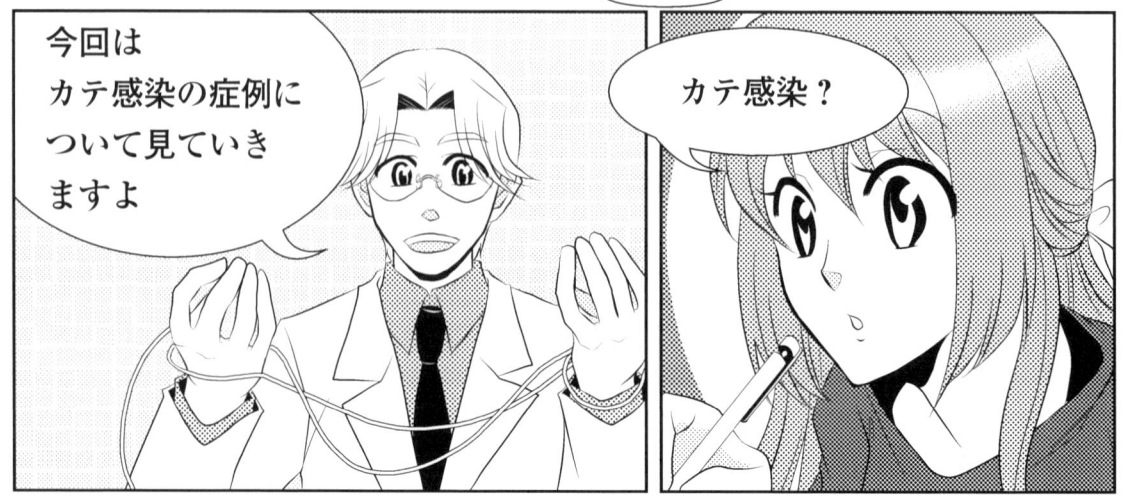

えー、今回はヒデキ君が不在な訳ですが……

それでも講義は進みますよ

いっそ休講にしてくれればいいのに……

そういう訳にはいきません！

今回はカテ感染の症例について見ていきますよ

カテ感染？

1 最強？ 最凶？

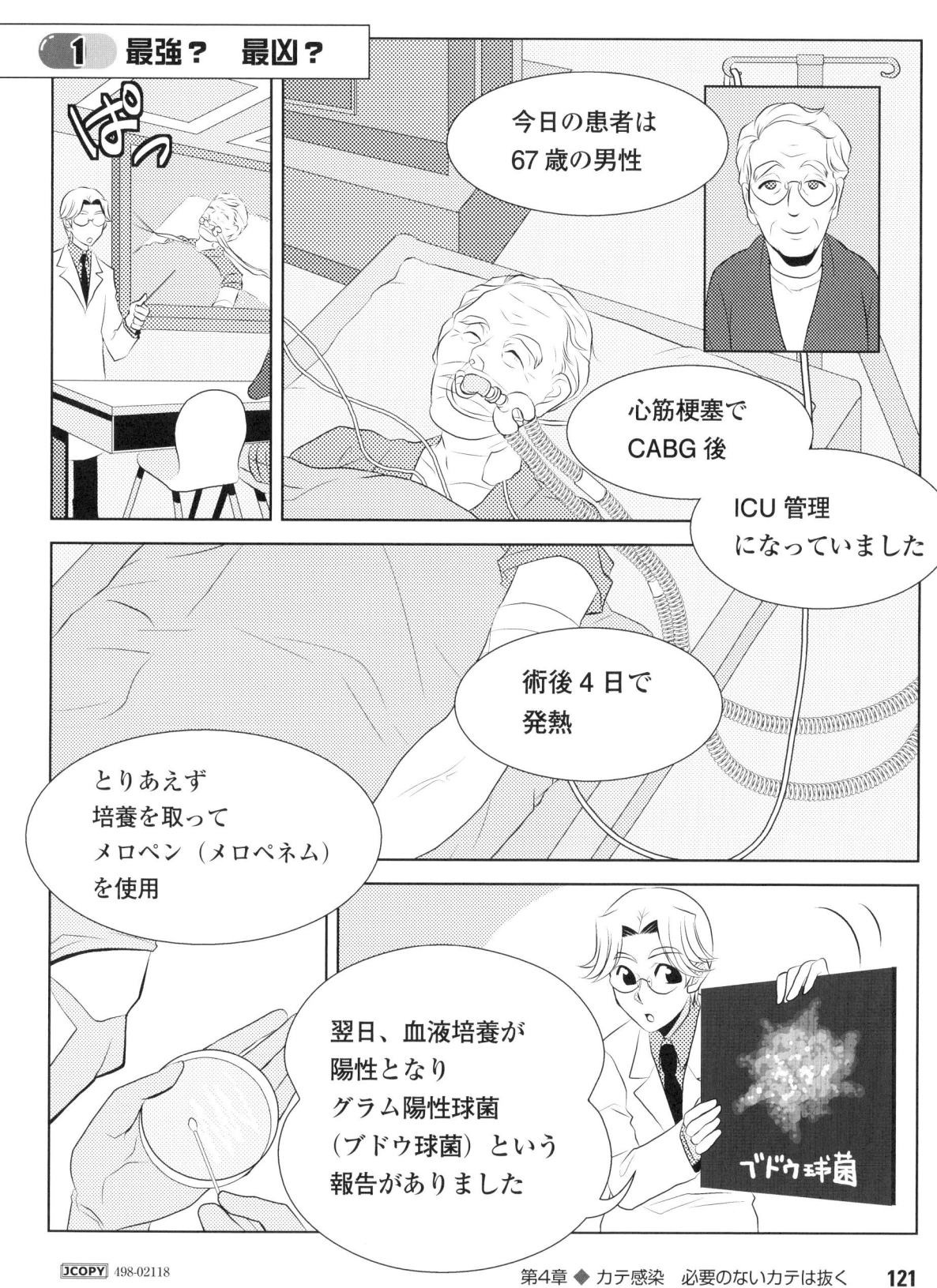

今日の患者は67歳の男性

心筋梗塞でCABG後

ICU管理になっていました

術後4日で発熱

とりあえず培養を取ってメロペン（メロペネム）を使用

翌日、血液培養が陽性となりグラム陽性球菌（ブドウ球菌）という報告がありました

ブドウ球菌

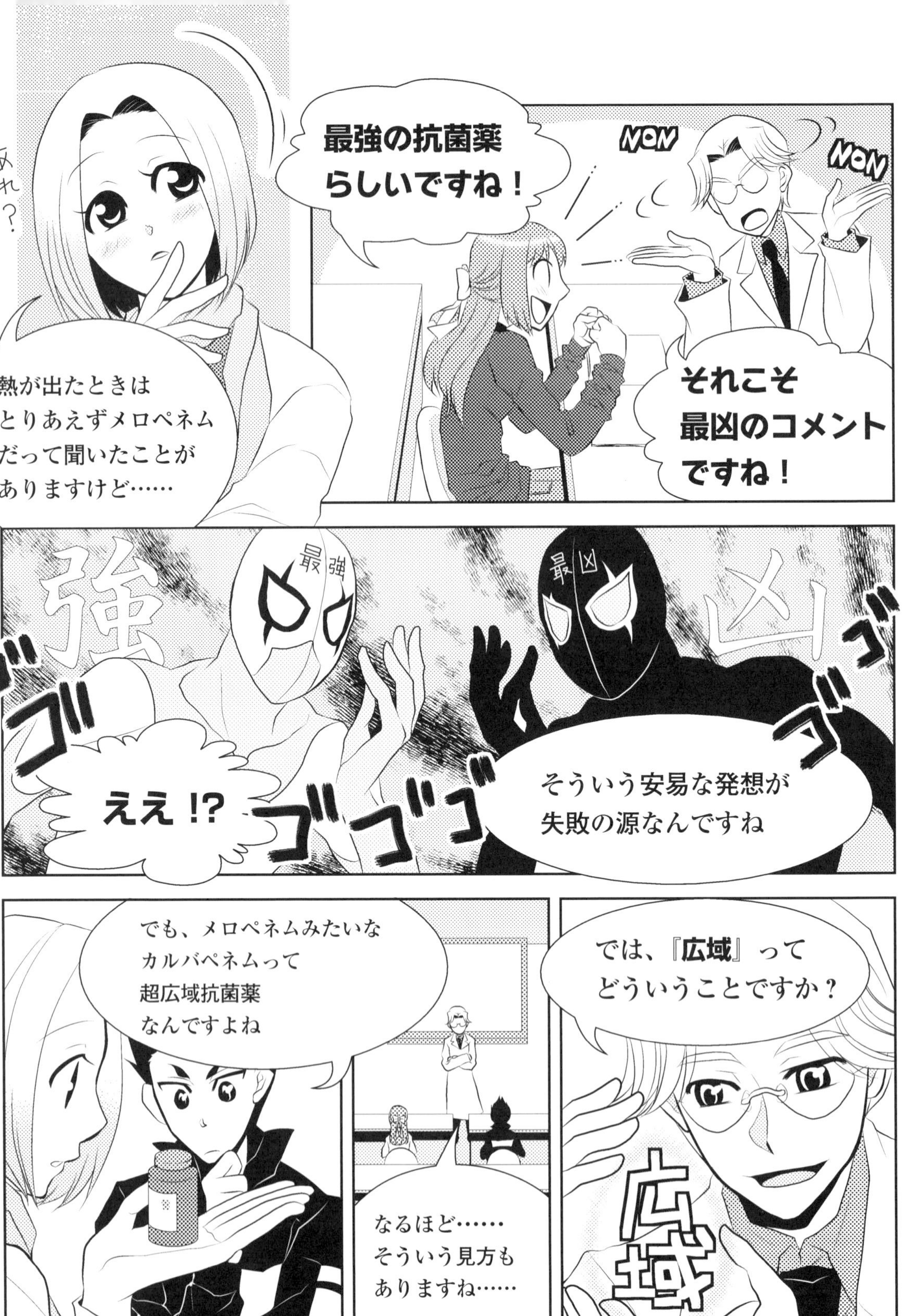
最強の抗菌薬
らしいですね！
NON
NON
あれ？
熱が出たときは
とりあえずメロペネム
だって聞いたことが
ありますけど……
それこそ
最凶のコメントですね！
最強
最凶
ゴゴ
ゴゴゴ
ゴゴ
ええ !?
そういう安易な発想が
失敗の源なんですね
では、『広域』って
どういうことですか？
でも、メロペネムみたいな
カルバペネムって
超広域抗菌薬
なんですよね
広域
なるほど……
そういう見方も
ありますね……

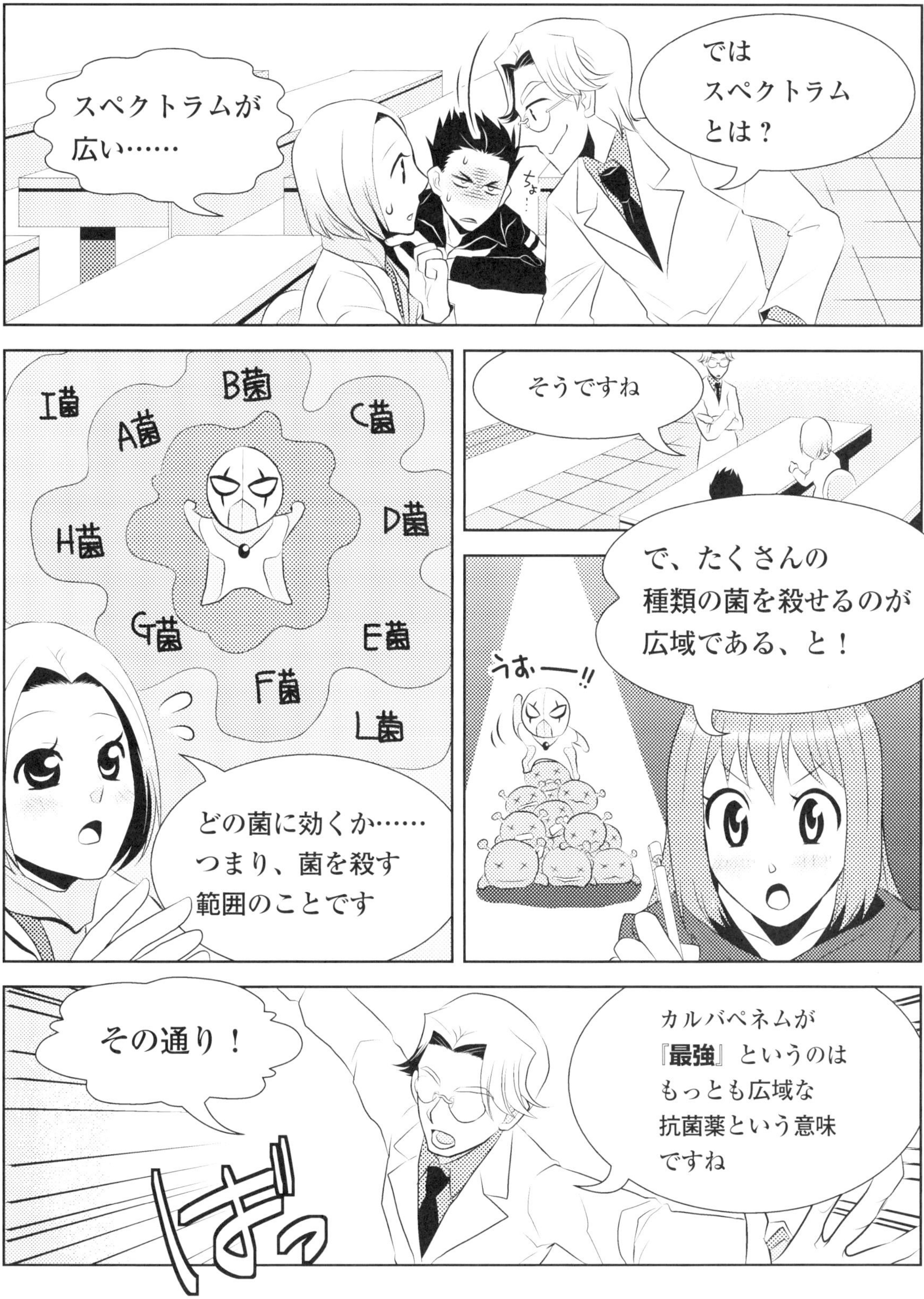
スペクトラムが
広い……
ちょ…
では
スペクトラムとは？
I菌
A菌
B菌
C菌
H菌
D菌
G菌
E菌
F菌
L菌
どの菌に効くか……
つまり、菌を殺す
範囲のことです
そうですね
で、たくさんの
種類の菌を殺せるのが
広域である、と！
うおーー!!
その通り！
ばっ
カルバペネムが
『**最強**』というのは
もっとも広域な
抗菌薬という意味
ですね

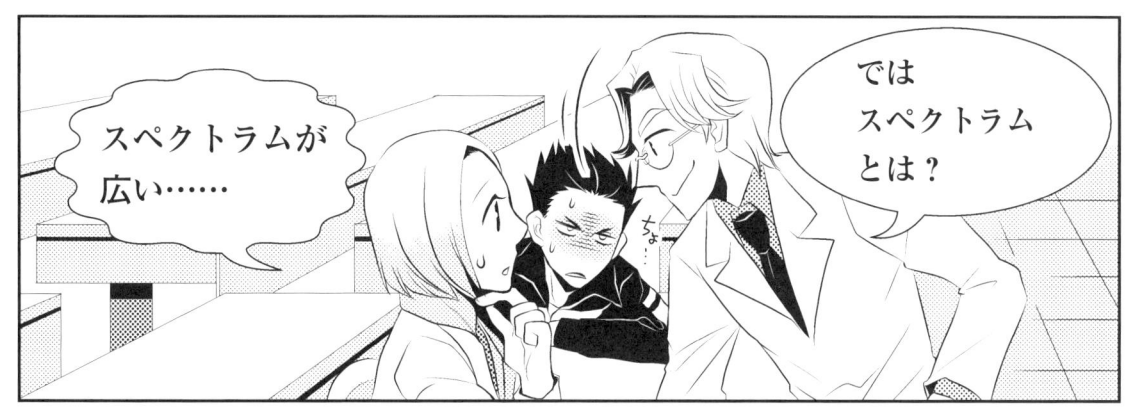

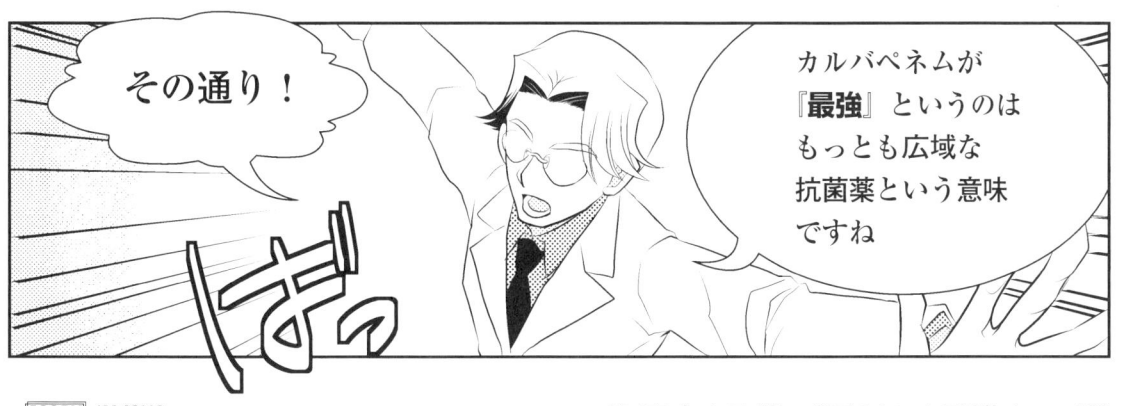

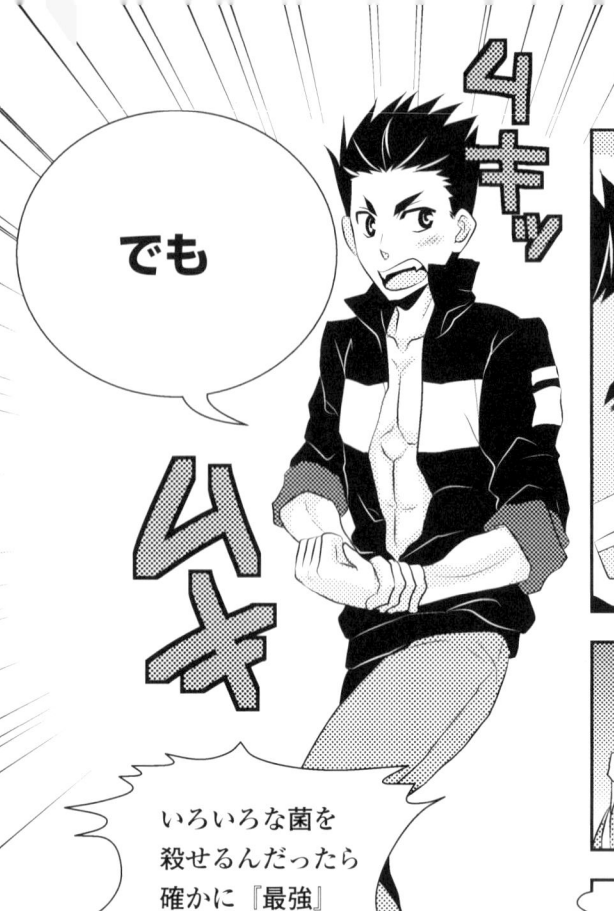

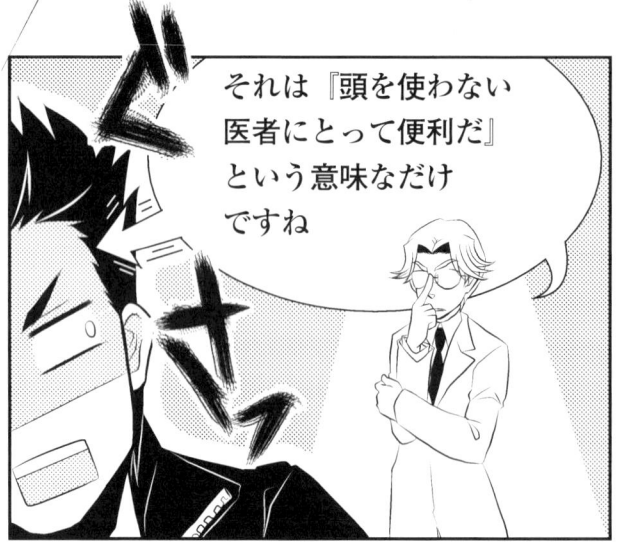

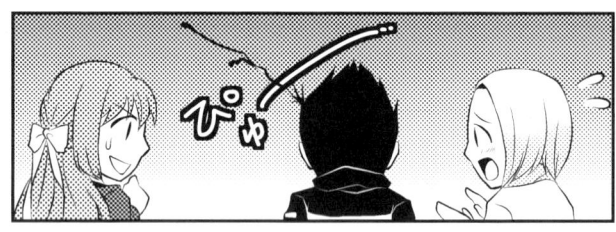

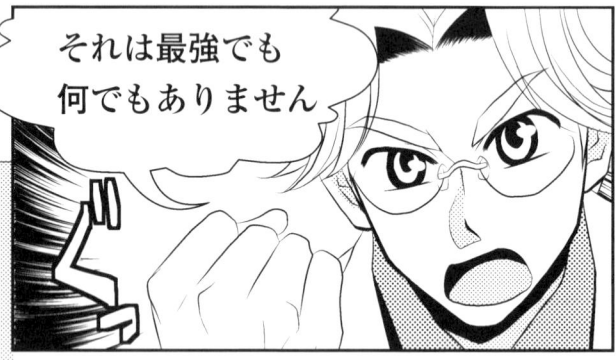

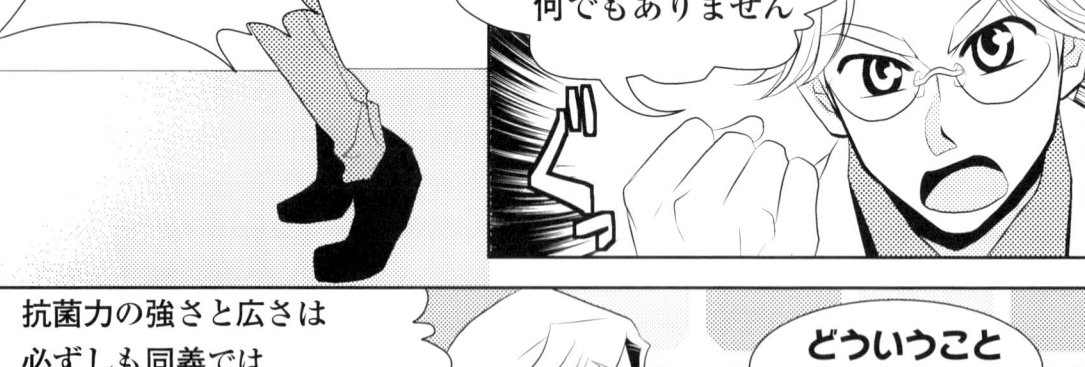

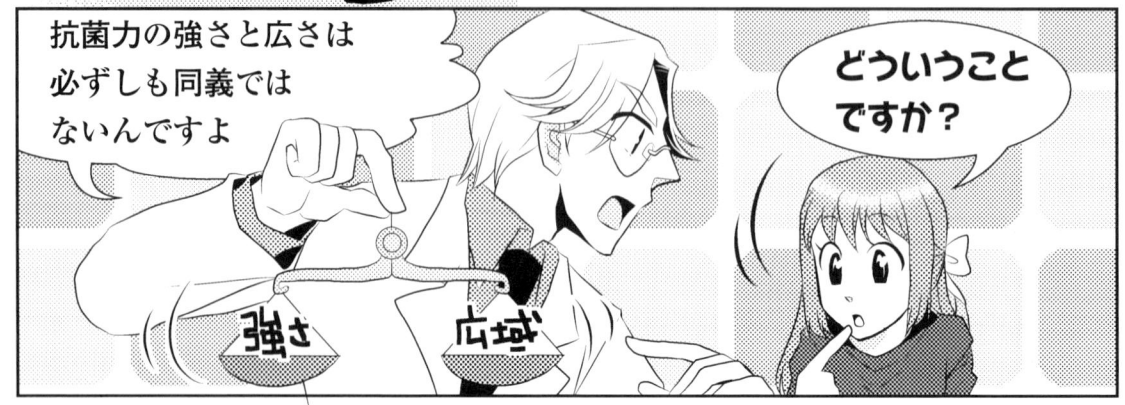

> 強いとは何か，ということを
> 考える必要があります

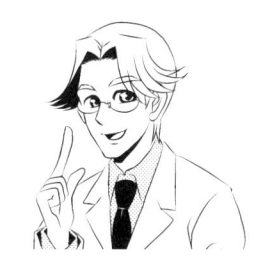

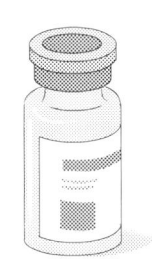

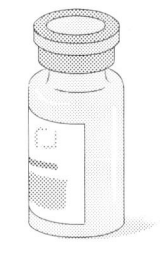

バンコマイシン　　　　　　　カルバペネム

　例えば，バンコマイシンという抗菌薬があります．
　よく，ドクターがバンコ，バンコって呼んでいるあれですね．
　アメリカのドクターなどもバンコマイシンは『強い薬』と勘違いしているところが多くて，結構乱用しがちですが，実はバンコマイシンは強い薬でも何でもないのです．
　バンコマイシンはMRSAもカバーする広い抗菌薬ですが，どうも『広い』と『強い』が混同されてしまう傾向があります．
　例えばMSSA（メチシリン感受性のある黄色ブドウ球菌）が相手なら，だんぜんセファゾリンのほうが強く，バンコマイシンで治せない感染症もセファゾリンなら治せることが多いです．

　カルバペネムを乱用すると問題になるのは耐性菌です．
　アメリカでも日本でもカルバペネムの耐性菌がとても増えています．
　確かにカルバペネムは非常に広域抗菌薬なのでいざというときに役に立ちます．
　しかし，だからこそ「いざ」というときに使うために，どうでもいいときに乱用してはいけないんです．
　大学病院などは，カルバペネムをビタミン剤のように乱用していて，カルバペネム耐性菌だらけになっています．
　そうなると，いざというとき患者さんに使おうと思っても，効かなくなってしまいます．

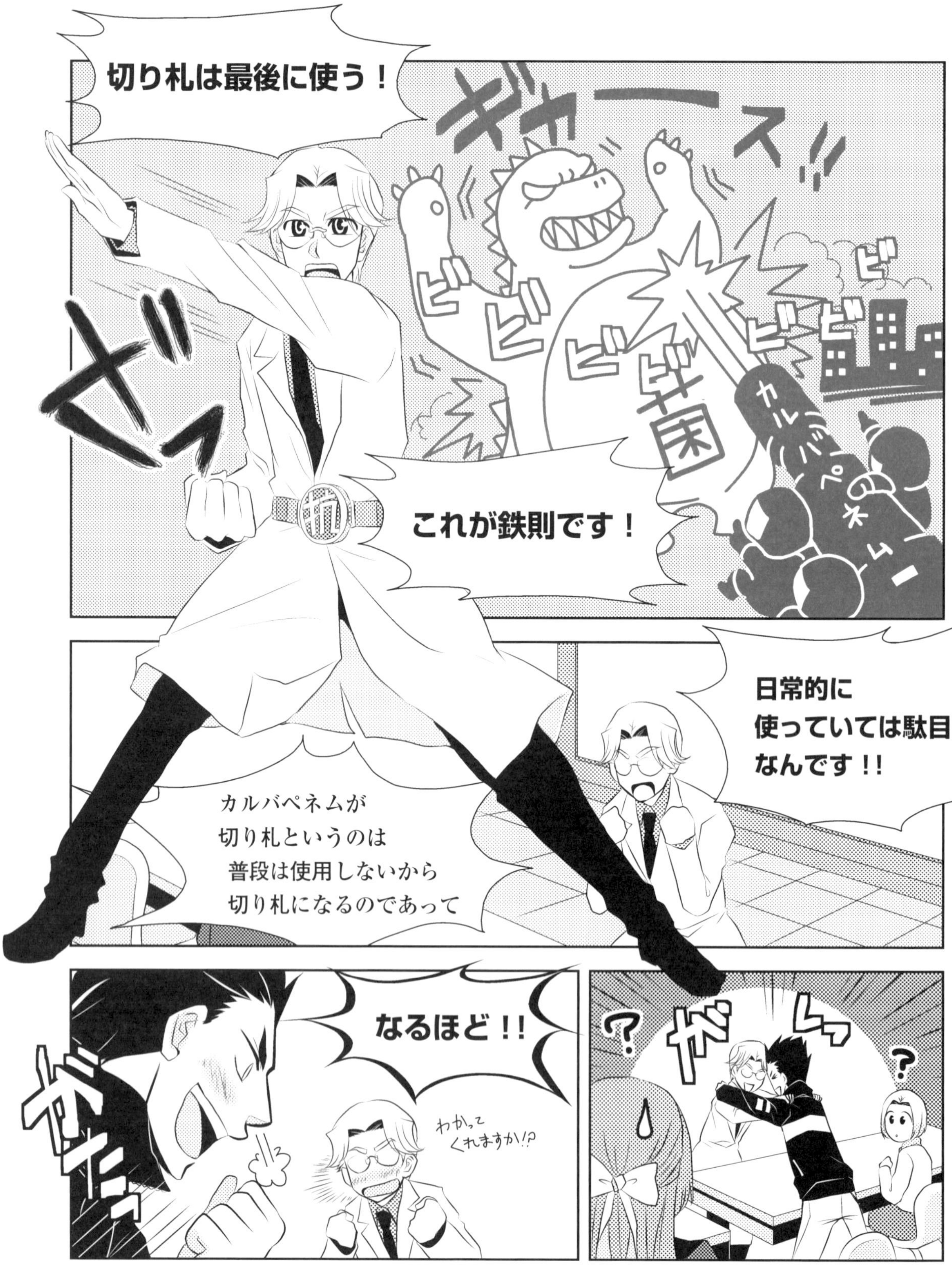

切り札は最後に使う！
ギャース!!
細菌
カルバペネム
ザッ
これが鉄則です！
日常的に
使っていては駄目
なんです!!
カルバペネムが
切り札というのは
普段は使用しないから
切り札になるのであって
なるほど!!
ガバッ
わかって
くれますか!?
?
?

✗ ペニシリン　　　✗ セフェム

✗ カルバペネム
（メロペネム含む）

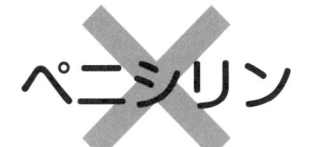

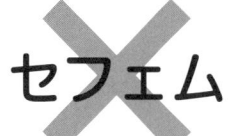

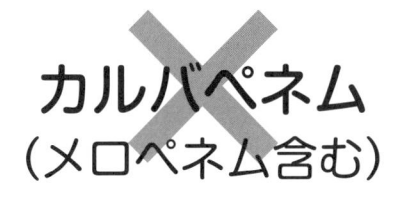

　無批判にメロペネムを使ってしまう問題点は，「メロペネムでも効かない菌もいる」という当たり前の事実に気がつかなくなってしまうところにあります．
　例えば肺炎だとレジオネラ，このケースだと MRSA ですね．
　MRSA とは methicillin resistant *Staphylococcus aureus* の略で，メチシリン耐性黄色ブドウ球菌のことです．MRSA にはメロペネムも全く効きません．
　そればかりかβラクタム剤は全然効かないんです．

2 カテ感染のアプローチ

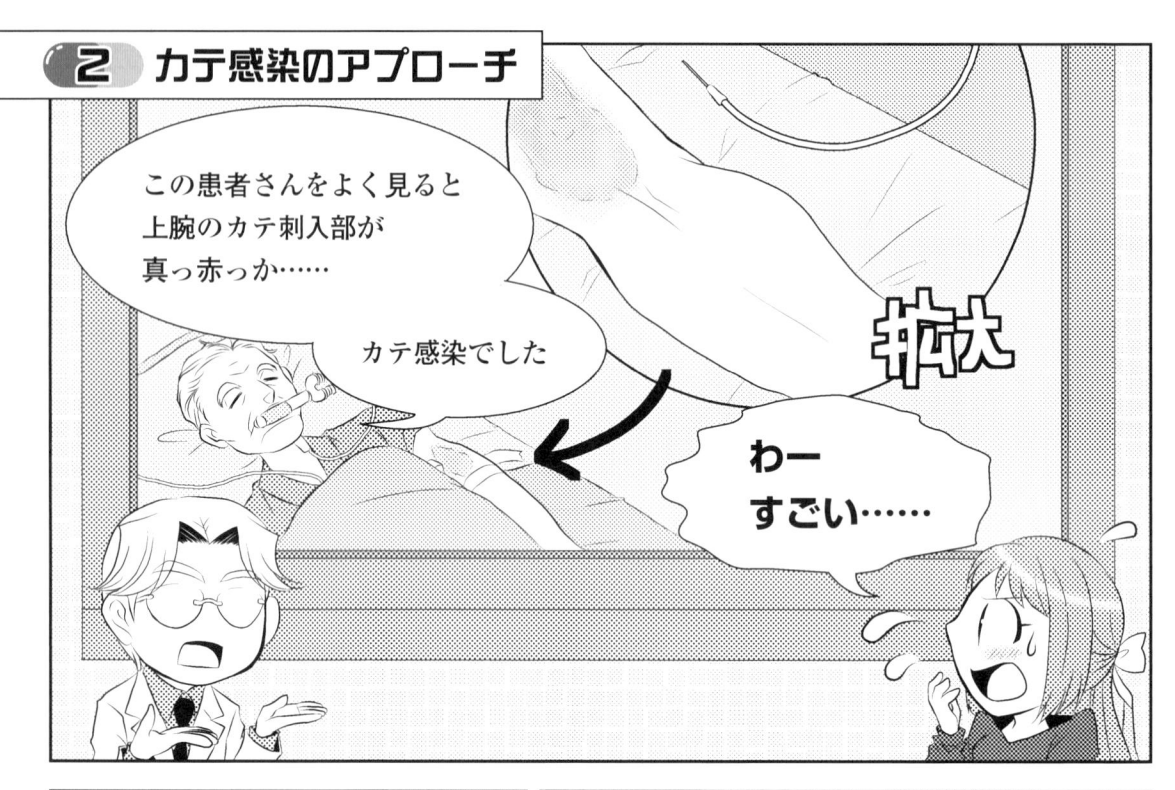

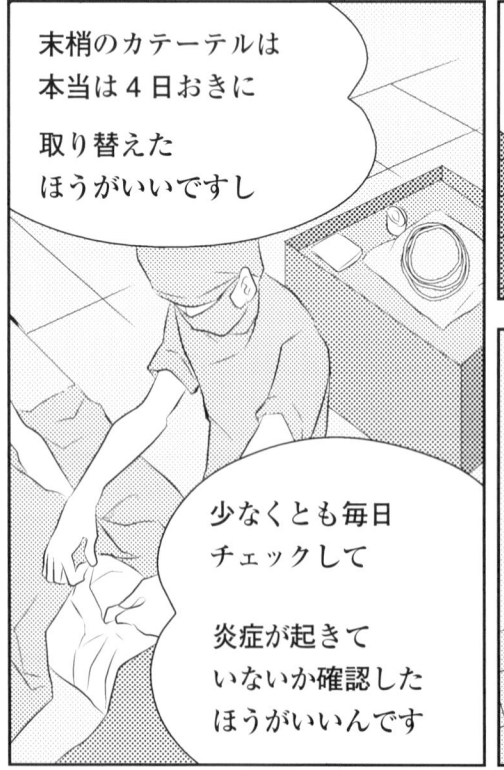

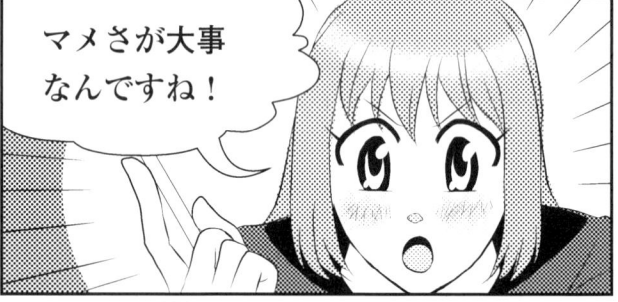

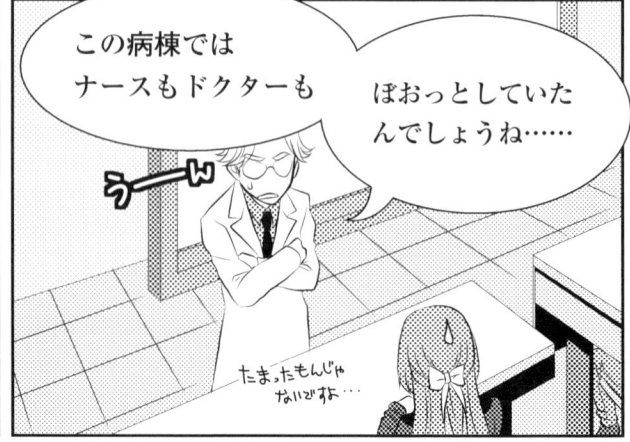

この患者さんをよく見ると上腕のカテ刺入部が真っ赤っか……

カテ感染でした

拡大

わーすごい……

マメさが大事なんですね！

末梢のカテーテルは本当は4日おきに取り替えたほうがいいですし

少なくとも毎日チェックして

炎症が起きていないか確認したほうがいいんです

この病棟ではナースもドクターも

ぽおっとしていたんでしょうね……

たまったもんじゃないですよ…

128

毎日体にくっついているものはこまめに点検しましょう

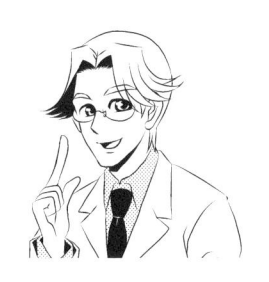

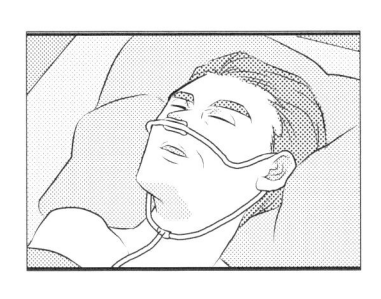

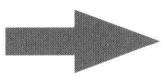

→ 本当に必要？

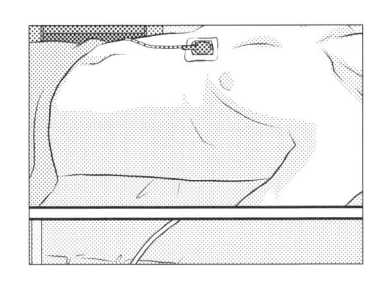

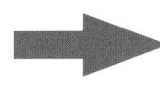

→ 本当に本当に必要？

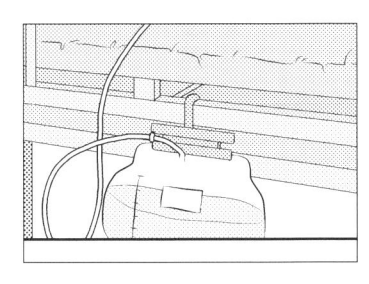

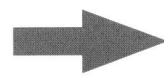

→ 本当に本当に本当に必要？

　患者さんの体にあれこれくっつける，いわゆるスパゲティ状態を容認してはいけないのです．

　カテーテル感染も，必要のない点滴を無造作に続けていると起きやすいのです．

　つまり，予防が大事ということ．入っていないカテーテルは感染を起こさない，ということですね．

3　カテ感染の原因菌

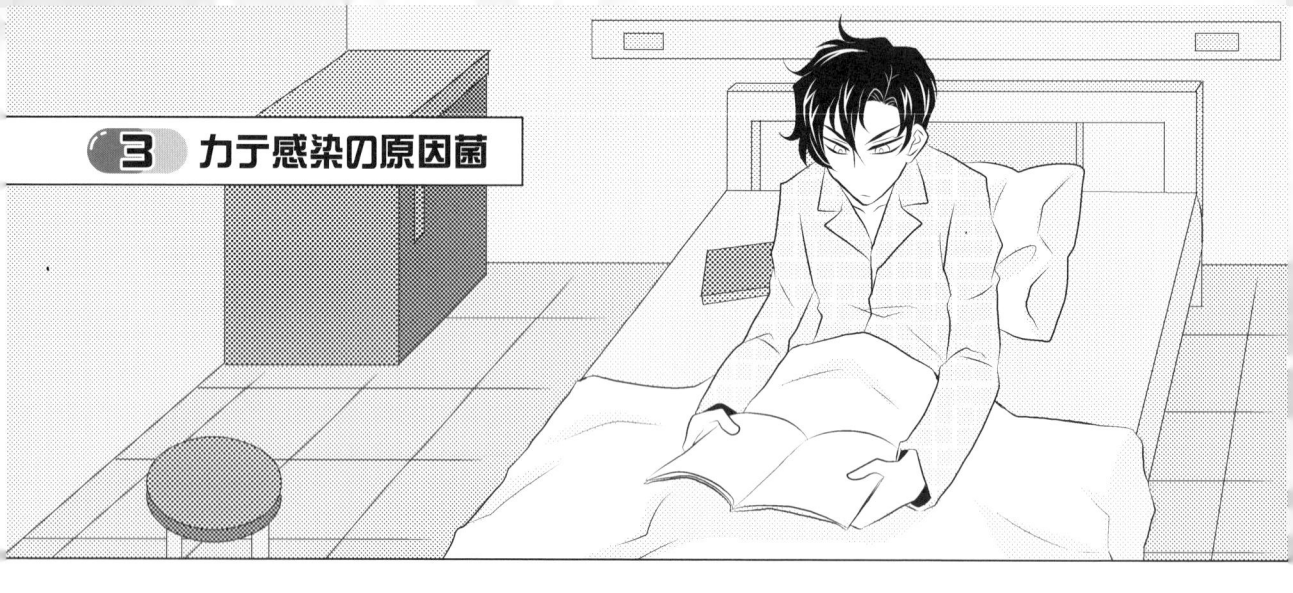

　カテ感染の原因菌は大きく分けると3つです．

　みっつですね！

　よくある順番に，グラム陽性菌，グラム陰性菌，真菌と分けます．

　ふむふむ．

　真菌（カンジダ）のカテ感染では，眼内炎が起きやすいので眼底を眼科医にみてもらいます．

　なるほど．

　グラム染色は大事で，グラム陽性菌か陰性菌かで，おおざっぱに選ぶ抗菌薬が決まってくるんです．

　そうなんですか？

　カテ感染の場合，グラム陽性菌が原因になることが多いので，まずはこれを狙います．

　狙い撃ちね！

　それでも効かないときはグラム陰性菌や真菌をカバーします．
重症患者では別ですけど．

ふむふむ…….

グラム陽性菌に使う抗菌薬で有名なのは，セファゾリンとかクリンダマイシンなんかが有名です．でも，病院に入院している患者さんではMRSAが多いので，まずはバンコマイシンを使います．で，血液培養の結果が返ってきたら，感受性を見てde-escalationが可能か検討するのです．

わかった！ MRSAを原因に考えているカテ感染なのに，いきなりメロペネムを使ったから失敗したのですね．

そうです！ まずこのケースの失敗は，発熱したときにきちんと患者さんを診察しなかったことです．

とりあえず培養取って抗菌薬っていうのが，よくなかったんですね！

そうです．だいぶ理解してきたようですね．

いやぁ，それほどでも．

アンタは何も発言してないでしょう！

まあ，そうはいっても培養だけはきちんと取っていたのでこのケースはまだましです．

え？ これでもまだマシなんですか？

医師によっては培養すら取らずにメロペネムを使ってしまうことも多いんです．こうなってしまうと，患者は治らないし原因は分からないし，ぐちゃぐちゃになってしまいます．

それはヤバイなあ．

病院内での発熱では，ちゃんと診察して，適切な培養や検査をするのが大事です．

治療はそれからですね！

そうですね！

4 入院患者の診断は難しい？

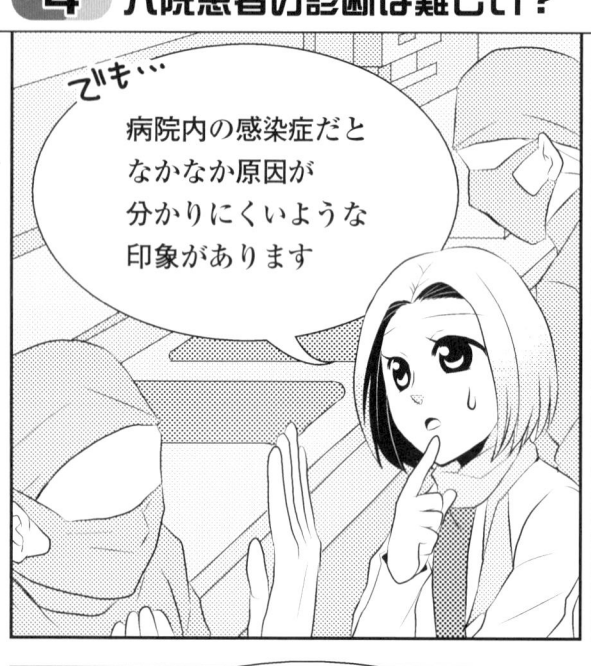

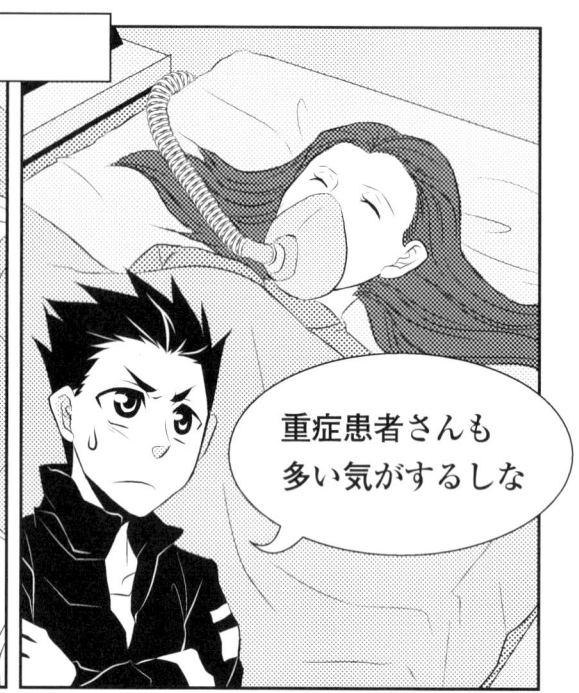

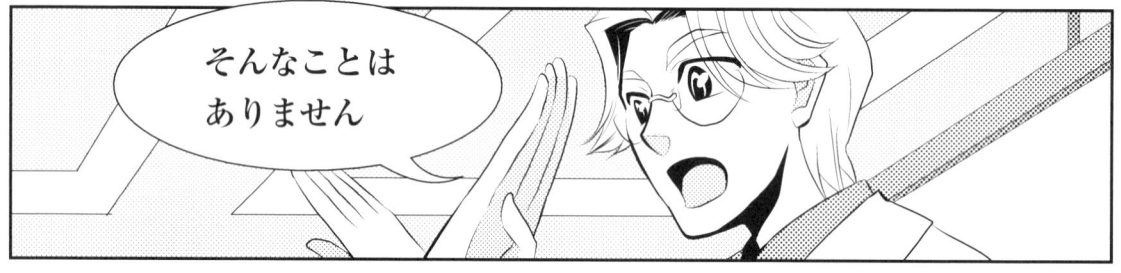

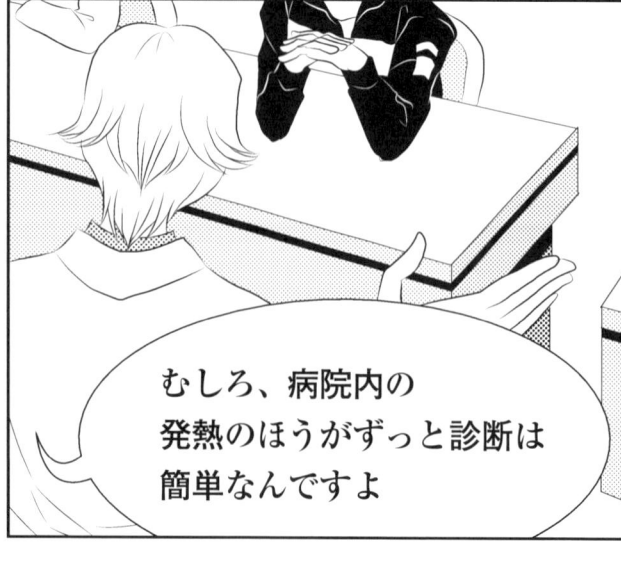

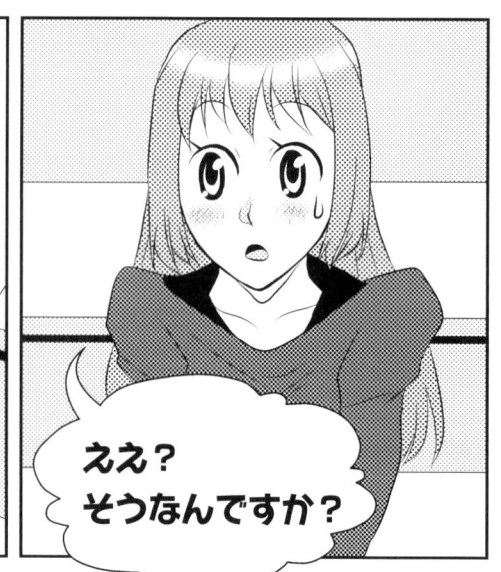

でも…
病院内の感染症だとなかなか原因が分かりにくいような印象があります

重症患者さんも多い気がするしな

そんなことはありません

むしろ、病院内の発熱のほうがずっと診断は簡単なんですよ

ええ？
そうなんですか？

> 入院したときの発熱は，病院が原因になっていることがほとんどです
> そして，その原因は数えるほどしかありません

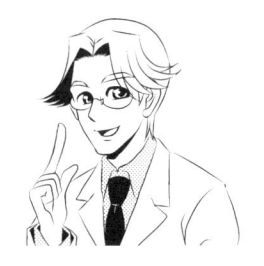

　感染症なら尿路感染，肺炎，ライン感染，褥瘡感染，偽膜性腸炎，これに経鼻チューブを介した副鼻腔炎や前立腺炎……
　大体このような種類になります．
　感染症以外だったら偽痛風や深部静脈血栓，それに薬剤熱などが原因としては圧倒的に多いです．
　これらを指さし点検しながら診察し，血液培養，尿培養，尿検査，血液検査，胸部Ｘ線撮影を行います．
　これだけの検査で大体ワークアップはOKなことが多いです．意外に簡単ですね．
　まれに薬剤性膵炎や無石性胆管炎などの難しい病気もありますが，これは例外的．
　入院患者さんがいきなり脈絡もなくエイズになったりマラリアになったり腸チフスになったり，あるいは成人スティル病になったりリンパ腫になったりは，普通はしません．普通に考えるのが大事なのです．

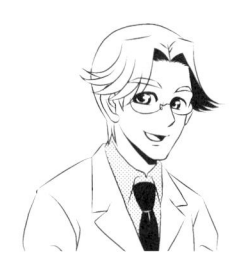

> 外来患者さんの熱発の方がずっと難しいので，注意が必要ですよ！

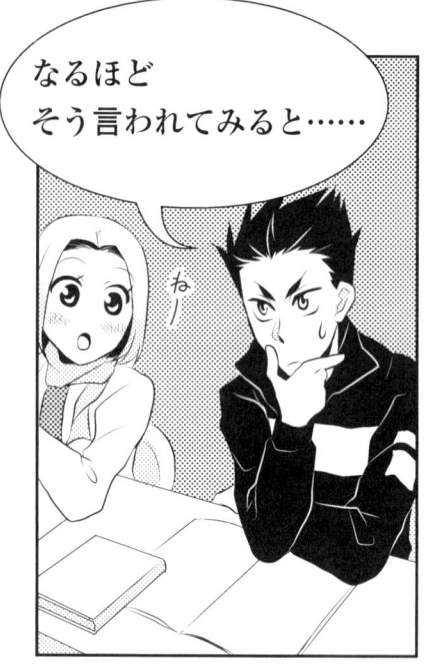

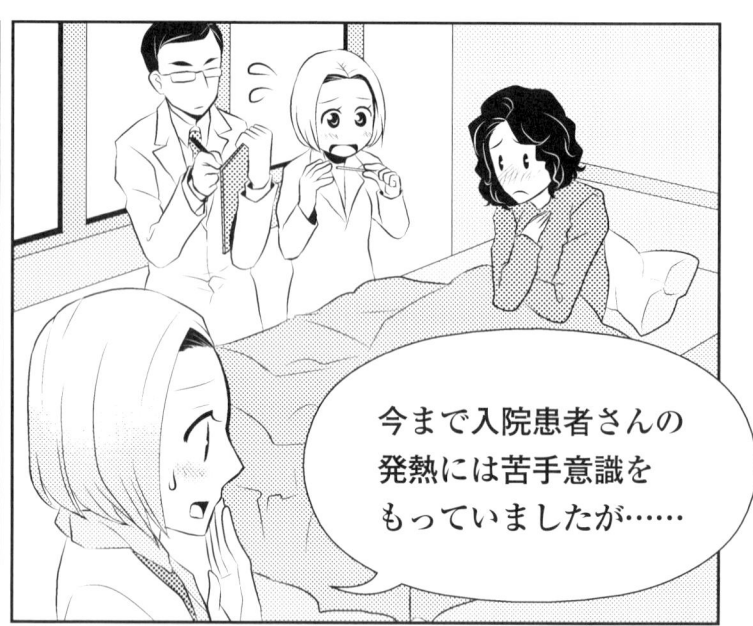

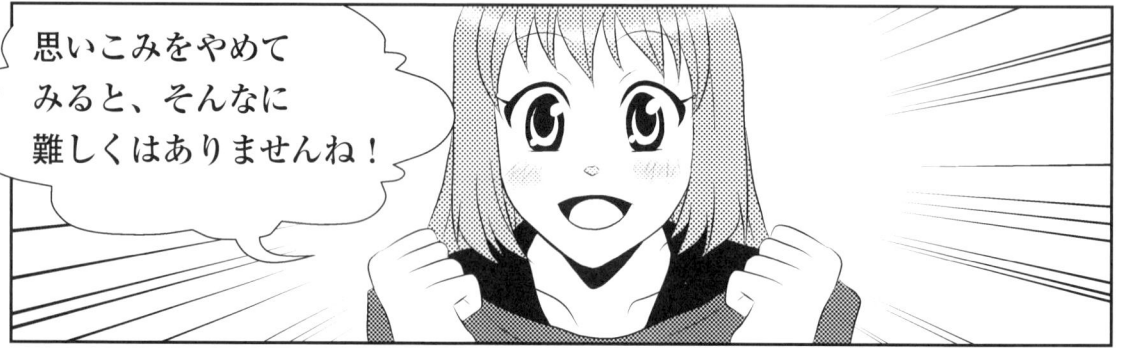

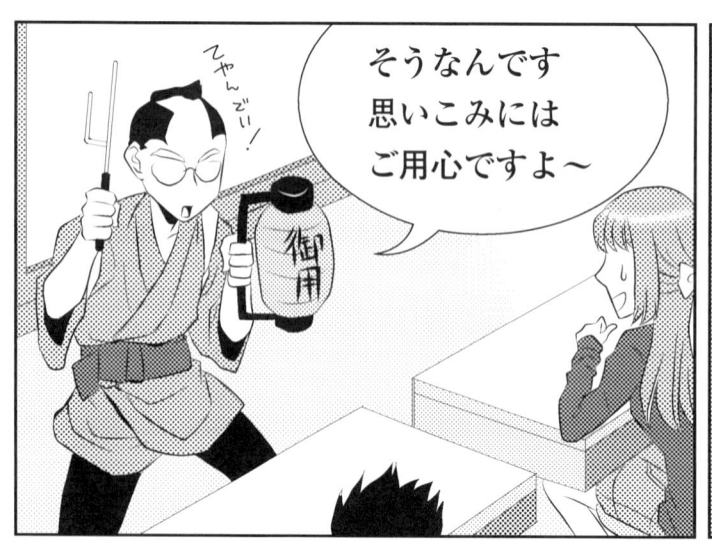

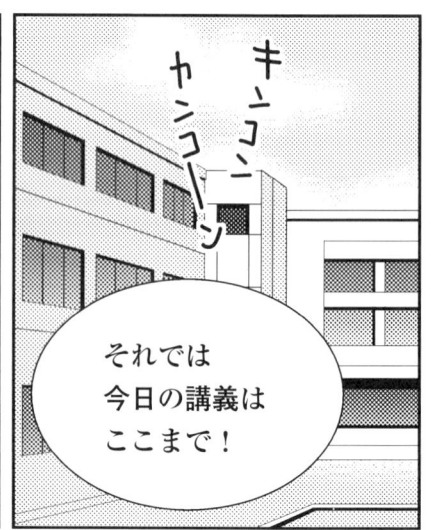

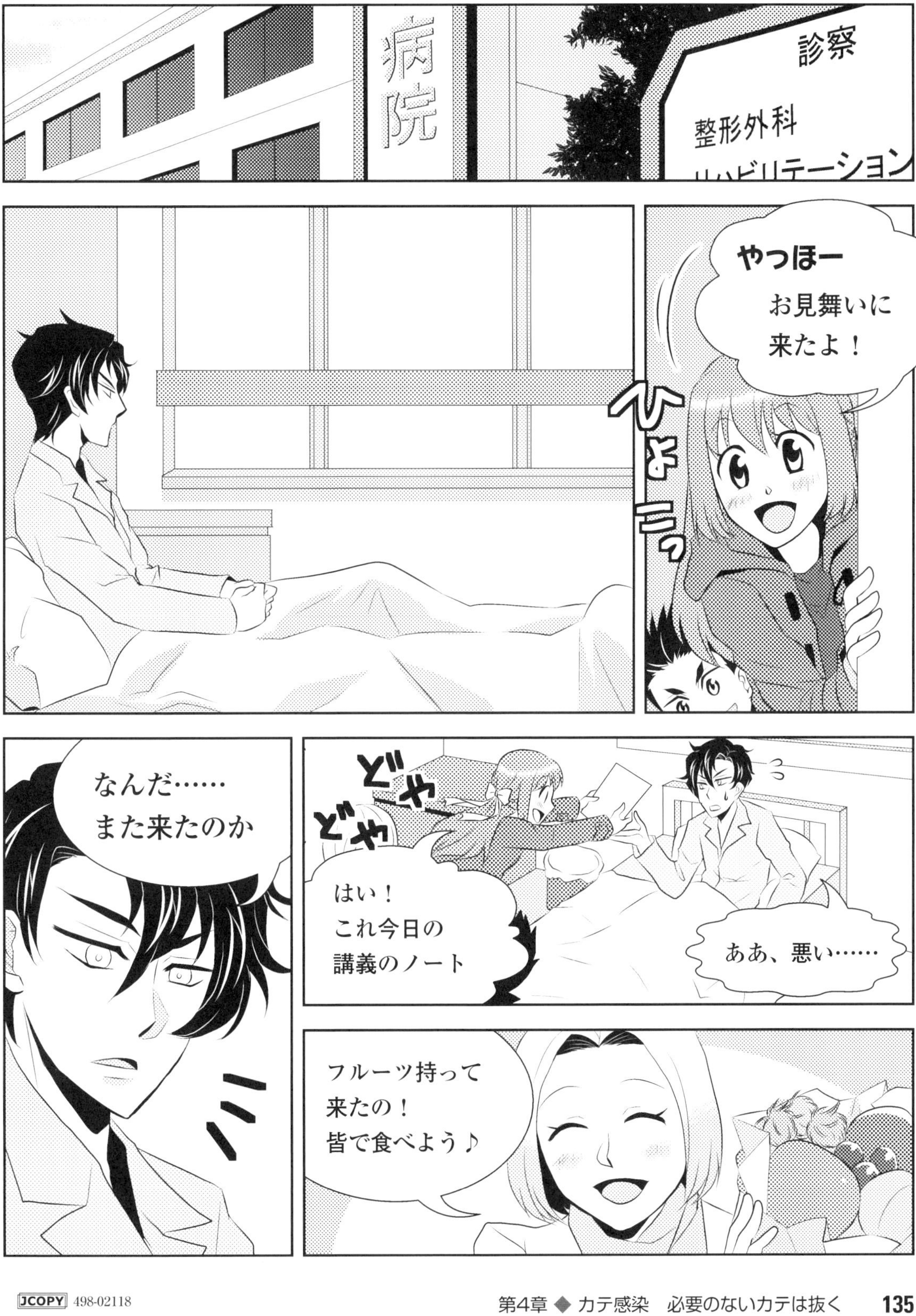
診察
整形外科
リハビリテーション
病院
やっほー
お見舞いに
来たよ！
ひょこっ
なんだ……
また来たのか
どやーどや
はい！
これ今日の
講義のノート
ああ、悪い……
フルーツ持って
来たの！
皆で食べよう♪

しかし殺風景な病室だな

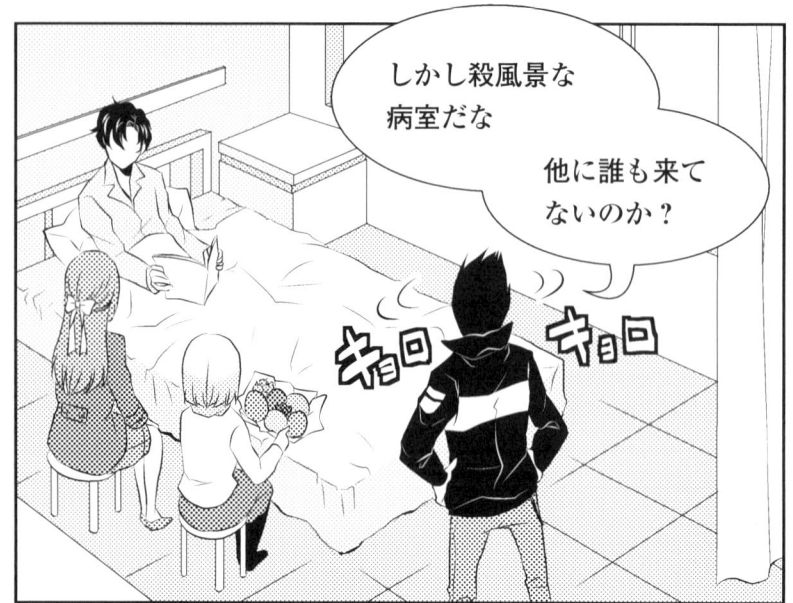

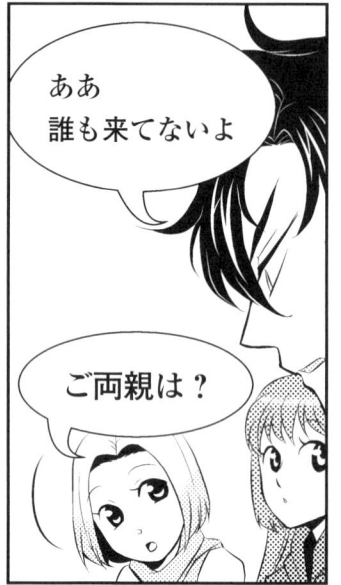

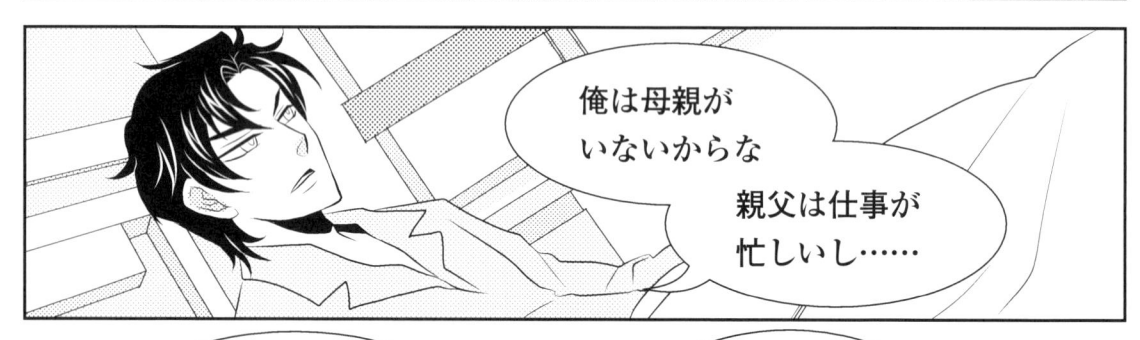

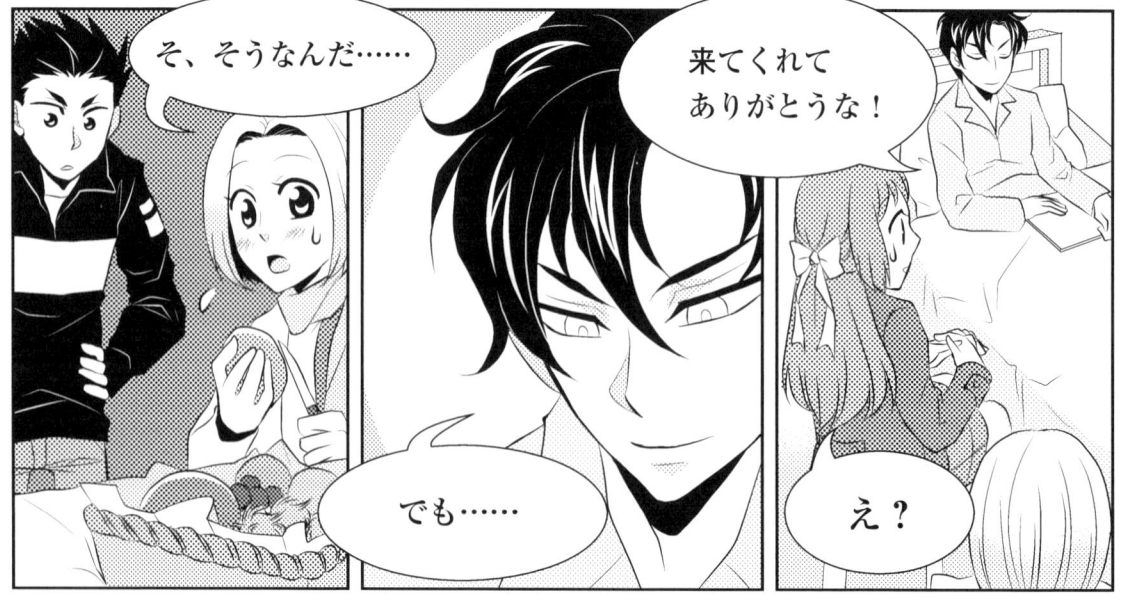

他に誰も来てないのか？

ああ 誰も来てないよ

ご両親は？

俺は母親がいないからな

親父は仕事が忙しいし……

そ、そうなんだ……

来てくれてありがとうな！

でも……

え？

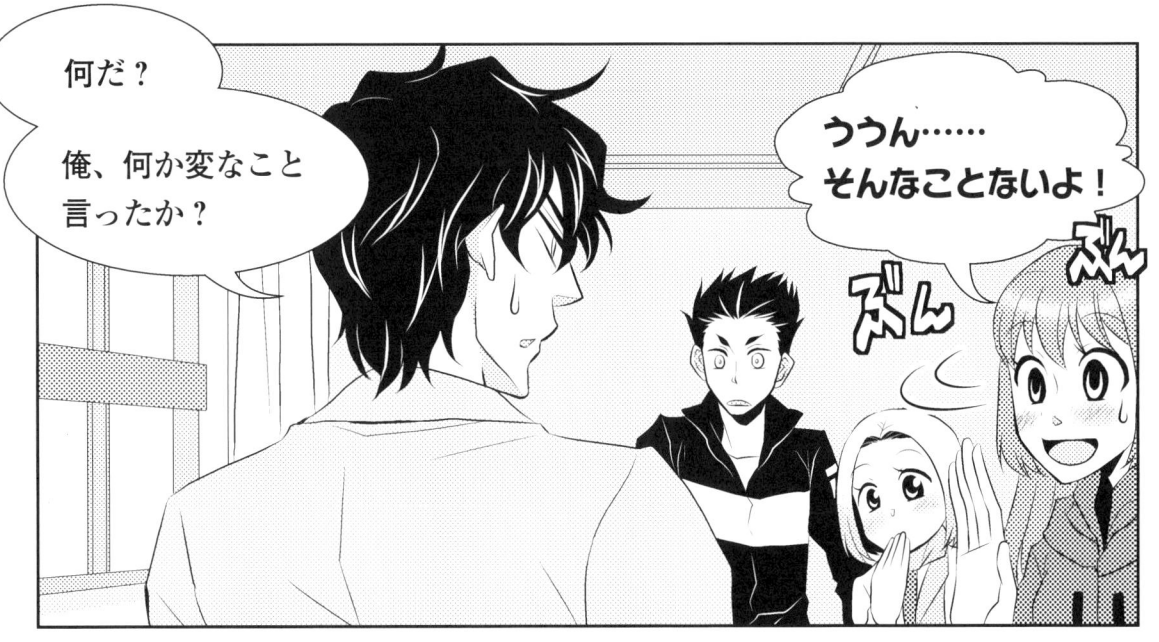

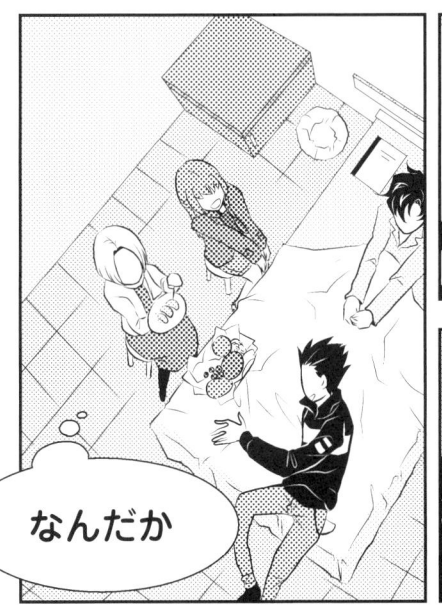

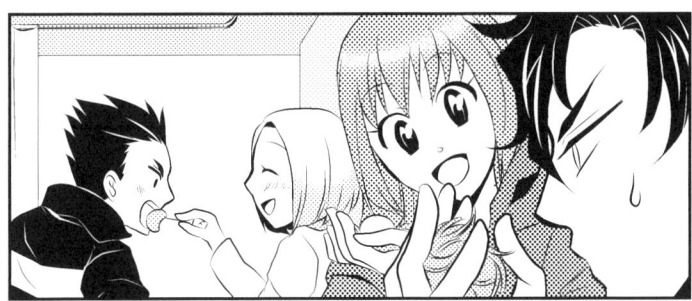

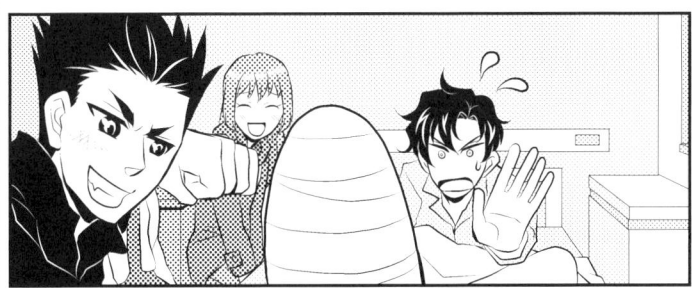

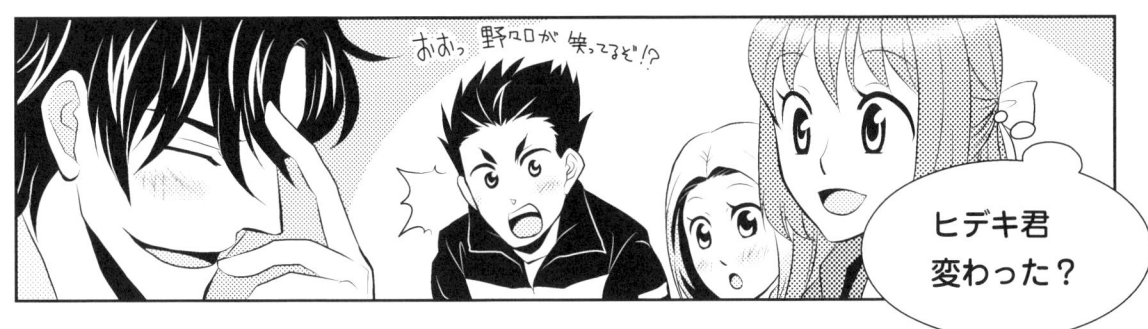

第4章 ◆ カテ感染 必要のないカテは抜く

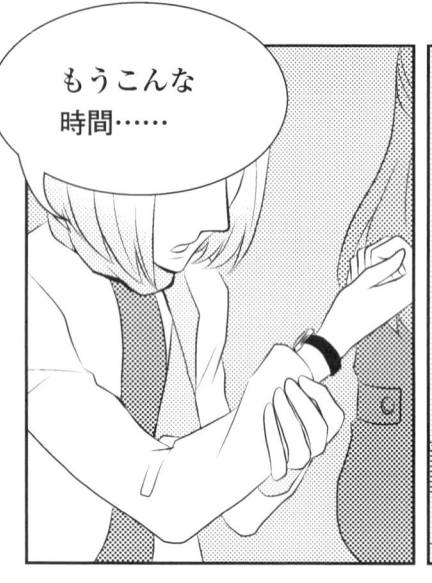

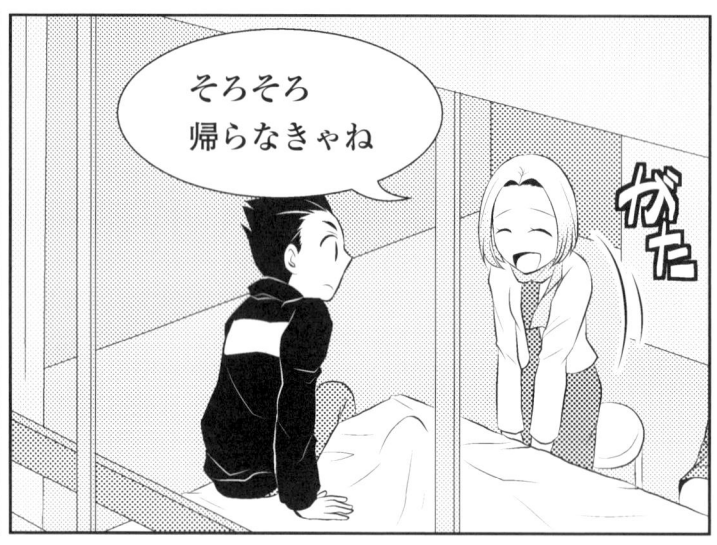

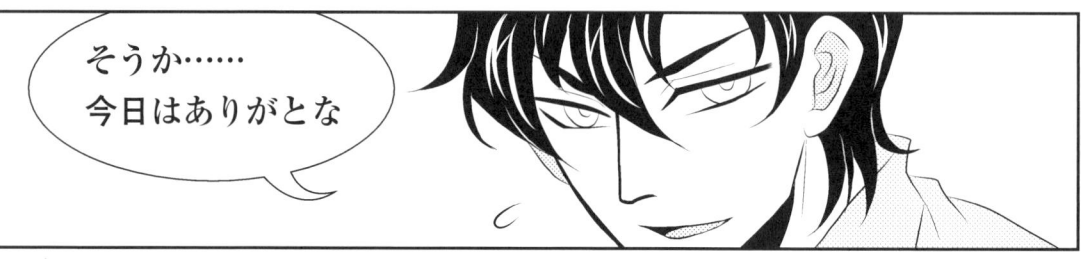

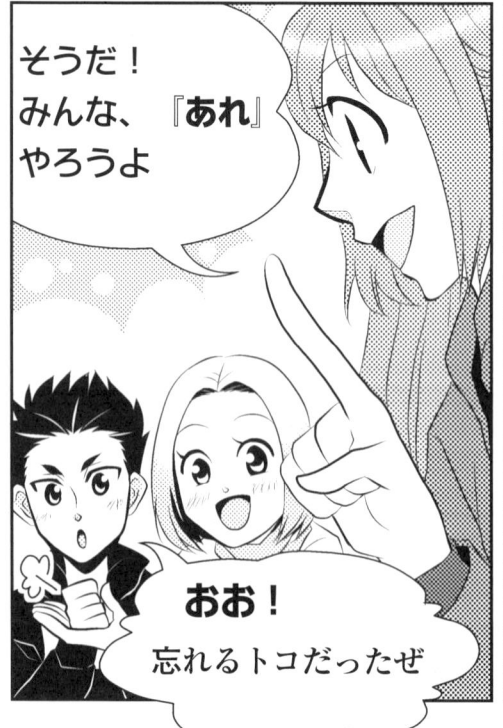

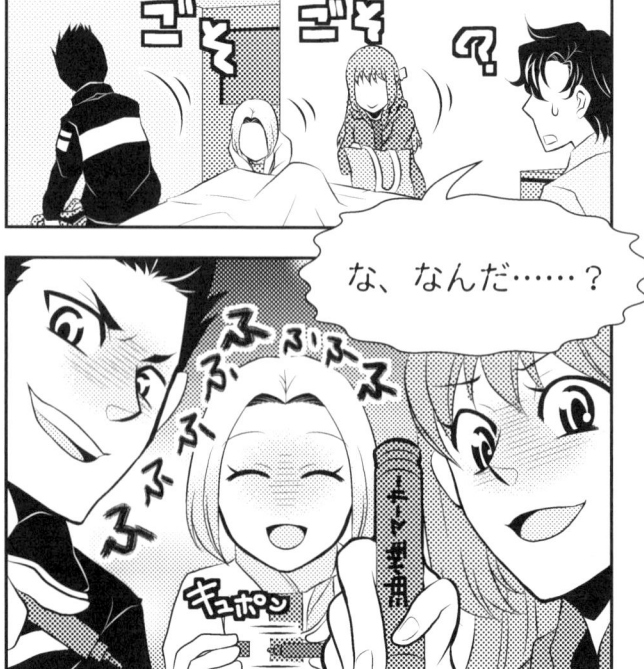

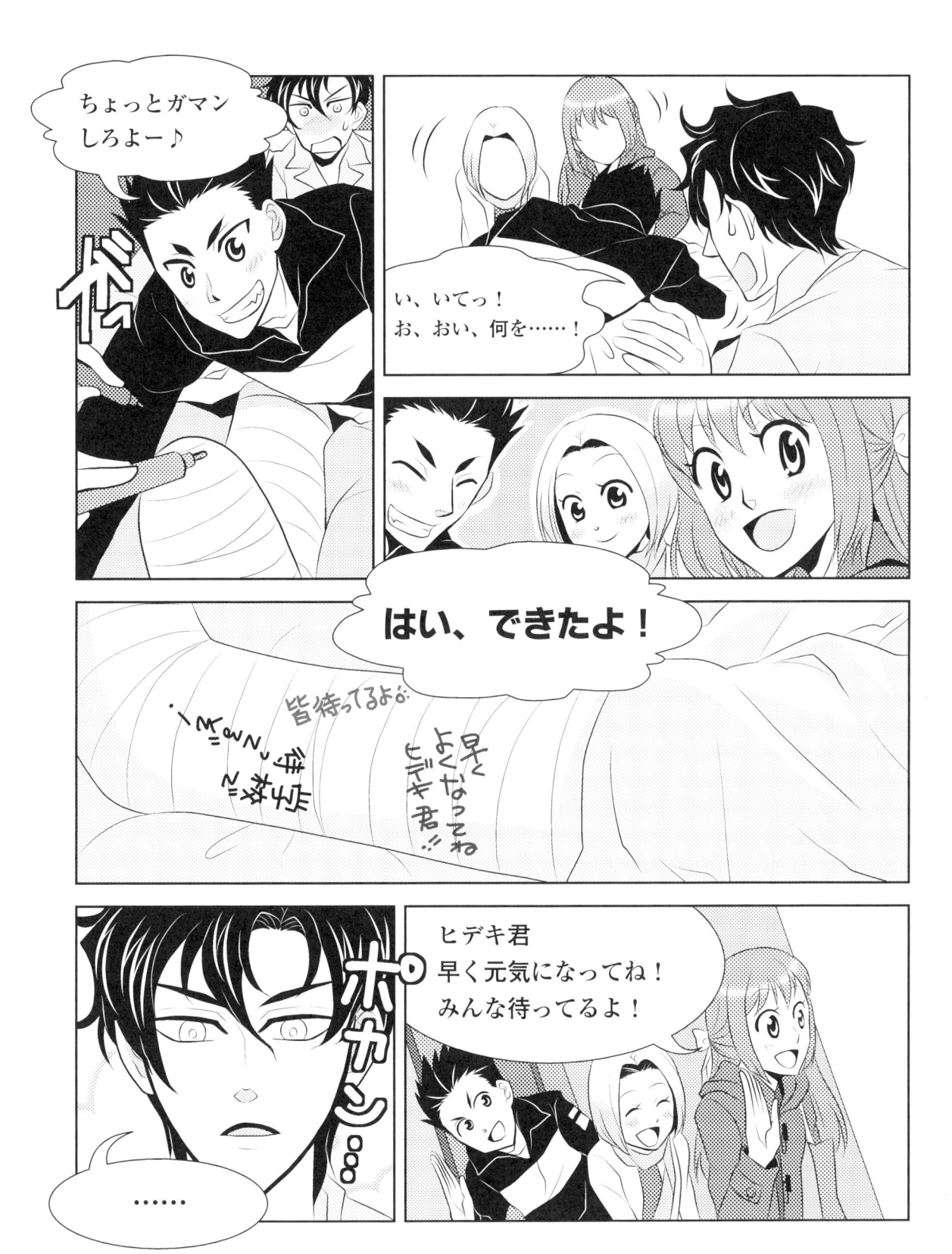

第4章 ◆ カテ感染　必要のないカテは抜く

4 フォローアップ

カテーテル感染を確実に起こさない方法があります．

それはカテーテルを入れないこと．なーんだ．当たり前．
　でも，必要のないカテーテルが挿入されていることは病棟では珍しくありません．尿路感染のところで述べた『指さし点検』ができていないからなのでしょうね．だから，アミノ酸製剤の点滴でカロリー補給を受けている患者さんがおやつにドーナツを食べていたりする悲劇が生じるのです．
　あと，カテ感染を減らすのに有効なのがMBPです．これはmaximal barrier precautionの略です．具体的には，中心静脈ラインを挿入するときに，清潔手袋，ガウン，帽子，マスクを着けて，患者全体を多くドレープを用いて，かなりものものしくカテーテルを挿入する方法を言います．
　昔，僕が研修医だったころは中心静脈ラインの挿入はかなり適当にやっていました．ハンカチに毛が生えた程度の大きさのドレープで，ガウンも着ず，マスクもせずに，ばしばしラインを入れていたのです．これでは感染が増えるのも無理ありません．
　また，挿入部位も大事と言われていて，中心静脈ラインを入れる方法は大きく分けると，頸静脈，鎖骨下，そして鼠径の3つです．このうち，鼠径から挿入するラインは感染症やその他の合併症を起こしやすいことが知られているので，どうしてもというとき以外は避けておいたほうがよいでしょう．やはり陰部や肛門が近いのが問題なのかもしれません．どうしてもやむを得ず，緊急対応とかでMBPもなく鼠径部にラインを挿入せざるを得ないときもあるでしょう．それはそれで仕方ないので，患者さんが安定した後に，おもむろにMBPで鎖骨下か頸静脈にラインを入れ替えるのがいいと思います．
　末梢のラインは4日ごと（96時間おき）にルーチンで交換し，挿入日をきちんと記載しておくのが大事です．挿入日の書いていない末梢ルートを散見しますが，これはよくありません．中心静脈ラインはとくにルーチンで交換する必要はありませんが，毎日診察して圧痛がないか，発赤，腫脹，膿が出ていないかなどを確認し，感染兆候があればすぐに抜去します．
　最近は，末梢から中心静脈まで伸びていく，ながーいカテーテルも開発されています．peripherally inserted central catheter，末梢から入れた中心静脈カテーテルというわけで，PICC（ピック）と称されています．感染症などの合併症も少なく，とても便利なのですが，日本ではあまり普及していません．保険収載額がわずかなので，これを病院に導入しづらいという問題もあるようです．とてもいいのに．

ところで僕はいま，手技は全て部下がやっているので，中心静脈ライン（CVカテ）を挿入できません．やれといわれても，やらないだろうな．そのときのことを，あるブログでこう書きました．ちょっとだけ改編しています．まあ読んでみてください．

　ある日ある時，患者が大腿静脈ラインを必要としていた．研修医数人が入れることができず，たまたまそこにいた私が「じゃあ，俺がやるか」とばかりに，でばっていったものである．ところが入らない．どころか，手がかつての記憶のように動かない．北京の診療所時代以来，中心静脈ラインを入れる機会が激減していた．私はギブアップして集中治療のフェローシップを終えたばかりだったY先生に助力を頼んだ．Y先生が「あっという間」にラインを入れたのをみて，私はもう二度とCVラインを入れることはあるまい，と決心した．職場が変わって，ひとりでCVを入れる必要が生じ，再トレーニングをした後か，大災害でも起きて文字通り『猫の手でも借りたい』状況でも生じない限り，私が何年もかけて学んだ，かつて何百本も入れ，CVライン挿入のスキルを用いることはないだろう．こんな腕では患者に迷惑をかけるだけである．

　正直に反芻して欲しい．ジェネラリストを語るとき，日本の医師の少なからぬ人たちは，『何でもできる医者』を意味してはいなかったであろうか．私には，そうであった．かつて沖縄県立中部病院の医師達があれやこれやのスキルを披露し，『何でもできる（かのように学生の私には見えた）』ことに感動し，ああなりたいと思ったものである．頭をあける以外は何でもやる，Dr. コトーにあこがれるのも，そういう側面があるからではないだろうか．
　しかし，何でもできる医師などは幻想である．まあ，仮にいろいろ手広くやっていたとしても，それは『なんでも中途半端にできる』こと以上を意味しない．Dr. コトーは世界に1人だけいる稀な例外であり，あとはドラマの世界である．
　手技のスキルは数が全てではないが，しかし数は価値である．心カテに代表されるスタディーの数々，それにも増して体験的に，われわれは『たくさんやっている人が上手い人』であることを知っている．『なんでもやる』医者は，その分一つ一つの手技の絶対体験数が下がっていく．挿し物であれ，エコーであれ．
　手技のように，プロトコルが相対的には単純化されている場合は，専門化したほうが質も効率もいいことはアダム・スミスの時代から分かっていたことだ．もちろん，フォードの車を作るようには人間を扱うことは能わず，そこにジェネラリストたる医師のレゾン・デート

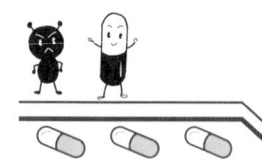

ルがある．しかし，『なんでもできる』の部分，技術の部分の質は，ジェネラリストである限りある高み以上に保つことは不可能である．高み以上に達したとき，人は彼をスペシャリストと呼ぶはずだ．

郷愁の『何でもできる医者』．彼らは死に絶えつつある．そのあこがれを胸にしまいつつ，『専門家には劣る』手技を後生大事に抱えて生き延びようともがくか，患者の利益こそが価値の全て，とエゴを捨てて（あるいはそういう言い訳でもって）手技を捨てるか．なぜか，前者のほうがずっとかっこよく見えるのだが，どうしたものだろう．死に絶えゆく者独特のやせ我慢の美学がもたらす一閃の美しさか，それとも．

まとめ&これは失敗のもと

- 熱にはメロペネムは失敗のもと.
- 広域抗菌薬は耐性菌を増やす．原因菌をねらい撃ちしよう.
- 病院内の発熱でも，診察と適切な培養は大事.
- カテ感染には要注意．必要のないカテは抜く.
- 病院内のカテ感染では，まずMRSAなどグラム陽性菌を考える．
 バンコマイシンを使い，あとでde-escalationが基本．その他にグラム陰性菌，真菌（カンジダ）を考える.
- 病院内の発熱の原因はそれほど多くはない．
 きちんと調べれば分かることが多いので，熱，炎症反応，抗菌薬という単純な反応にはご用心.

第5章　蜂窩織炎
軟部組織は解剖学が全て

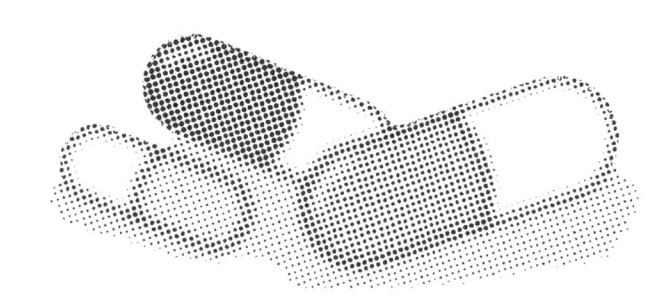

はい
これ先週分のノート

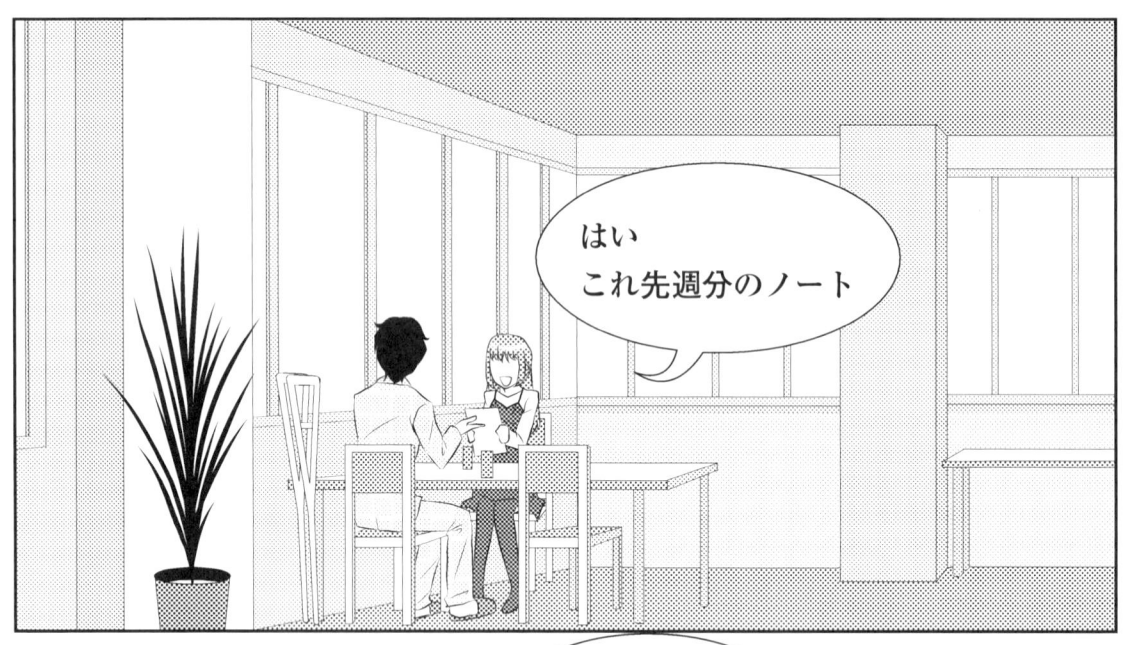

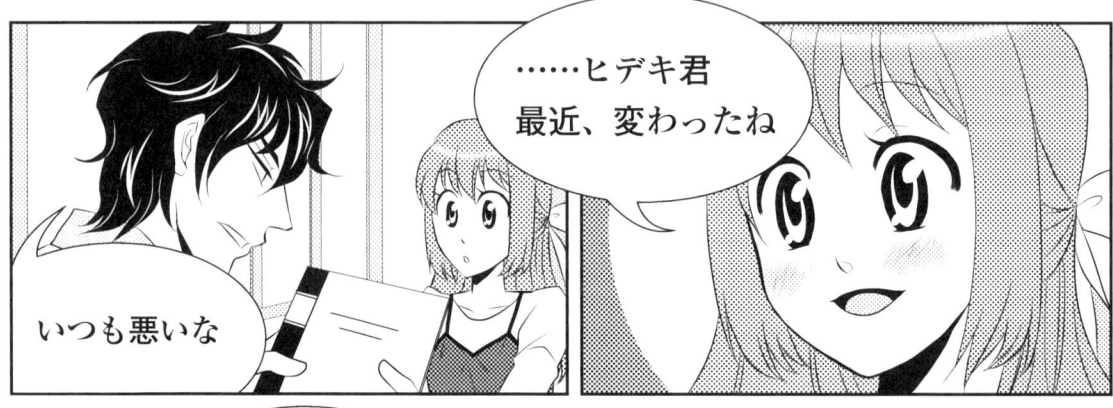

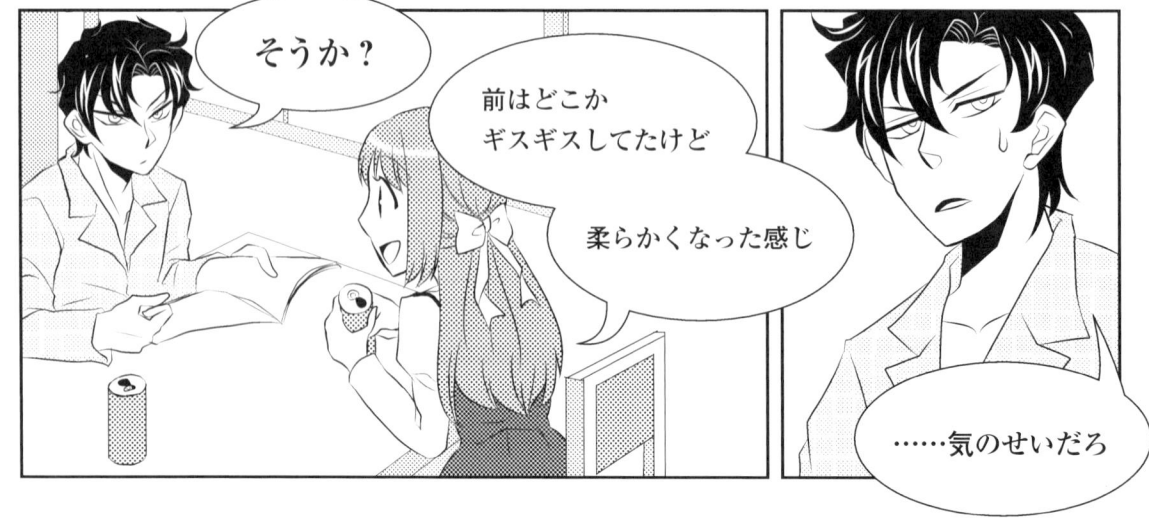

……ヒデキ君
最近、変わったね

いつも悪いな

そうか？

前はどこか
ギスギスしてたけど

柔らかくなった感じ

……気のせいだろ

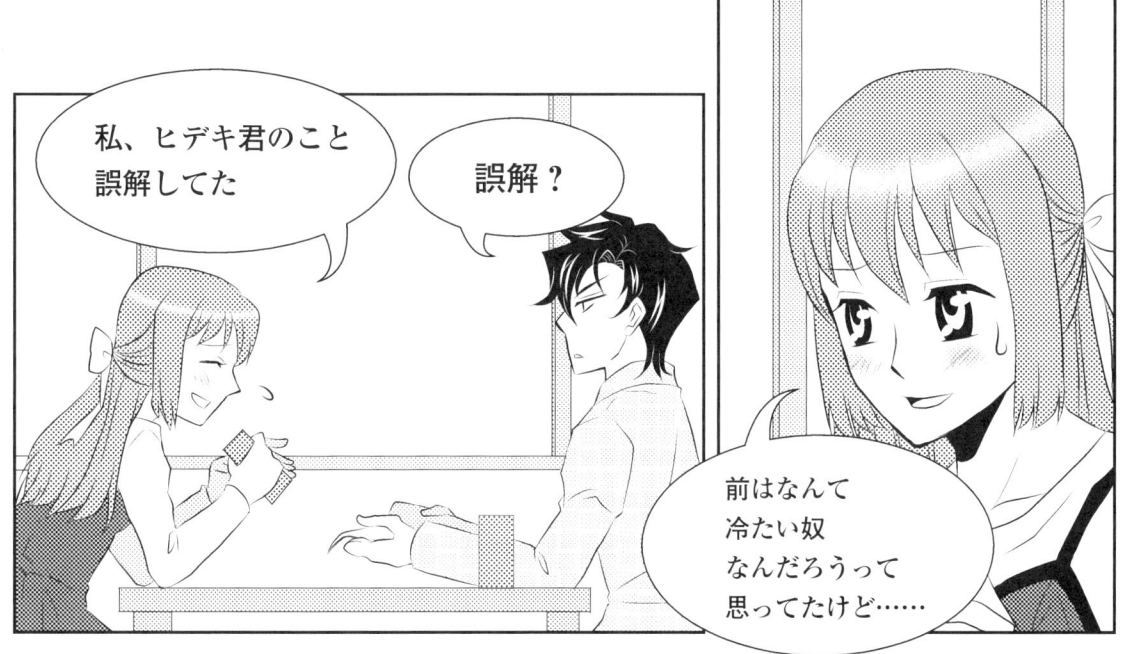

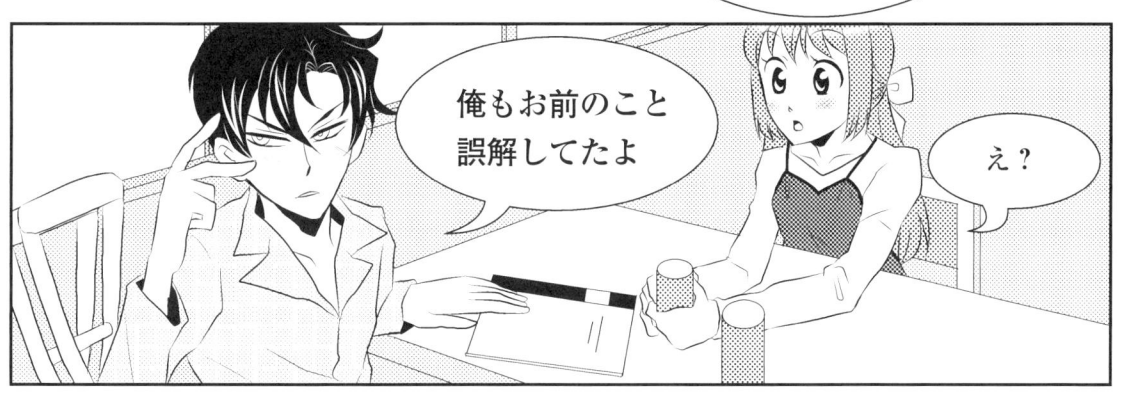

第5章 ◆ 蜂窩織炎 軟部組織は解剖学が全て

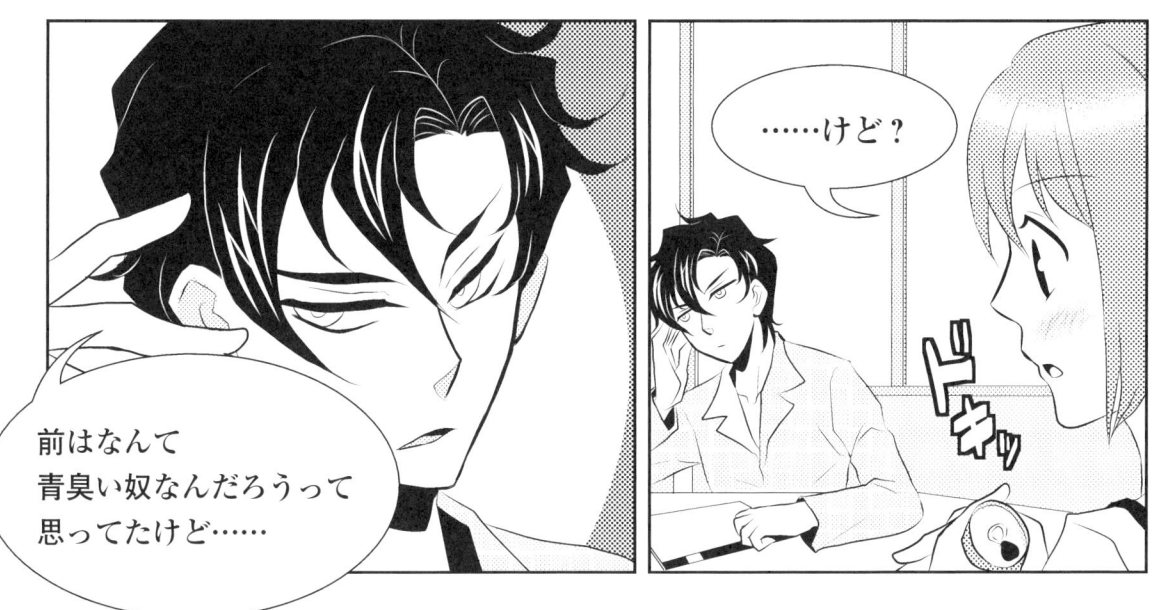

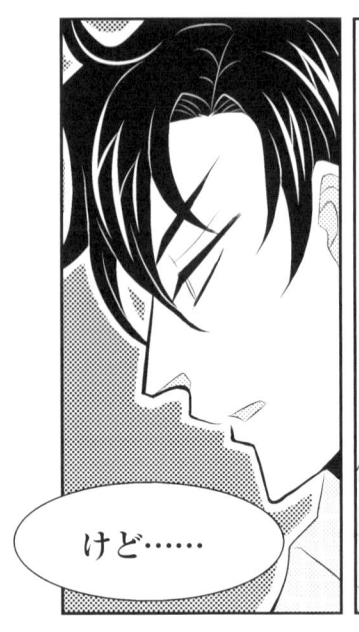

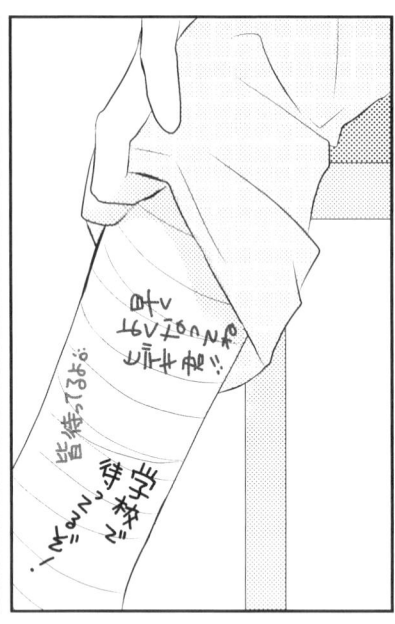

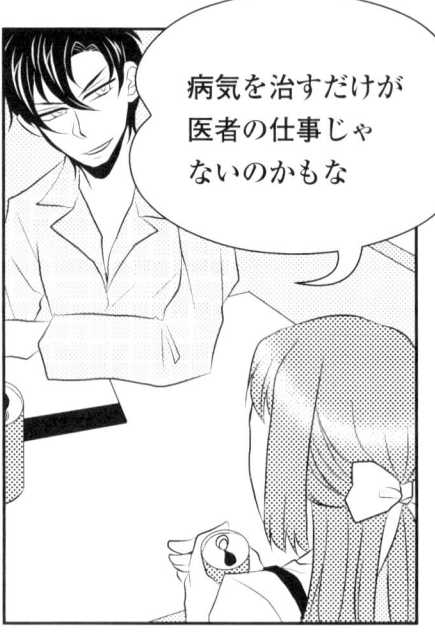

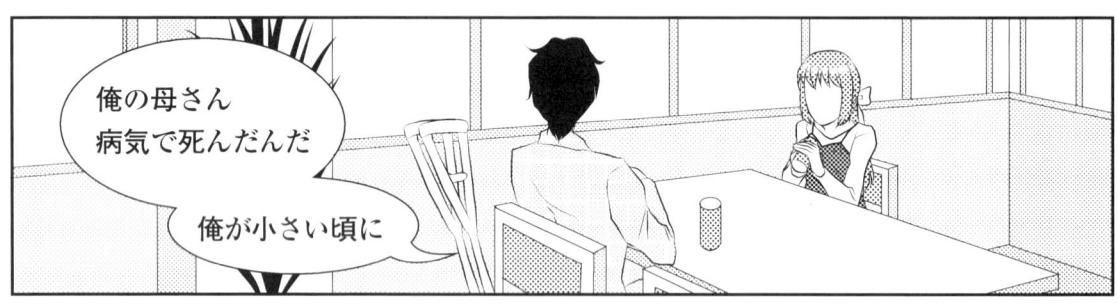

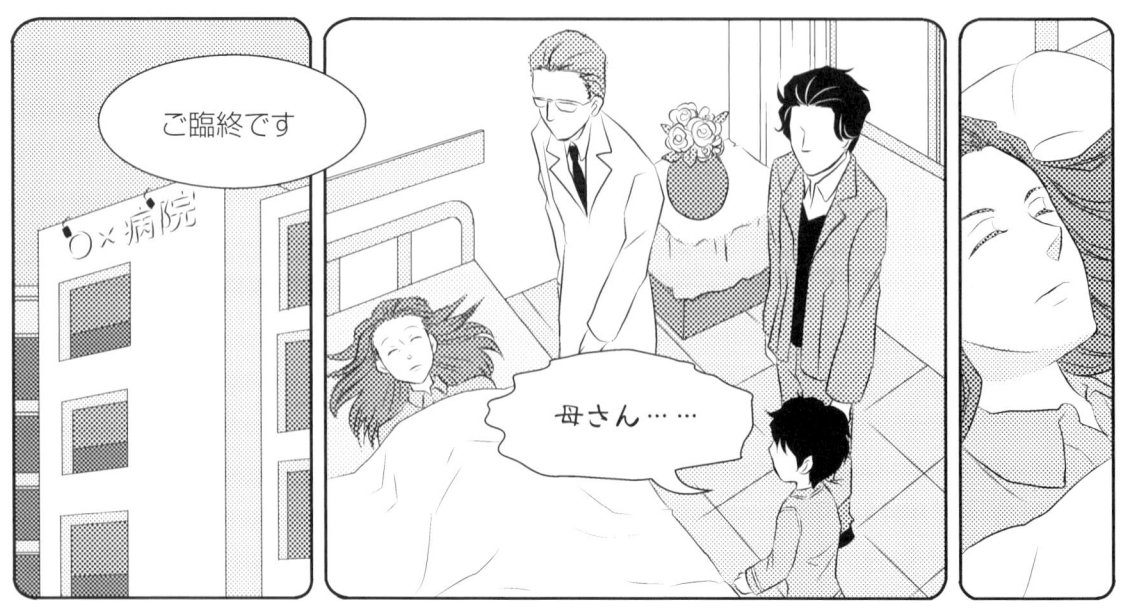

病気を治すだけが医者の仕事じゃないのかもな

けど……

俺の母さん病気で死んだんだ

俺が小さい頃に

ご臨終です

母さん……

第5章 ◆ 蜂窩織炎　軟部組織は解剖学が全て

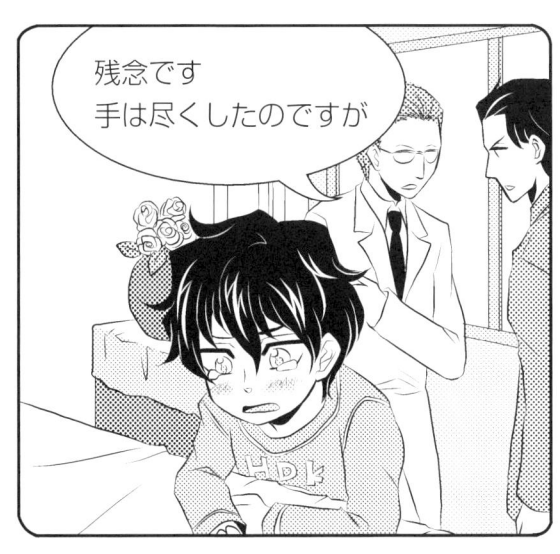

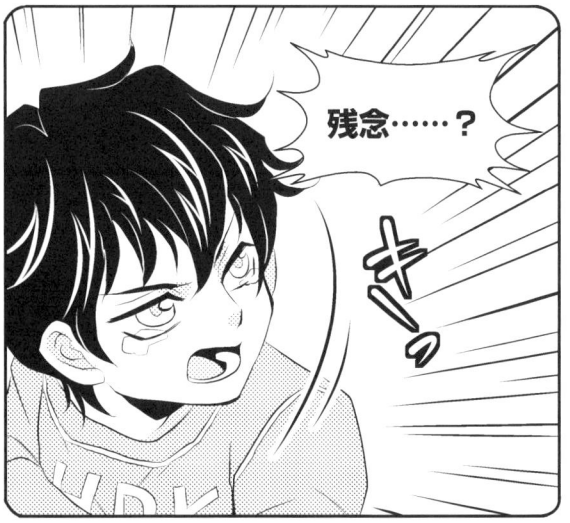

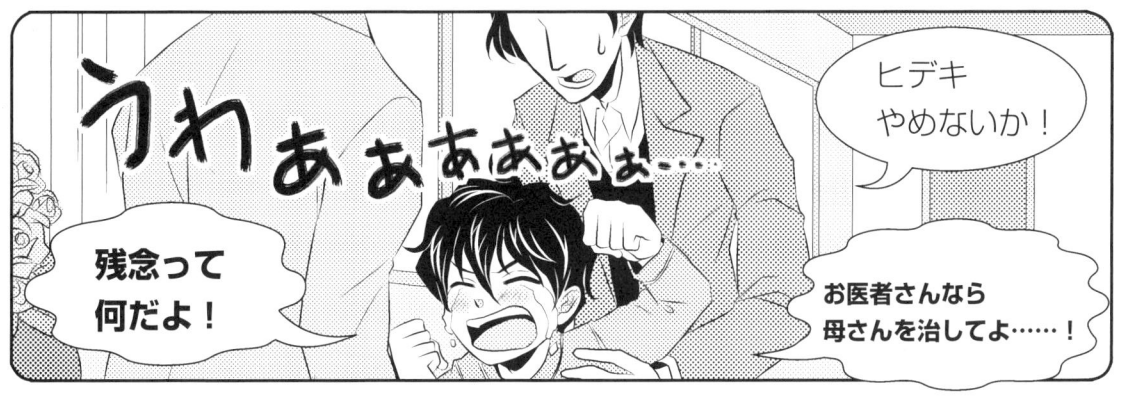

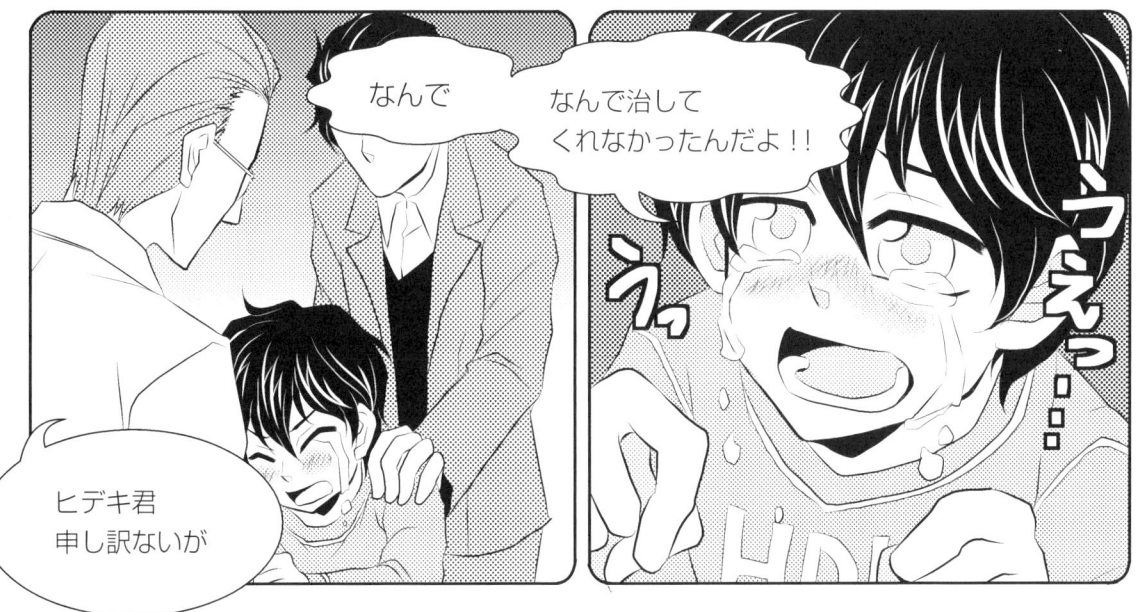

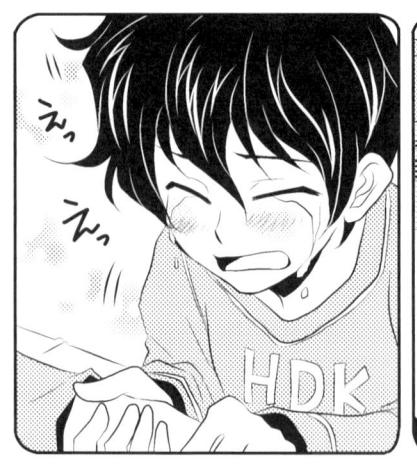

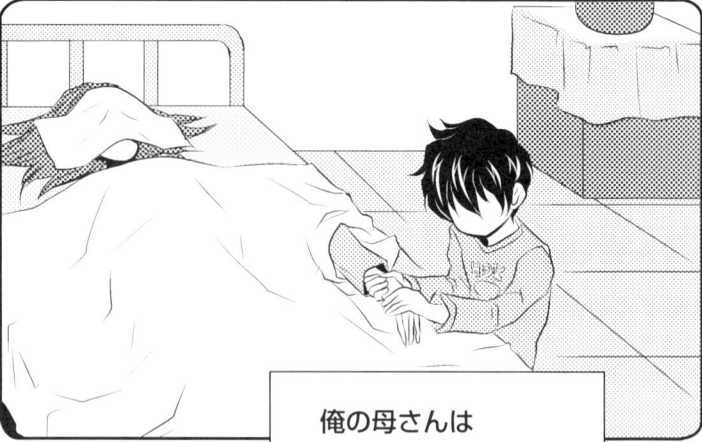

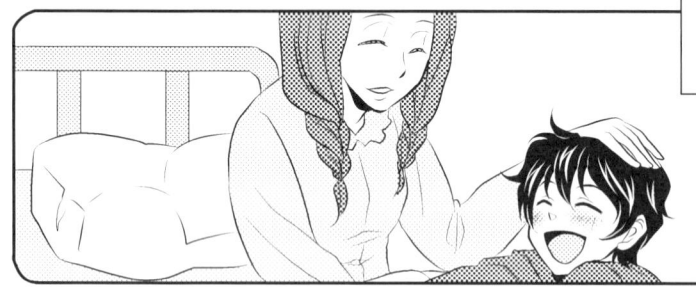

俺の母さんは
とても難しい病気に
かかっていて

当時の医学では
どうしようもない状態
だったらしい

母さんを治すことの
できなかった医者が
許せなかった

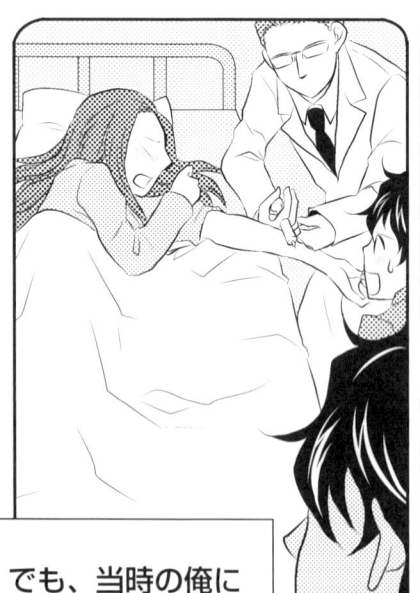

患者を治せない
医者なんて
最低だと
思った……

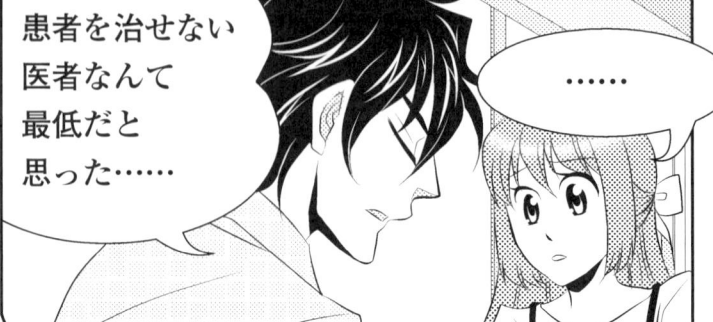

……

でも、当時の俺に
そんなことは
理解できなかった

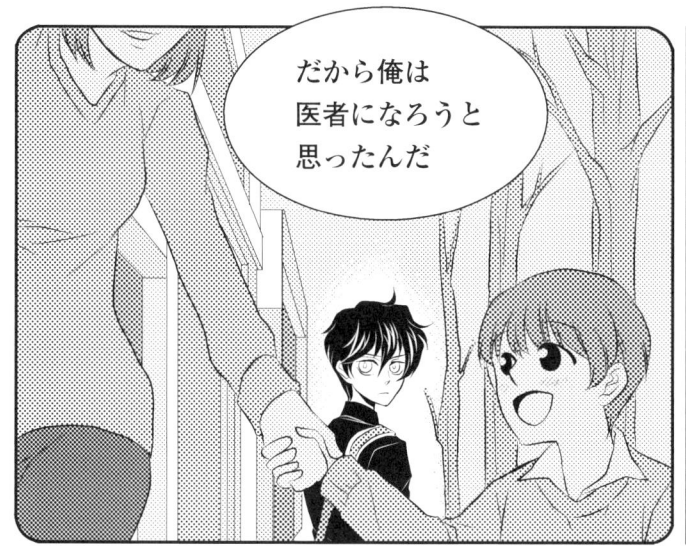

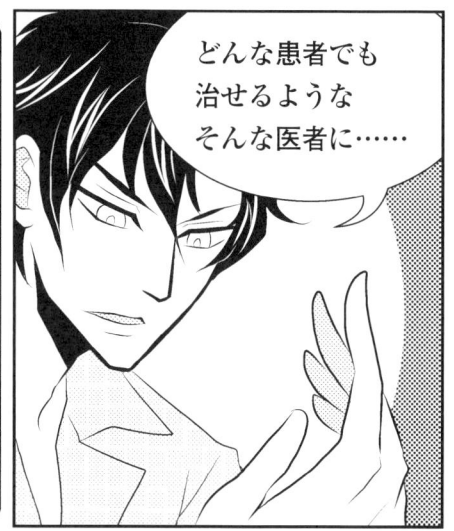

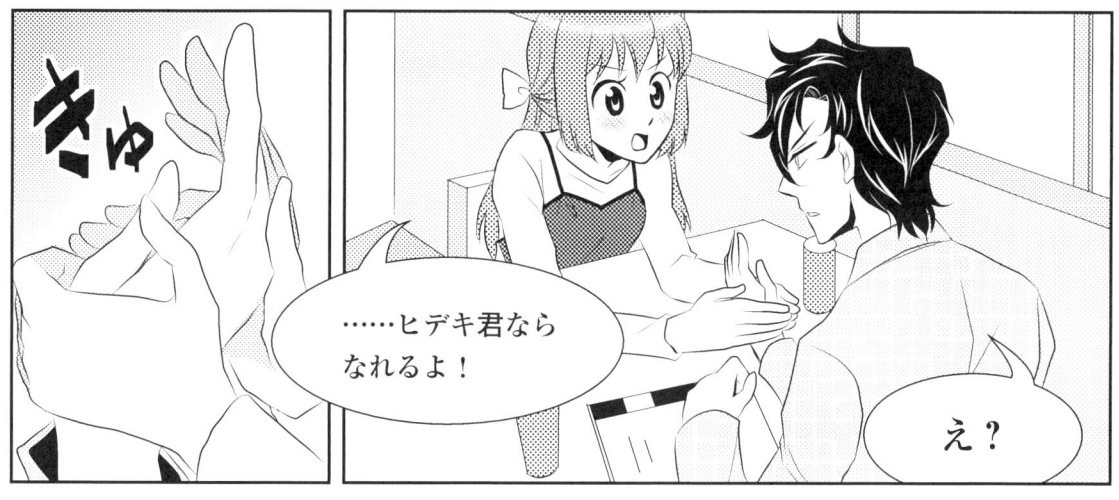

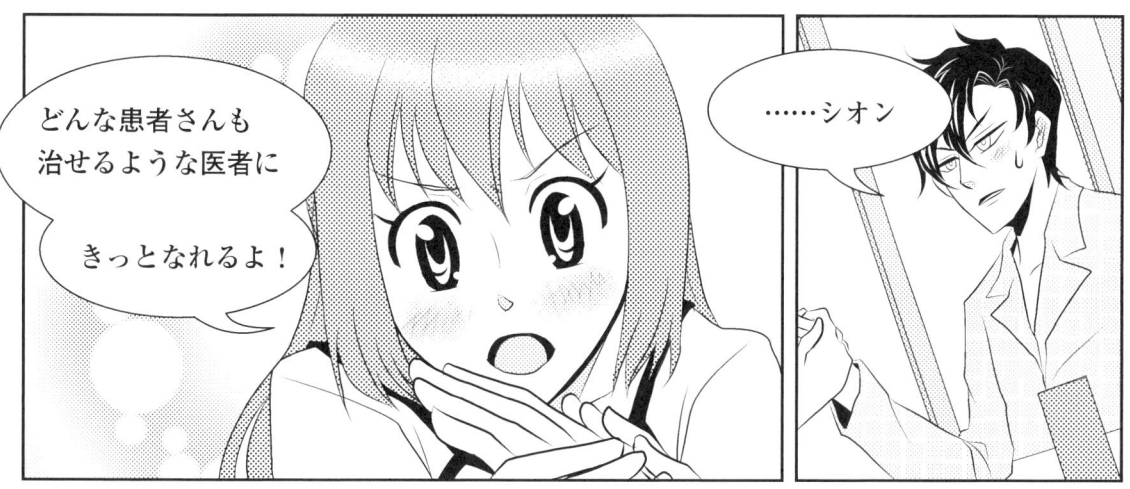

第5章 ◆ 蜂窩織炎 軟部組織は解剖学が全て

大学————

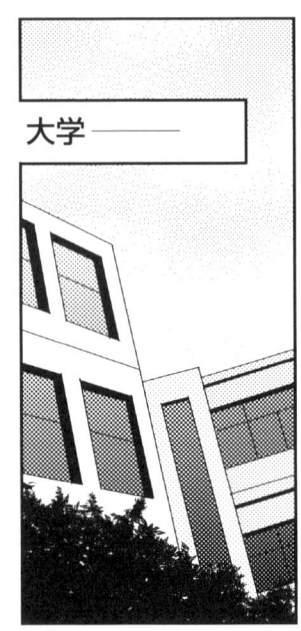

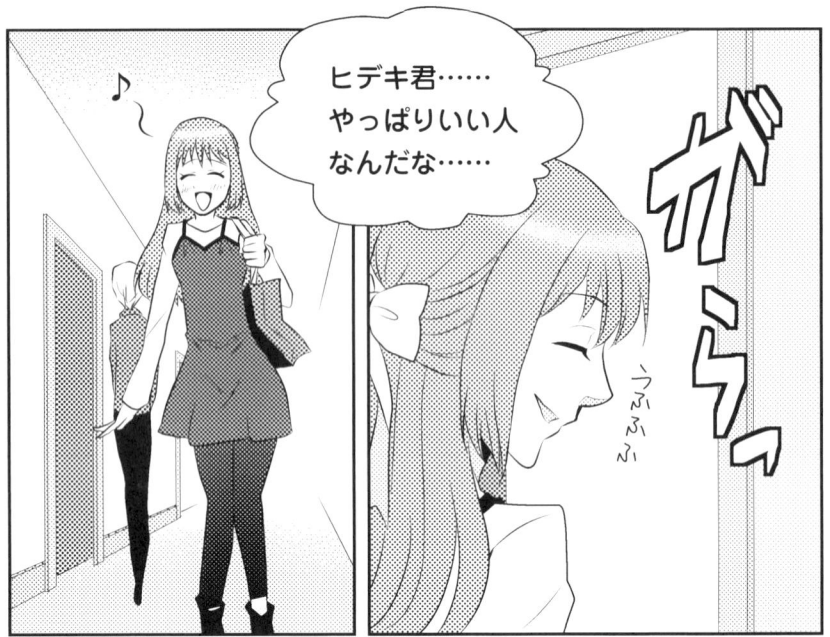

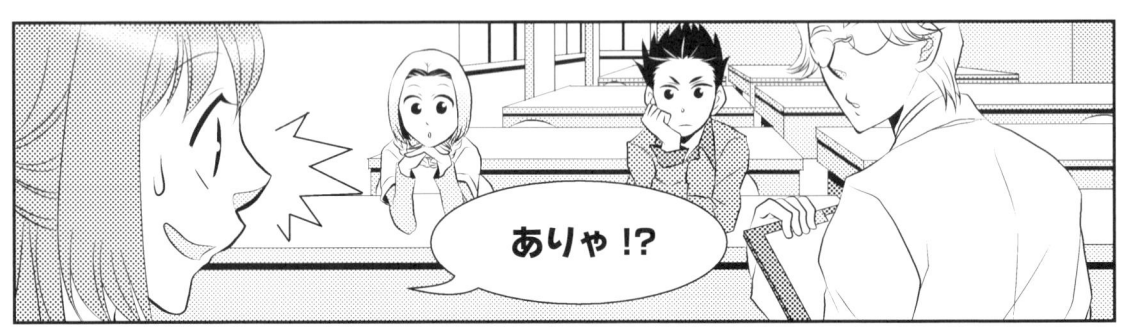

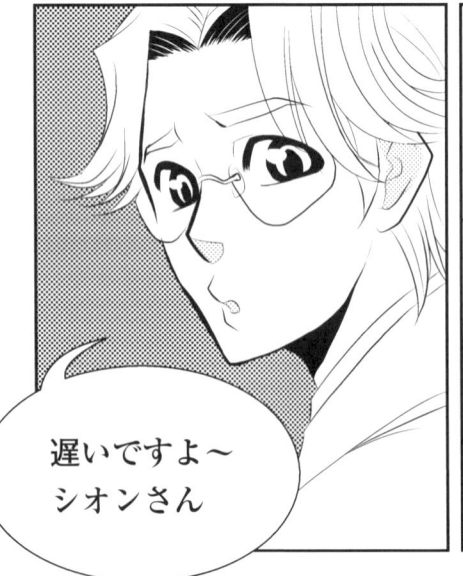

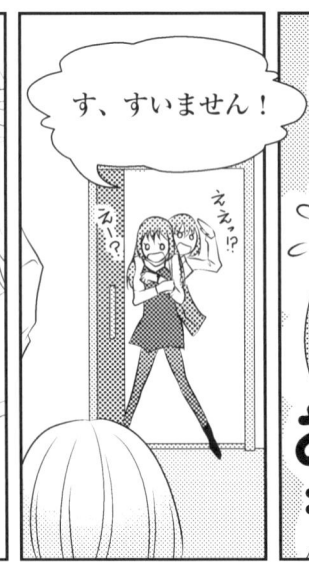

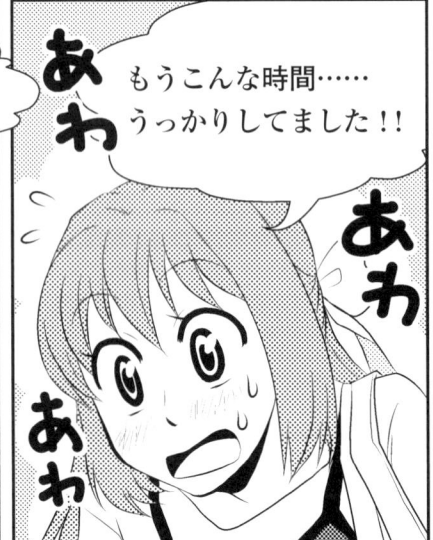

ヒデキ君……
やっぱりいい人なんだな……

ガラっ

ありゃ!?

遅いですよ〜
シオンさん

す、すいません！

もうこんな時間……
うっかりしてました!!

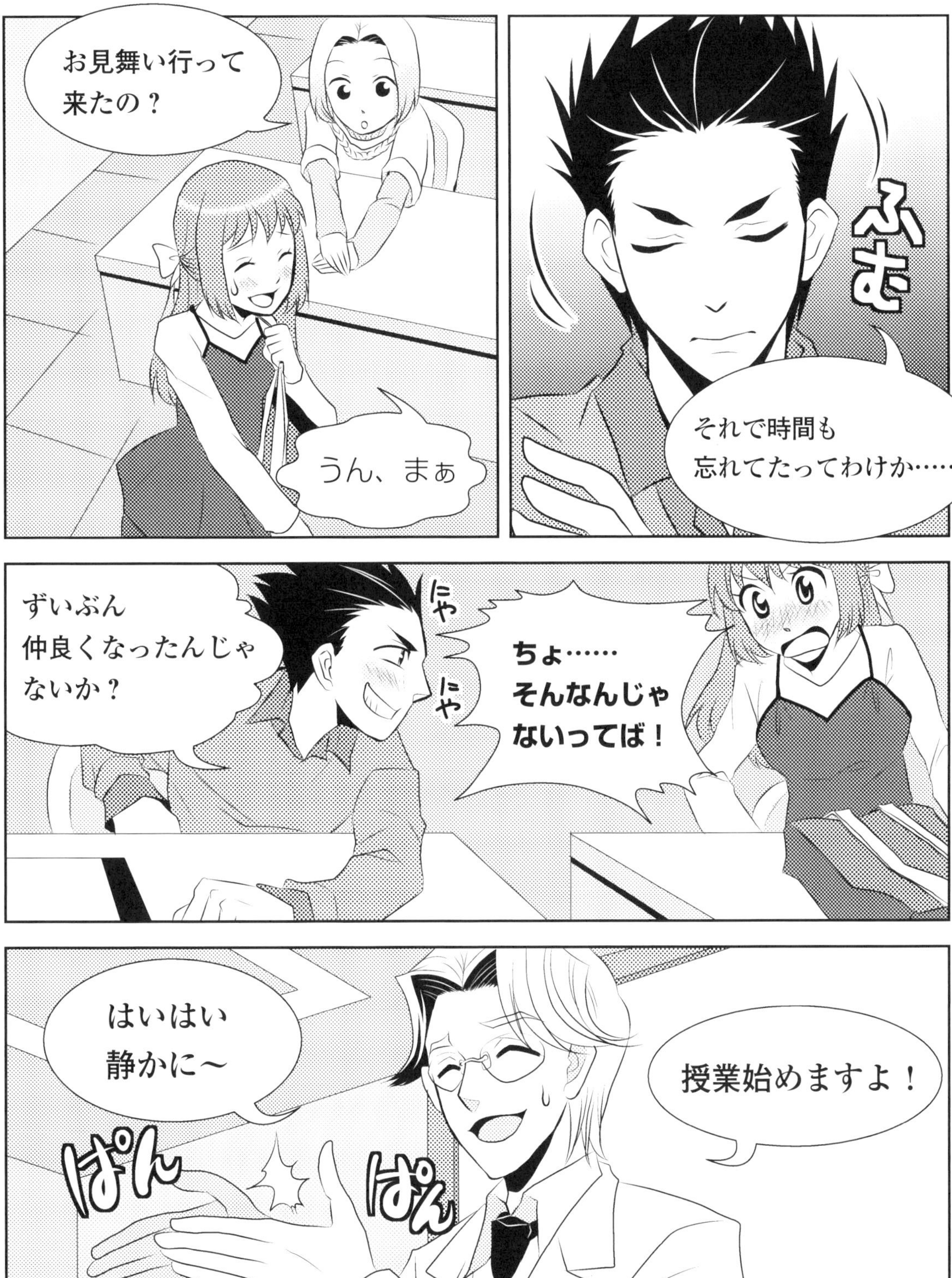
お見舞い行って
来たの？
うん、まぁ
ふむ
それで時間も
忘れてたってわけか……
にや
にや
ずいぶん
仲良くなったんじゃ
ないか？
ちょ……
そんなんじゃ
ないってば！
授業始めますよ！
はいはい
静かに～
ぱん
ぱん

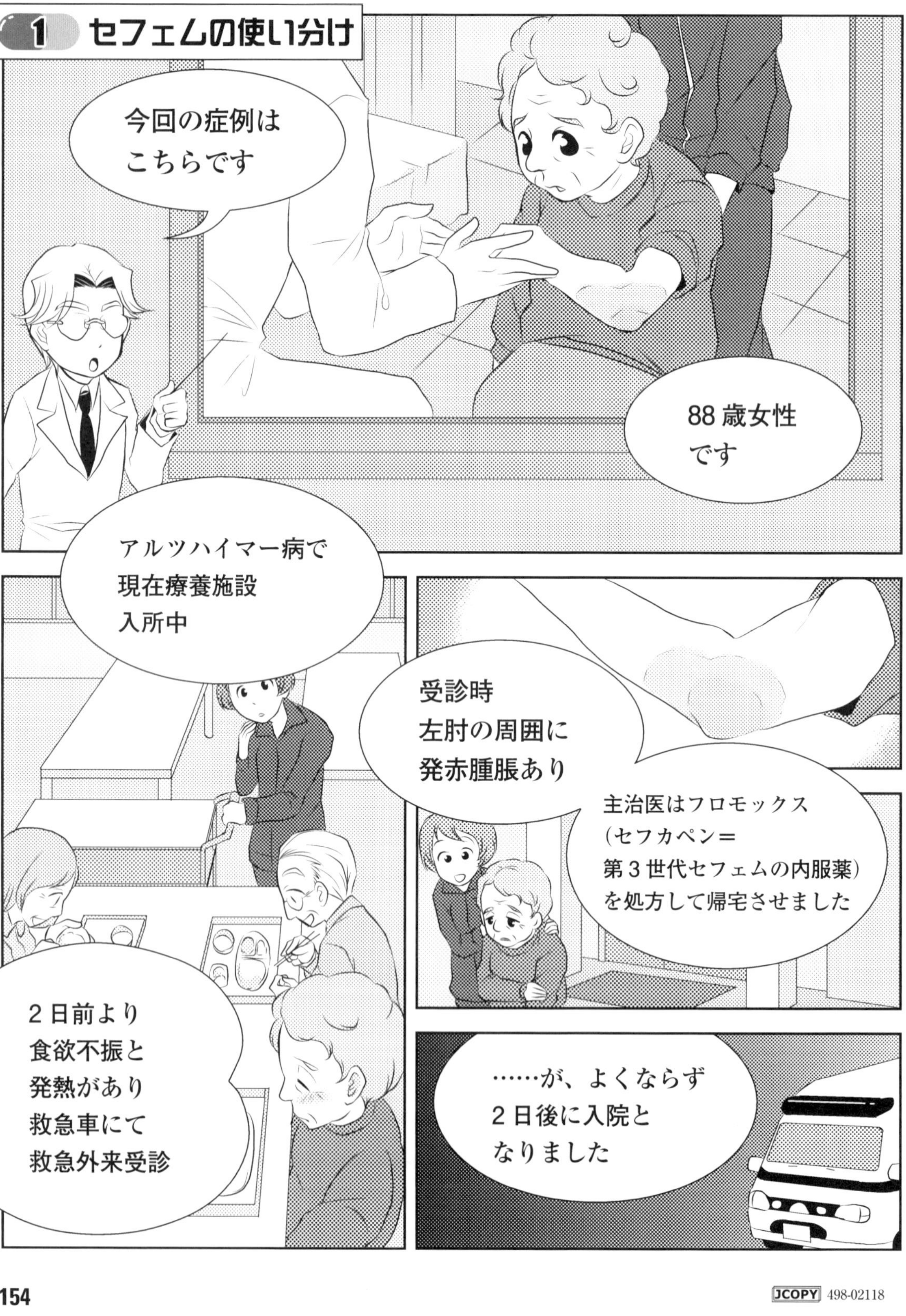
今回の症例は
こちらです
88 歳女性
です
アルツハイマー病で
現在療養施設
入所中
2日前より
食欲不振と
発熱があり
救急車にて
救急外来受診
受診時
左肘の周囲に
発赤腫脹あり
主治医はフロモックス
(セフカペン＝
第3世代セフェムの内服薬)
を処方して帰宅させました
……が、よくならず
2日後に入院と
なりました

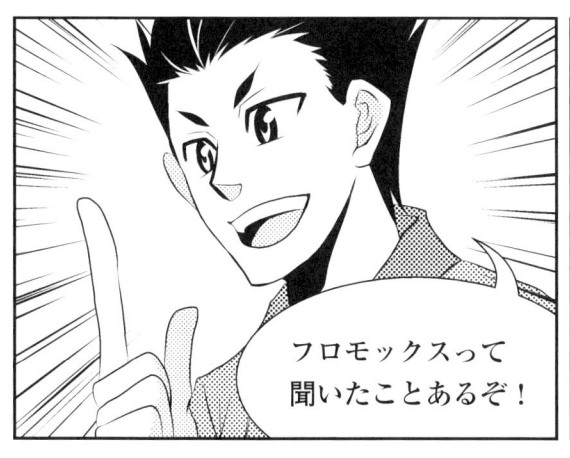

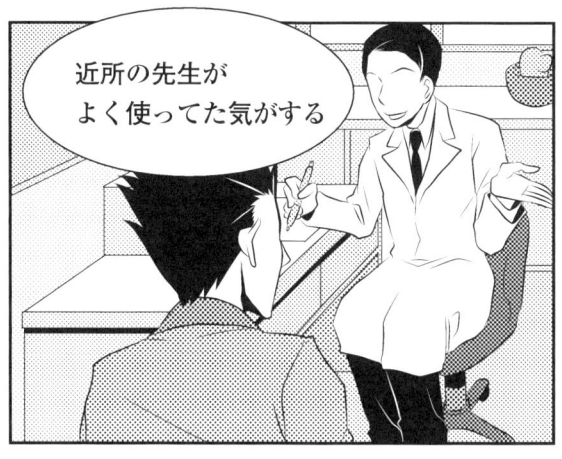

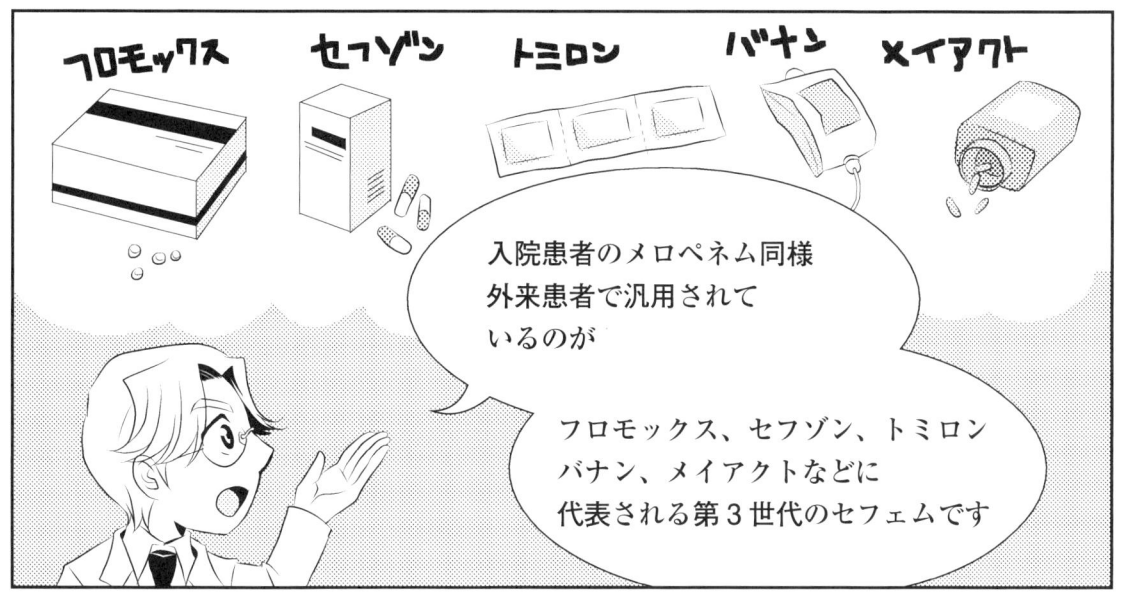

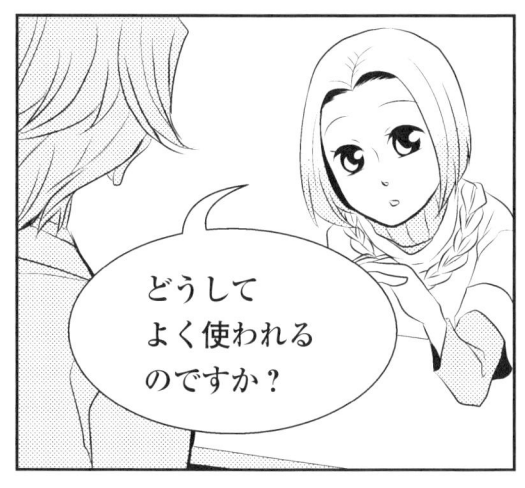

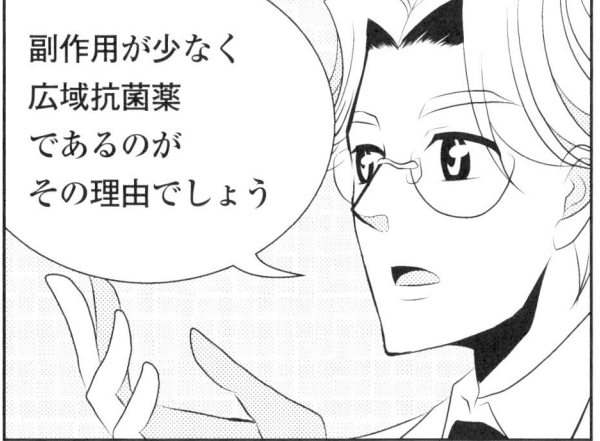

近所の先生が
よく使ってた気がする

フロモックスって
聞いたことあるぞ！

フロモックス　セフゾン　トミロン　バナン　メイアクト

入院患者のメロペネム同様
外来患者で汎用されて
いるのが

フロモックス、セフゾン、トミロン
バナン、メイアクトなどに
代表される第3世代のセフェムです

どうして
よく使われる
のですか？

副作用が少なく
広域抗菌薬
であるのが
その理由でしょう

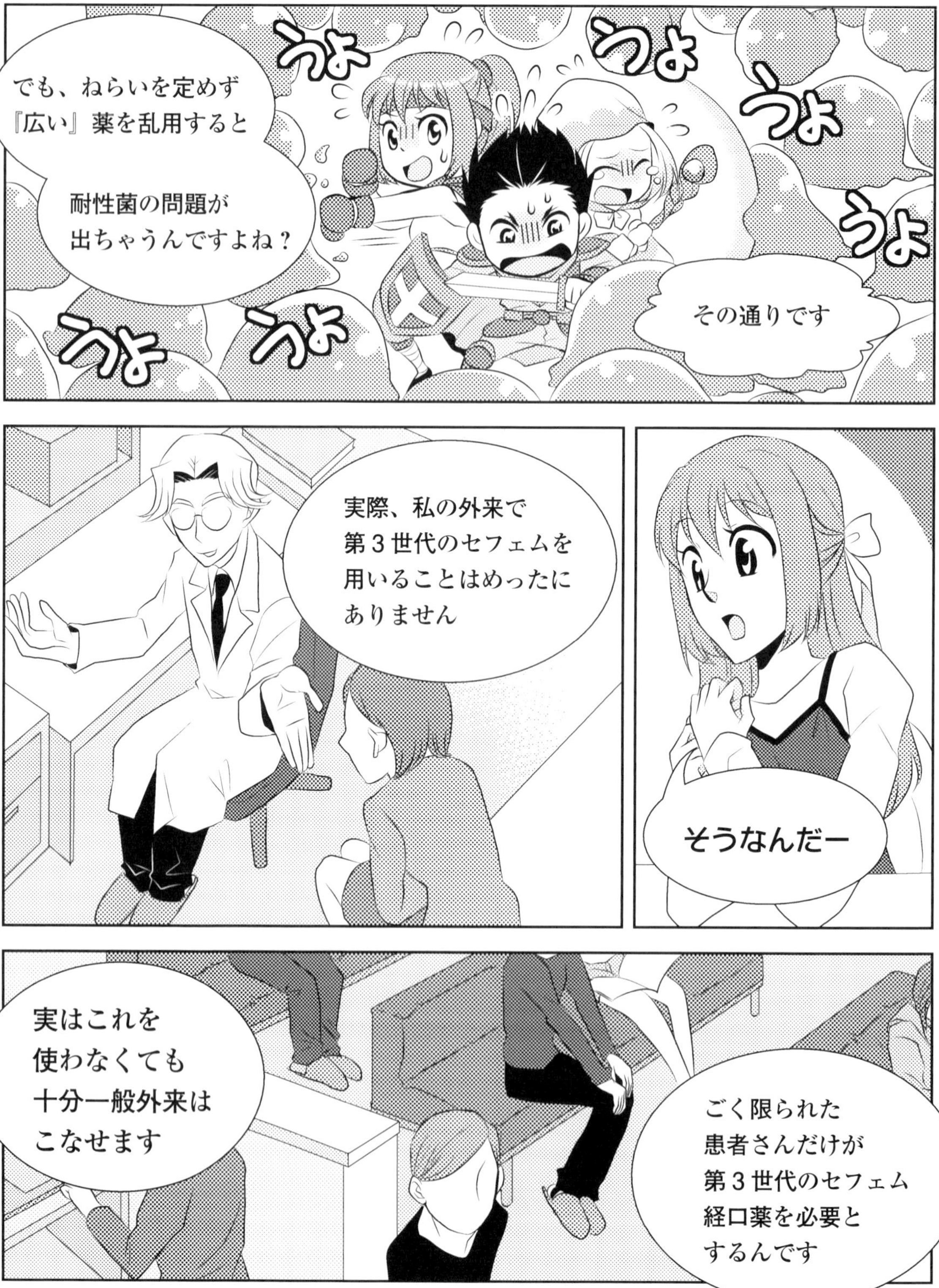

でも、ねらいを定めず『広い』薬を乱用すると
耐性菌の問題が出ちゃうんですよね？
うょ
うょ
うょ
うょ
うょ
うょ
その通りです
実際、私の外来で第３世代のセフェムを用いることはめったにありません
そうなんだー
実はこれを使わなくても十分一般外来はこなせます
ごく限られた患者さんだけが第３世代のセフェム経口薬を必要とするんです

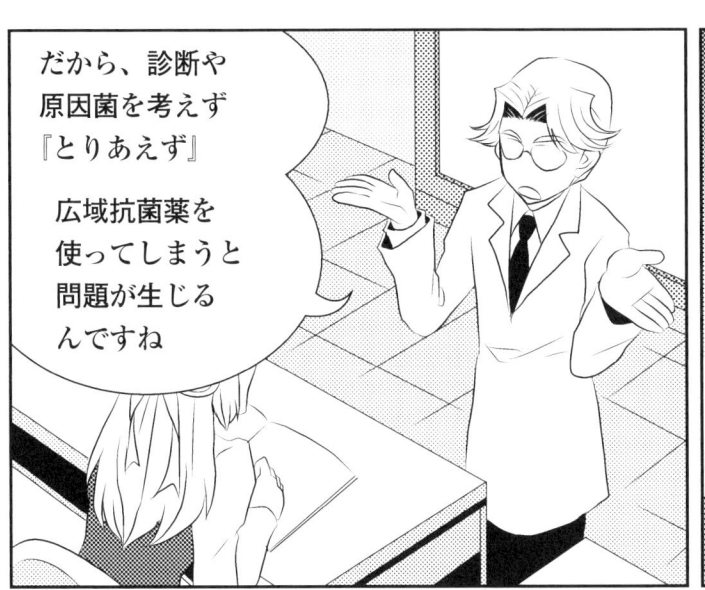

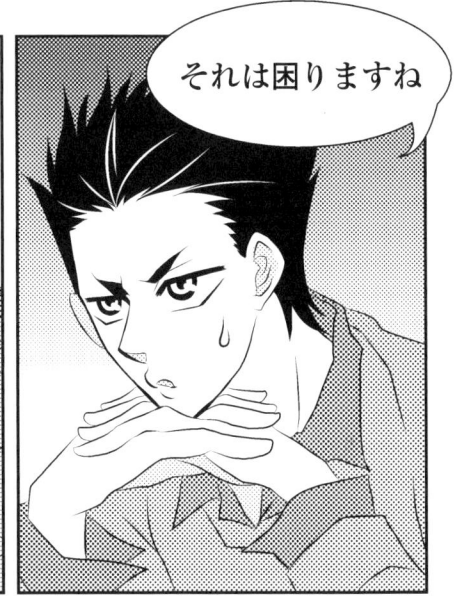

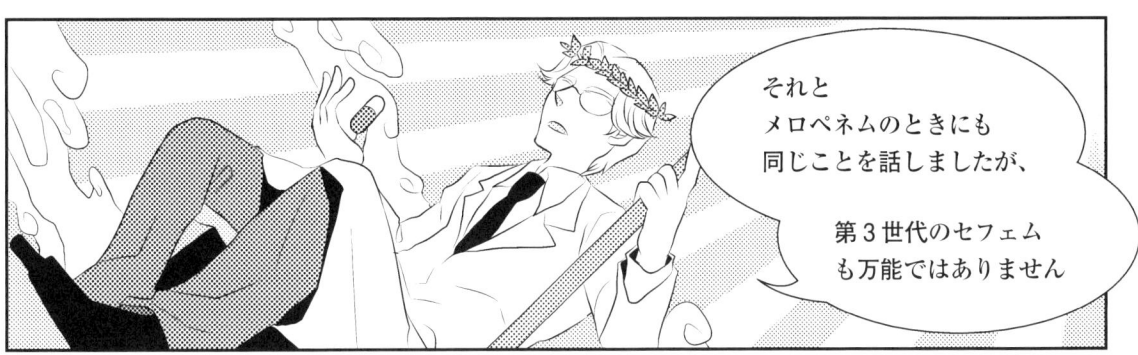

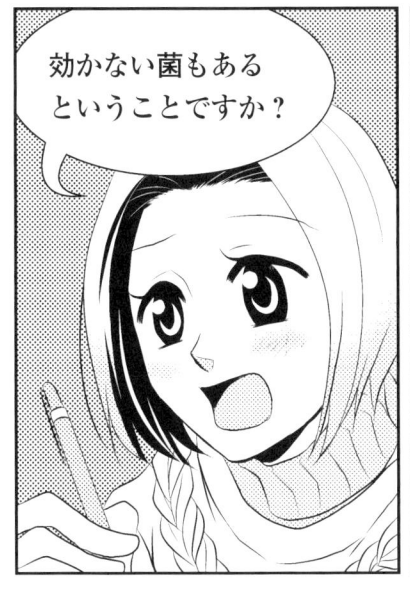

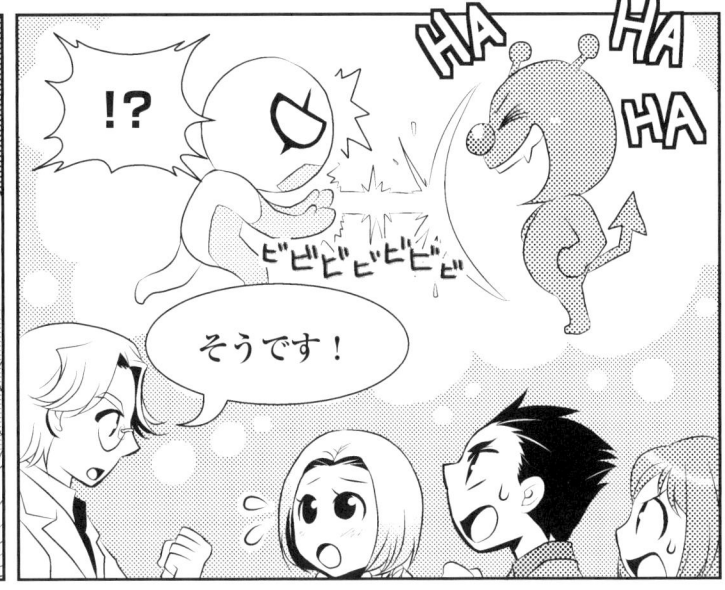

第5章 ◆ 蜂窩織炎　軟部組織は解剖学が全て

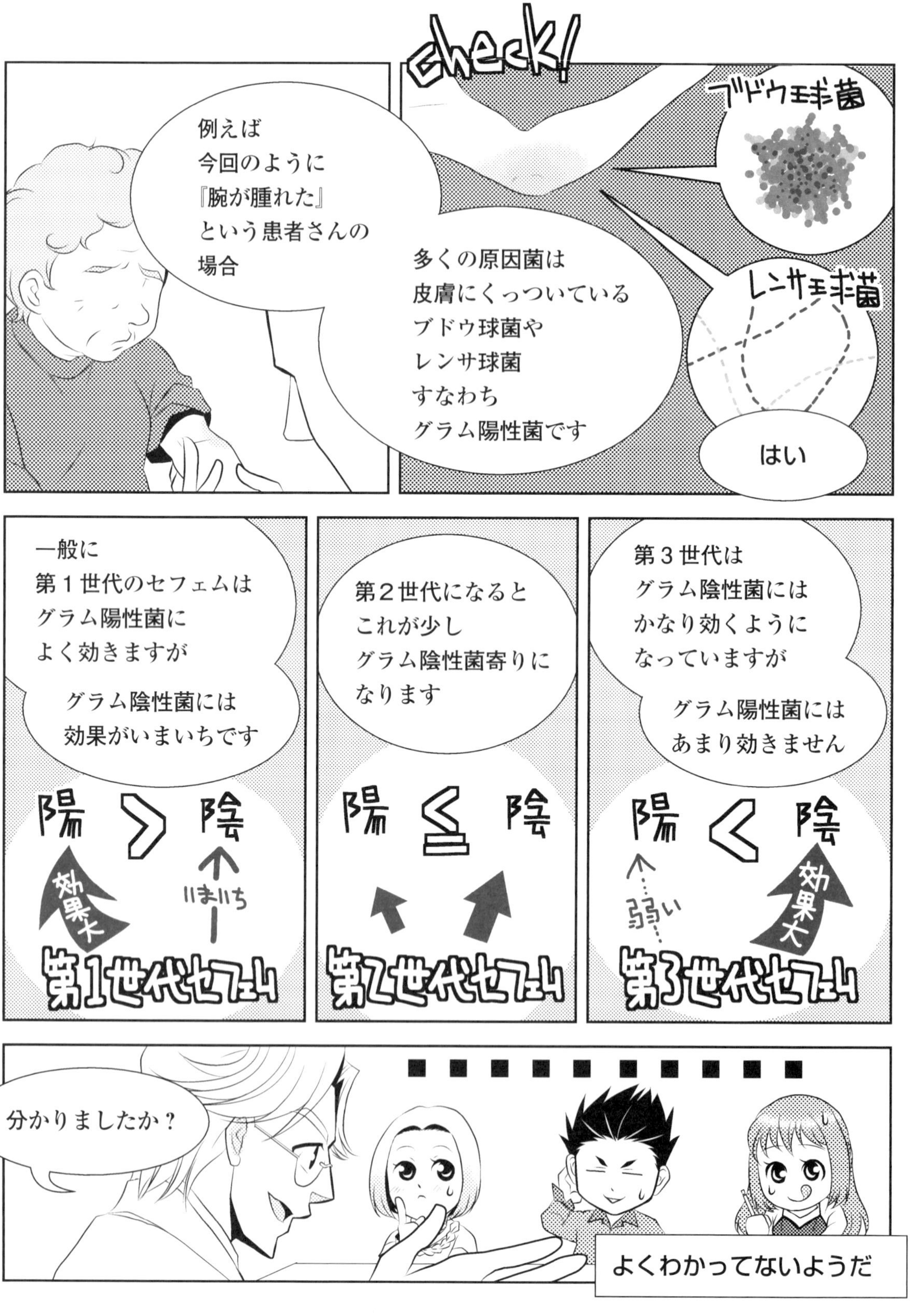
Check!
例えば
今回のように
『腕が腫れた』
という患者さんの
場合
多くの原因菌は
皮膚にくっついている
ブドウ球菌や
レンサ球菌
すなわち
グラム陽性菌です
ブドウ球菌
レンサ球菌
はい
一般に
第１世代のセフェムは
グラム陽性菌に
よく効きますが
グラム陰性菌には
効果がいまいちです
陽 ＞ 陰
効果大
いまいち
第1世代セフェム
第２世代になると
これが少し
グラム陰性菌寄りに
なります
陽 ≦ 陰
第2世代セフェム
第３世代は
グラム陰性菌には
かなり効くように
なっていますが
グラム陽性菌には
あまり効きません
陽 ＜ 陰
弱い
効果大
第3世代セフェム
分かりましたか？
よくわかってないようだ

> 図にすると，こんな感じです

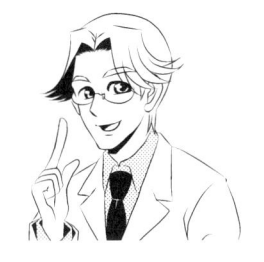

	グラム陽性菌	グラム陰性菌
第1世代セフェム	◎	△
第2世代セフェム	○	○
第3世代セフェム	△	○

　軟部組織感染症のときに第3世代のセフェムを『いつものように』『なんとなく』使ってしまう医師は多いのですが，これはペケです．
　セフェムを使うのなら，第1世代と決めてかかるのが良いです．
　例えば，セファレキシン（ケフレックス）などですね．
　このように抗菌薬はターゲットとする菌を見据えて選ぶべきで，『いつも使っている』『使いやすい』といったフィーリングで選んではいけないのです．
　最近では，市中MRSAといって，病院以外の場所ではびこるMRSAが増えています．
　それでも，セファレキシンで効かないからといって，フロモックス，メロペネムという流れに行ってはいけません．
　βラクタム剤は効きませんから，点滴ならバンコマイシン，経口薬ならβラクタム以外の薬を選ばなければならないのですね．

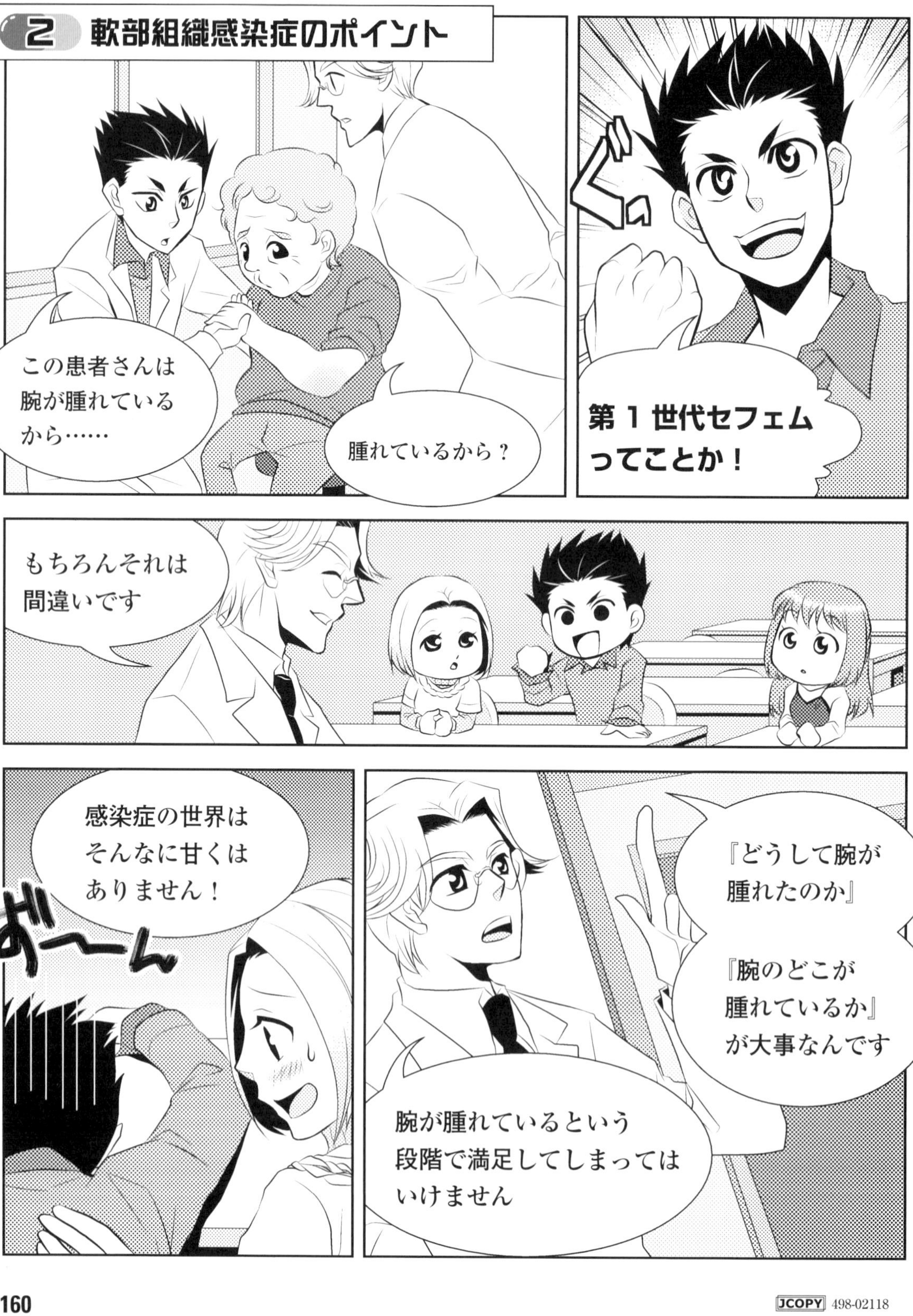
この患者さんは
腕が腫れている
から……
腫れているから？
ぐっ
第 1 世代セフェム
ってことか！
もちろんそれは
間違いです
感染症の世界は
そんなに甘くは
ありません！
ずーん
『どうして腕が
腫れたのか』
『腕のどこが
腫れているか』
が大事なんです
腕が腫れているという
段階で満足してしまっては
いけません

どうして腕が腫れたのか.

例えば，皮膚のこすれなどからばい菌が入った場合は皮膚に付いている菌，ブドウ球菌とレンサ球菌を考えて，これは第1世代のセフェムでいいかもしれません.

でも，長期入院している患者だとMRSAの可能性も考えるかもしれません.

犬や猫などの動物に噛まれたキズでは，*Pasteurella*のようなグラム陰性菌を考えます.

また，人に噛まれた場合（殴り合いのけんかで拳が口に入ってしまい，歯形がついてしまったときなど）心内膜炎の原因である*Eikenella*などのグラム陰性菌が原因になることが多いです.

バラのような植物との接触があれば*Sporothrix*という真菌．熱帯魚との接触では*Mycobacterium marinum*という抗酸菌．牡蠣の殻で指を切った場合などには*Vibrio vulnificus*を考えます．あと，土壌との接触があるきたないキズができたら，かならず破傷風の合併も考え，破傷風トキソイドや免疫グロブリンの予防投与を考慮します.

これら全てを覚えるのは大変なので，その都度本を読んで調べていきましょう.

けれど，受傷のしかたによって考える原因菌は違う，という1点はしっかり理解してください.

つまり大事なことは，患者さんの話をよく聞くことなんですね！

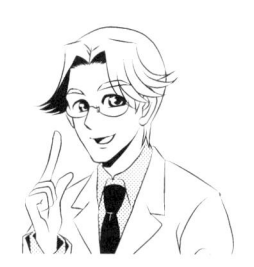

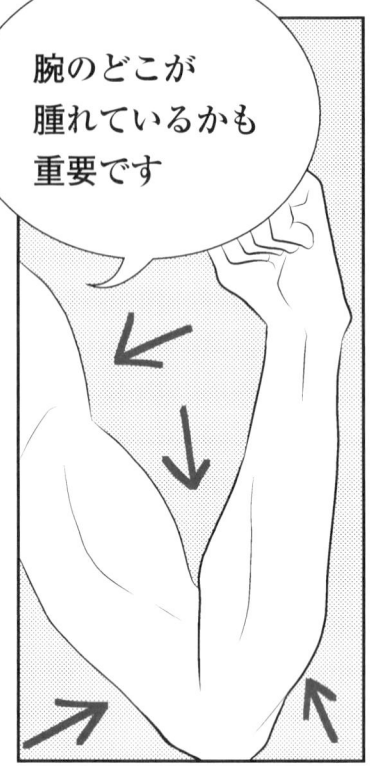

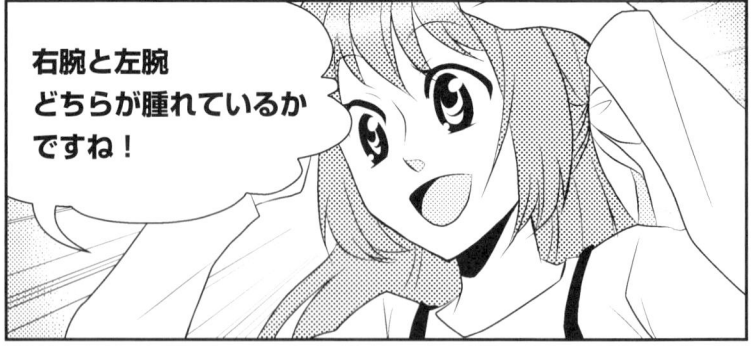

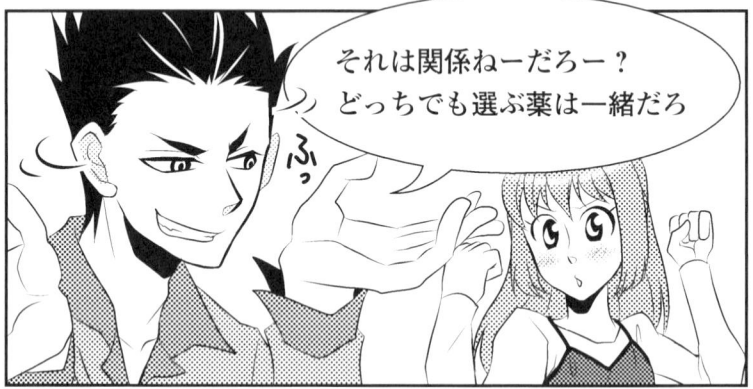

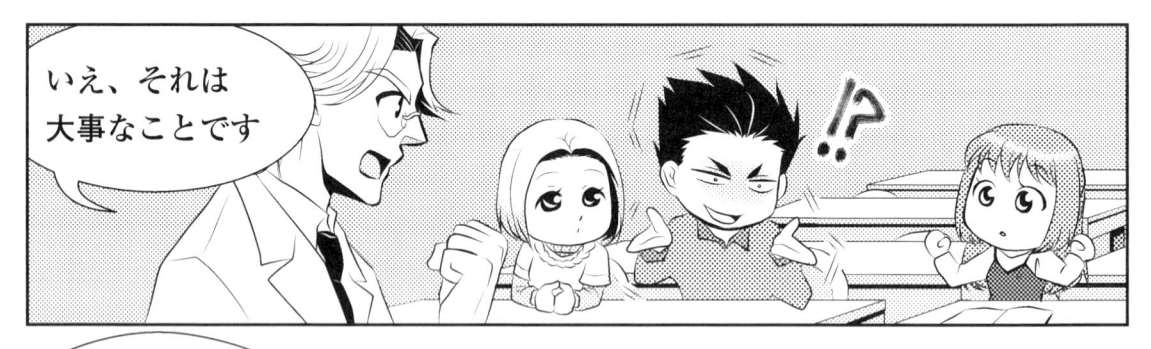

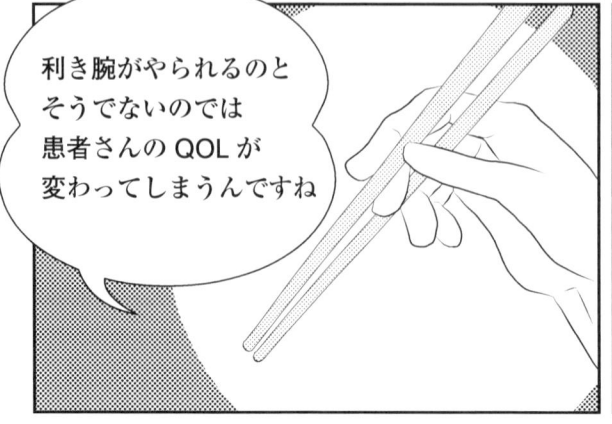

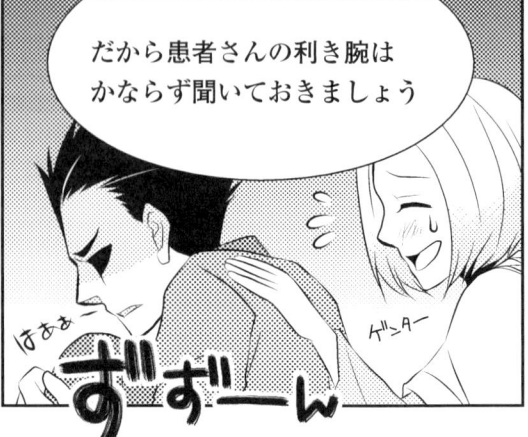

腕のどこが腫れているかも重要です

右腕と左腕どちらが腫れているかですね！

それは関係ねーだろー？どっちでも選ぶ薬は一緒だろ

いえ、それは大事なことです

利き腕がやられるのとそうでないのでは患者さんのQOLが変わってしまうんですね

だから患者さんの利き腕はかならず聞いておきましょう

ずずーん

> 腕のどこ？というのは，解剖学的な問題の話をしています

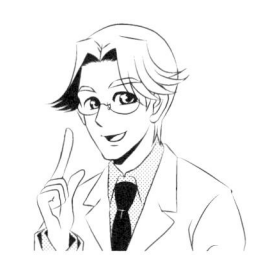

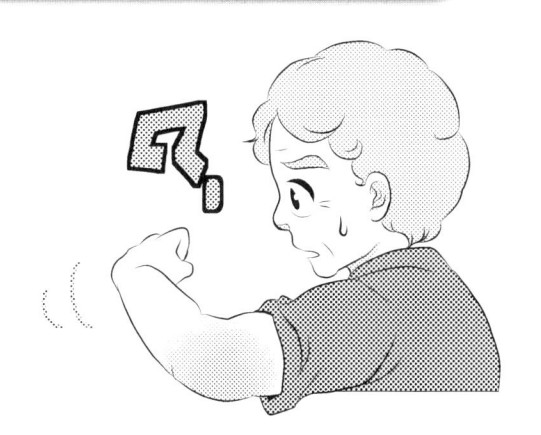

　腕が腫れているということだけでは，治療方針は固まりません．
　例えば肘のあたりが真っ赤っか，ということで止まってはいけません．
　それが皮膚の感染症（これを丹毒と言います）なのか，皮下組織の感染症（蜂窩織炎とか蜂巣炎と言います）なのか，はたまた腱の付着部なのか（付着部の炎症，これは英語では難しくて，enthesopathy と言います），関節炎なのか，関節周囲の滑膜包炎（bursitis）なのか，腱や腱鞘の炎症なのか（tenosynovitis），はたまた骨の感染症なのか〔骨髄炎（osteomyelitis）．骨髄炎は骨髄の炎症という印象を与えるので本当は誤訳で，骨・骨髄炎が正しいと思います〕，あるいは恐ろしい恐ろしい壊死性筋膜炎（necrotyzing fascitis，筋膜の病気）なのか，きちんと区別しなくてはいけません．
　例えば，滑膜包炎なんてほったらかしていても自然治癒することもありますし，壊死性筋膜炎は抗菌薬だけでは絶対に治せませんから，外科医を呼んで緊急オペが必要になります．
　他にも，以前のカテ感染で，カテ刺入部に静脈炎を作っていて腕が腫れていることもあります．
　だから，腕が腫れているということだけではなく，腕のどこが腫れているか，丁寧に診察しましょう．

3 診察の仕方

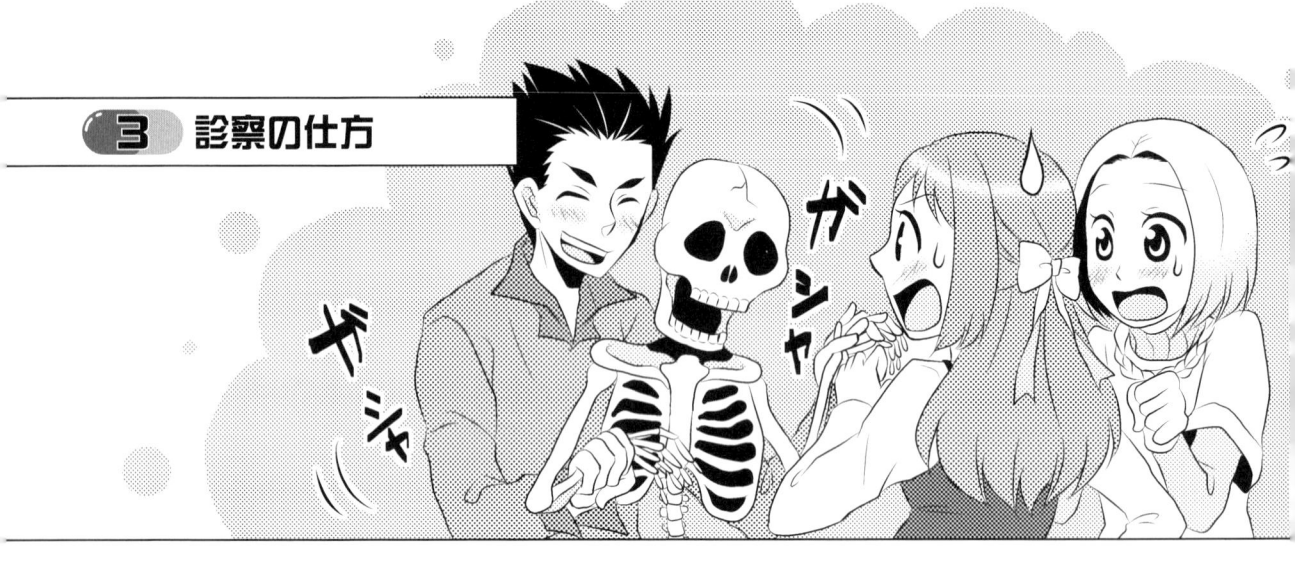

👩 どのように診察したらいいでしょう？

👨 **例えば，丹毒は皮膚のみの炎症であまり盛り上がって腫れてはいません．**

👩 はい．

👨 聞いたことあるぞ！　炎症の赤い部分と正常な皮膚の境界線もくっきりしていることが多いんですよね！

👨 **そうです．今回は正解ですね．**

👩 下手な鉄砲も数打ちゃ当たるわね！

👨 うるさいわ！

👨 **一方，皮下の感染症である蜂窩織炎では組織が盛り上がって腫れ上がっており，正常皮膚との境界線も不明瞭です．**

👩 そうなんですね～．

👨 **その蜂窩織炎とよく間違えられるのが，筋腱炎（tenosynovitis）です．**

👩 筋腱炎？

よくあるのが，前腕の屈筋腱炎．
これは，腱とそれを覆っている腱鞘の炎症で，指を動かすのに大事な機能を司っています．

ほうほう．

場合によっては切開排膿が必要になります．

うわ，痛そう……．

蜂窩織炎では屈側，伸側どちらの前腕も腫れ上がっていますが，
屈筋腱炎では屈側だけが腫れている，あるいは痛いのが特徴です．

腕のどこが痛いかを意識して診察すれば，区別は比較的簡単ということですね．

そうですね！

リョーコ……相変わらずやるわね．

化膿性関節炎と滑液包炎もきっちり区別しなくてはなりません．

なんですか，それ？

前者はドレナージと長期抗菌薬投与を必要とする重症感染症で，後者は簡単に治る軽症感染症です．

わかったような，わからんような……．

関節可動域制限が決め手になりますね．

というと？

肘なら，患者さんの腕を持ってゆっくり曲げ伸ばしをしてみる．
これができなければ関節の炎症が起きている可能性が高く，関節穿刺が必要です．
ただ肘を触ると痛いだけで，関節の曲げ伸ばしに問題がなければ，肘の蜂窩織炎や滑液包炎を考えます．

他動的に動かせるかどうか，ということですね．

そうですね！

リョーコ……相変わらずやる奴だな！

骨の感染症もしっかり除外しましょう．

はい．

**肘や足首は骨の周囲の軟部組織が少ないので，すぐ骨に炎症が波及します．
その気になれば簡単に診断，思いつかないと全然診断できないのが，褥瘡感染です．**

どういうことです？

患者さんをひっくり返してみればすぐ分かるんです．

へ〜．

**仙骨部位の褥瘡はすぐに骨に到達するので，骨髄炎を合併しやすいです．
骨髄炎は，まあ骨が飛び出して見えていたら，起きていると思ったらいいでしょう．**

なるほど……．

**骨が出ていなかったら，介達痛の誘発（referred tender）があるか見てみましょう．
前腕なら，肩など離れた部分をとんとんと叩いてみて痛みが誘発されると
軟部組織のみならず骨にまで炎症が進行している可能性があります．**

それはお手軽な診察法ですね！

**でも，この診察手技はそれほどの正確性があるわけではないのであくまで参考程度
です．**

なんだ，そうなのか．

**骨髄炎があるかどうかは，最近ではMRIなどの画像を用いて診断することが多い
ですね．**

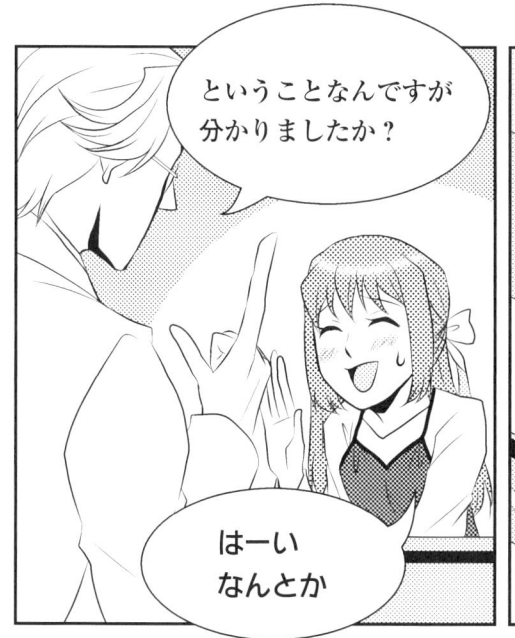

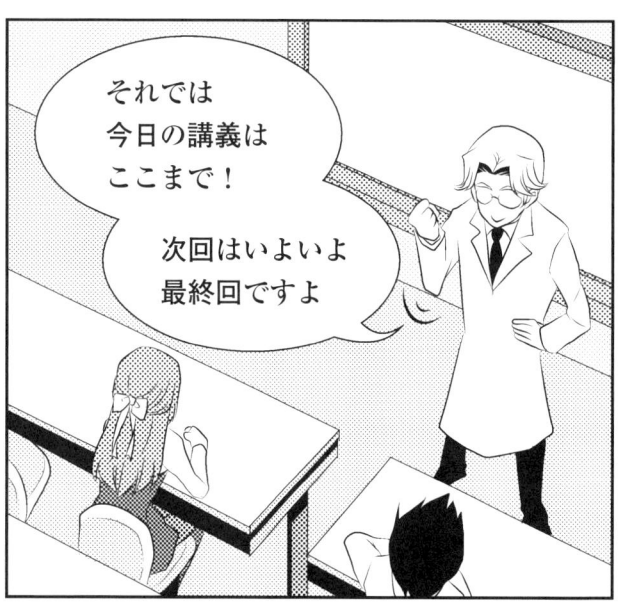

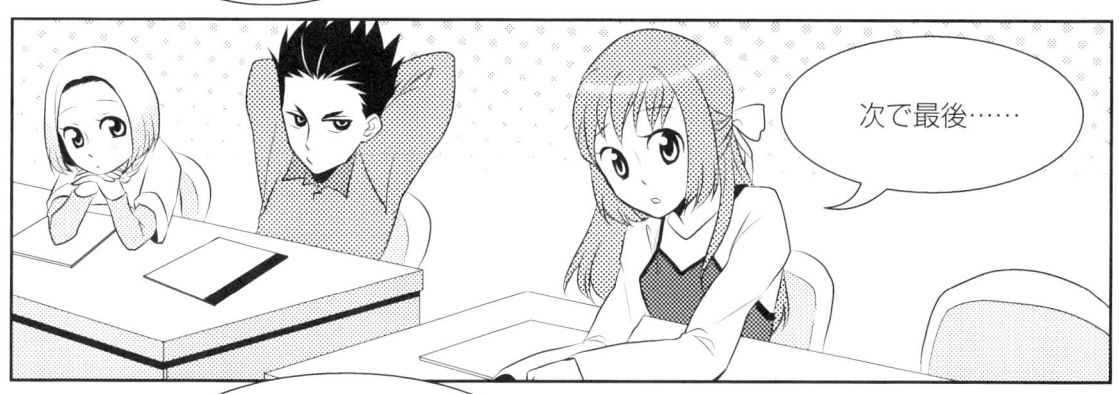

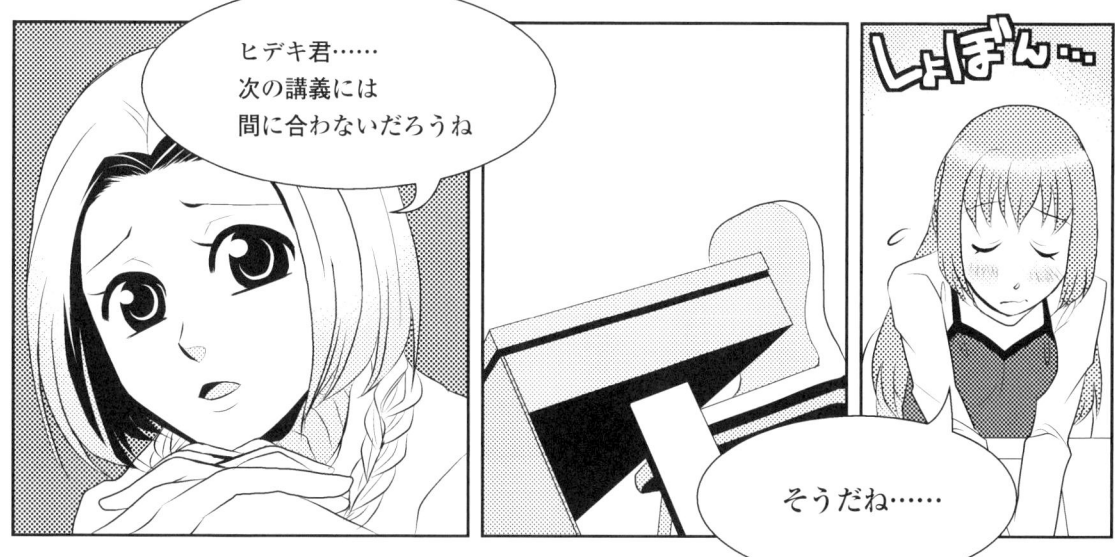

第5章 ◆ 蜂窩織炎　軟部組織は解剖学が全て

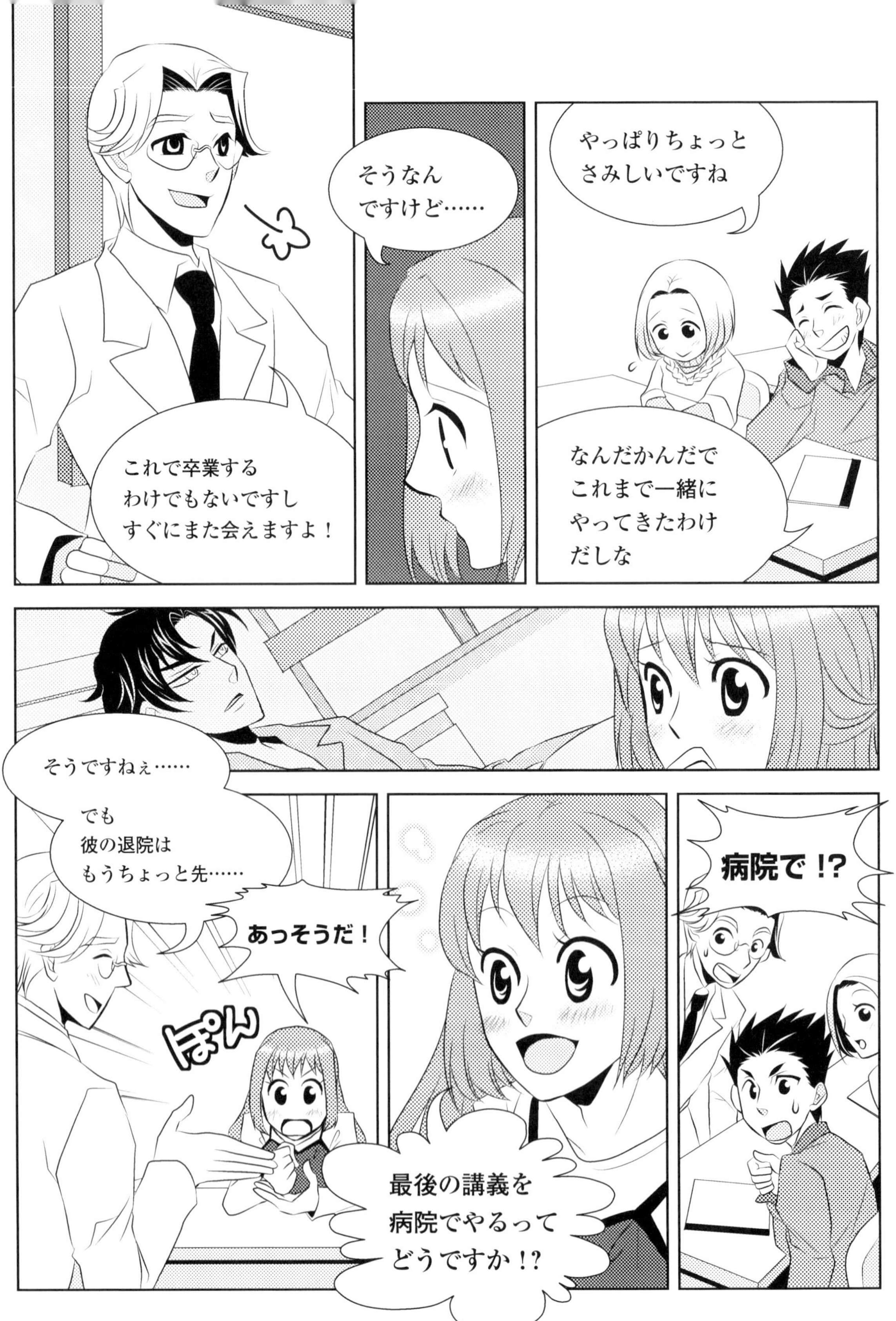
これで卒業する
わけでもないですし
すぐにまた会えますよ！
そうなん
ですけど……
やっぱりちょっと
さみしいですね
なんだかんだで
これまで一緒に
やってきたわけ
だしな
そうですねぇ……
でも
彼の退院は
もうちょっと先……
あっそうだ！
ぽん
最後の講義を
病院でやるって
どうですか！?
病院で！?

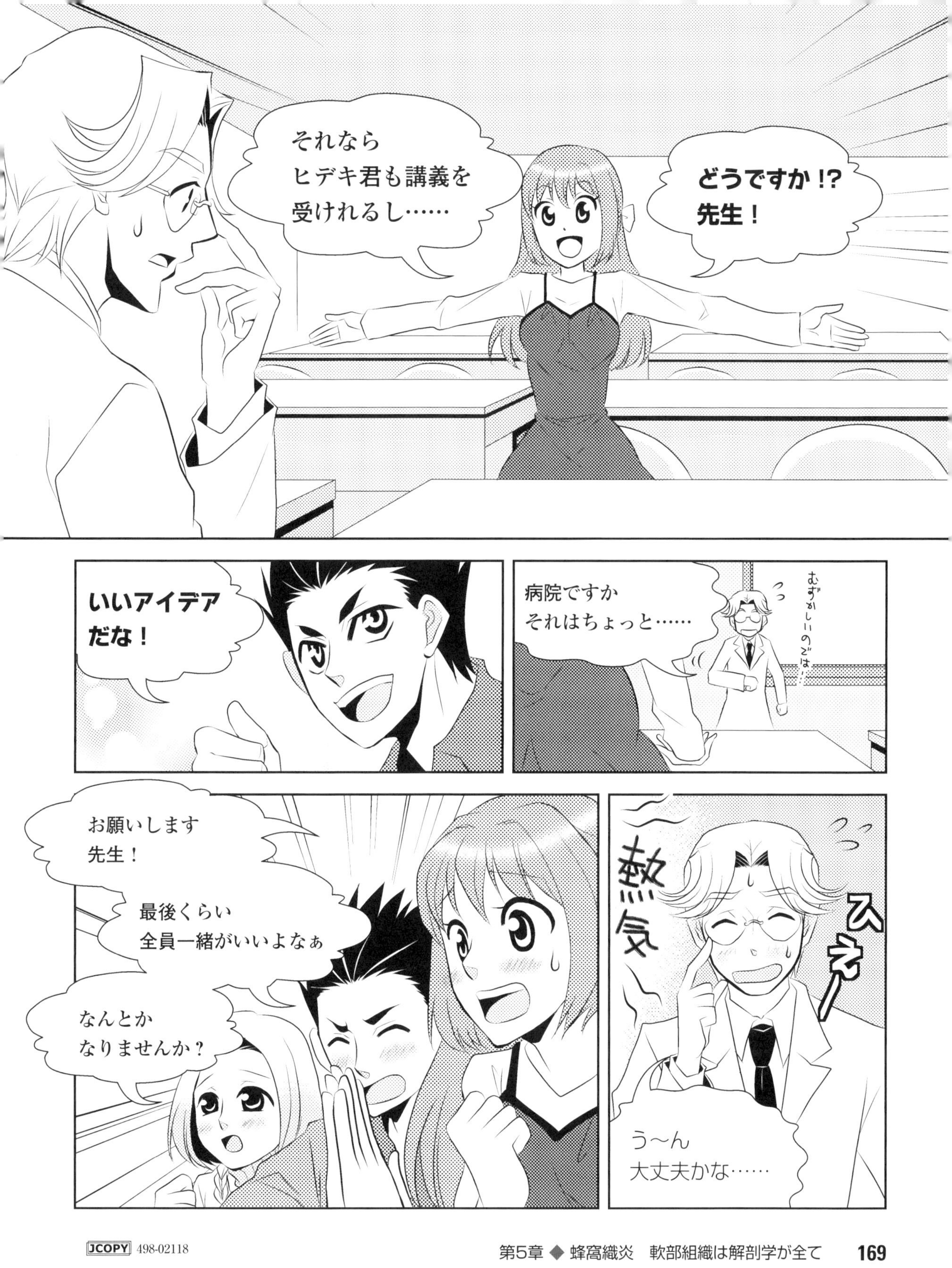

それなら
ヒデキ君も講義を
受けれるし……
どうですか!?
先生!
いいアイデア
だな!
病院ですか
それはちょっと……
むずかしいのでは…
お願いします
先生!
最後くらい
全員一緒がいいよなぁ
なんとか
なりませんか?
熱気
ひえ～
う～ん
大丈夫かな……

5 フォローアップ

2008年9月12日の日刊スポーツ

> **清原「蜂窩織炎」だった……16日以降復帰へ**
> 発熱のため，9日のロッテ戦から欠場しているオリックス清原和博内野手（41）の復帰が，16日以降になることとなった．11日，兵庫・神戸市内の病院で血液検査の結果，発熱の原因が「蜂窩（ほうか）織炎」と診断され，同戦の行われたスカイマークスタジアムには姿を見せなかった．日本ハム3連戦がある13日からの札幌遠征には帯同せず，点滴治療と安静に努める．

なんですが，これを読んだときは納得いかなかったですね．「血液検査で診断？」そんなことってありえない．皮膚・軟部組織感染症はみて，さわって診断するもので，血液検査なんてほとんど何の役にも立たないのですから．まあスポーツ紙なんで，記事の信憑性もよく分かりませんけどね．

さて，皮膚軟部組織感染症とか筋骨格系感染症を意外に苦手とするのは，内科系のトレーニングを受けている医師です．そしてやはり強いのは，整形外科の先生ですね．局在診断，解剖学的アプローチへのこだわりがかいま見られ，プロとしての矜恃を感じます．まあ，もちろん内科系でもリウマチの先生などは関節の診察とかとても上手だし，過度な一般化は禁物ですが．

「右下腿が腫れています」
ではなく，
「右下腿の丹毒で，境界明瞭，皮下，関節，靱帯，腱などは問題ありません」
と言われると，こいつ分かってんじゃん，と感心します．
　そういうわけで，もし読者の皆さんの中で将来感染症をやりたい，と思っている人がいたら，内科系ばかり頑張って研修を受けるのも大事だけど，ぜひ外科系のローテートをするのがいいと思います．特に整形外科はお奨めです．僕も，正直言って初期研修医時代に「なんでおれ，こんな何時間も鉤引きばっかさせられて……」って腐っていた時期もありましたが，こういう研修のありがたさは，後からじわじわとスルメのようにしみ出してくるのですねえ．当時の指導医の皆様，かわいくない研修医でごめんなさい．

66歳の女性，子宮頸癌手術の既往あり．2カ月にわたる微熱と両側脚の浮腫，熱感，紅斑にて来院．診察上全身状態はよいが，両脚が対称性に大きく腫れ上がっている……研修医は**蜂窩織炎としてセファゾリンを**……

ちょっと待った！

　ブドウ球菌やレンサ球菌による軟部組織感染症で，なんで2カ月？　抗菌薬で治療もせずに，なんでこの人平気なの？　ていうか，なんでそもそも両脚なの？　右足からもばい菌が入って，同時期に左足にも入ったというの？　それとも右から左に移っていった？
　このようなまっとうな疑問がわいてくるのが，健全なおつむの持ち主です．健全な頭とは，計算能力の速さとか記憶容量の大きさとは関係なく，つじつまが合わないことをさらっと流したりごまかしたりせず，「おかしいな，つじつまが合わないな，どうしてこんなことが起きるんだろう」と首をひねって考えてみるおつむのことを言います．この頭こそが臨床医にとって（そしておそらくは基礎医学者にとっても）最大の資産になるのです．
　実はこの患者さん，蜂窩織炎でも何でもありませんでした．子宮頸癌手術後の合併症で，両側のリンパ管閉塞があり，それで両下腿浮腫が起きていたのです．脚のうっ滞がつづくとそこに炎症が起きます．感染症はないのに，です．これをうっ滞性皮膚炎といいます．この患者さんはうっ滞性皮膚炎を患っていたのでした．利尿薬などで浮腫を軽減したり，両下腿を挙上したりして対症療法で対応します．

　このように，皮膚・軟部組織，筋骨格系の感染症の場合，発症機序がとても重要になります．いつ，なぜ，どのようにして炎症が波及したのか，単に診察でスナップショットの所見を得るだけではなく，患者さんが過去から現在に至るまでにたどった経過を意識しながら，診察するのです．これが感染症で言うところの時間と空間の感覚です．
　多分，この時間と空間の感覚は，学んで覚えると言うより感覚的に身につけたほうがよいのではないかと思います．右足を45度の角度で上に上げると同時に左足を同角度で後ろに下げ……なんて方法で自転車の乗り方は分かりませんね．同じように，感染症診断における時間と空間の感覚は，知識的に理解すると言うより，感覚的に感じ取るのが一番だと思います．
「腫れています」
「いつから？」
「どこが？」

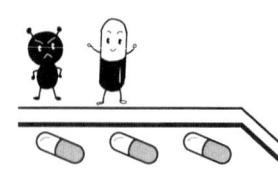

という疑問が,「頭を使う前から」反射的にわき上がってくるような感覚……こういう感性を磨いて欲しいなあ, と思います.

　感染症に必要な感覚は3つあります. そのうちの2つが時間と空間でした. 最後の1つは,『ことば』です. このことばの感覚も是非身につけて欲しいなあ, と思います.

「妊娠の可能性はありませんか」
「ありません」
「ああ, そうですか」
ではなく,
「妊娠の可能性はありませんか」
「ありません」
「絶対に, ないのですね」
「うーん, 絶対に……といわれると……」（あるんじゃん！）

「間食はしていませんか」
「してません. 全然」
「ああ, そうですか（何で血糖コントロール悪いんだろう……）」

「間食はしていませんか」
「してません, 全然」
「何も口にしていないんですね」
「いや, ジュースは飲みましたよ」（よくある話）

鋭敏なことばの感覚をもって,「表面的に納得しない」「理解したふりをしない」「問題をなかったことにしない」ことが大切になります.

　ことば, 時間, 空間の感覚を自分の手足のように自在に使いこなせるようになると, 感染症の診断のレベルが飛躍的に伸びる……んじゃないかなあ, と思います.
「絶対に, そうなのですね？」
「うーん, 絶対に……といわれると……」

まとめと教訓

- 外来において『とりあえず第3世代のセフェム』は×．
  グラム陽性菌にはむしろ第1世代がベター．
- MRSAにはセフェムは効かない．
- 軟部組織感染症では，『どうして感染したのか』を聞いて，原因微生物を考える．
- 解剖学的に，どこが腫れているかをはっきりさせる．
  皮膚か，皮下か，関節か，骨か？ tenosynovitisは見逃されやすいので要注意．
- 野外でのキズでは破傷風の予防も忘れずに．

第6章 感染性心内膜炎

感染症は難しい

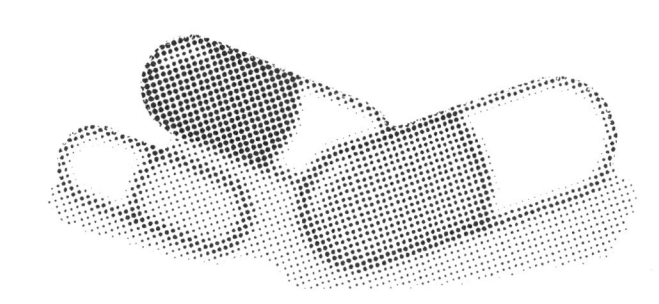

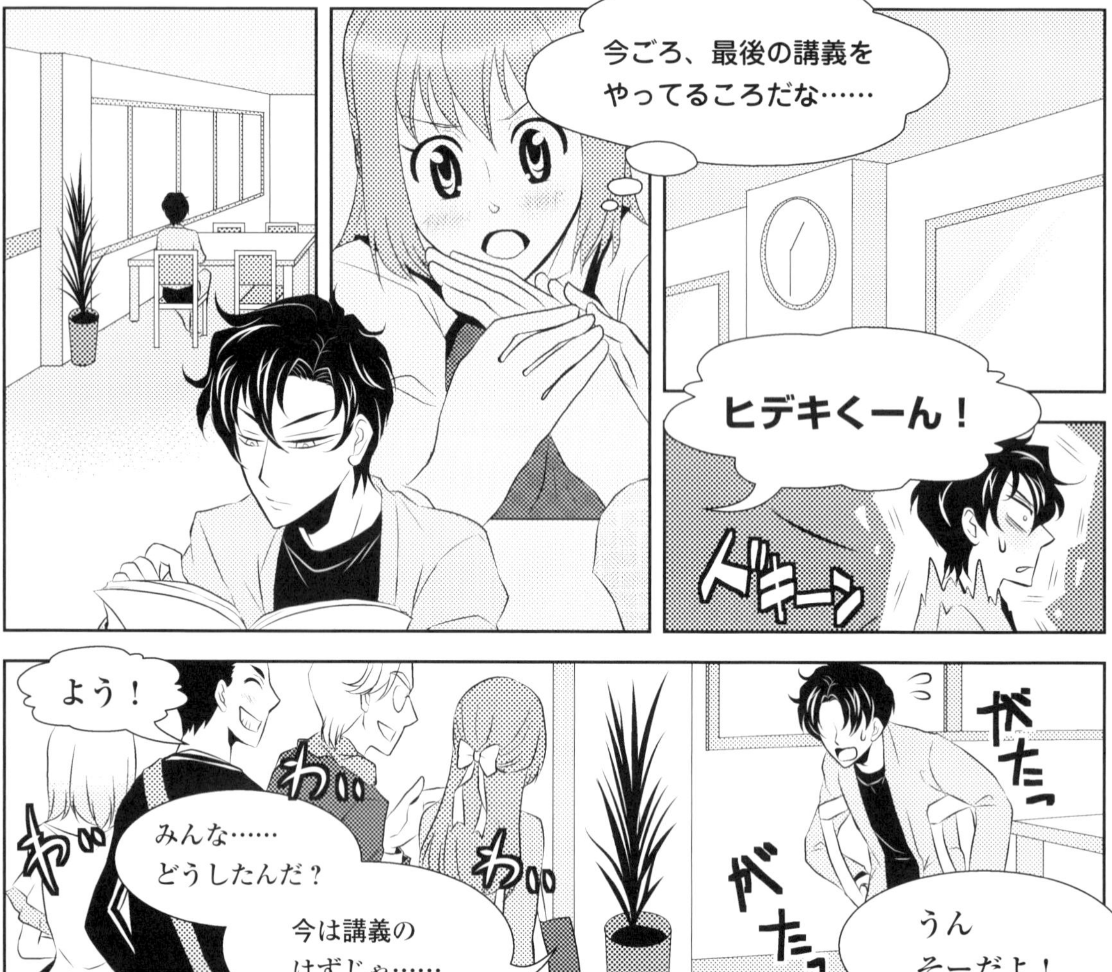
今ごろ、最後の講義をやってるころだな……
ヒデキくーん！
ドギーン
がたっ
がたっ
みんな……どうしたんだ？
今は講義のはずじゃ……
うん そーだよ！
わっ
わっ
わっ
よう！
よいしょ
どさっ
おい……一体何を始めるつもりだ？
今日はここで最後の授業をするんだよ！

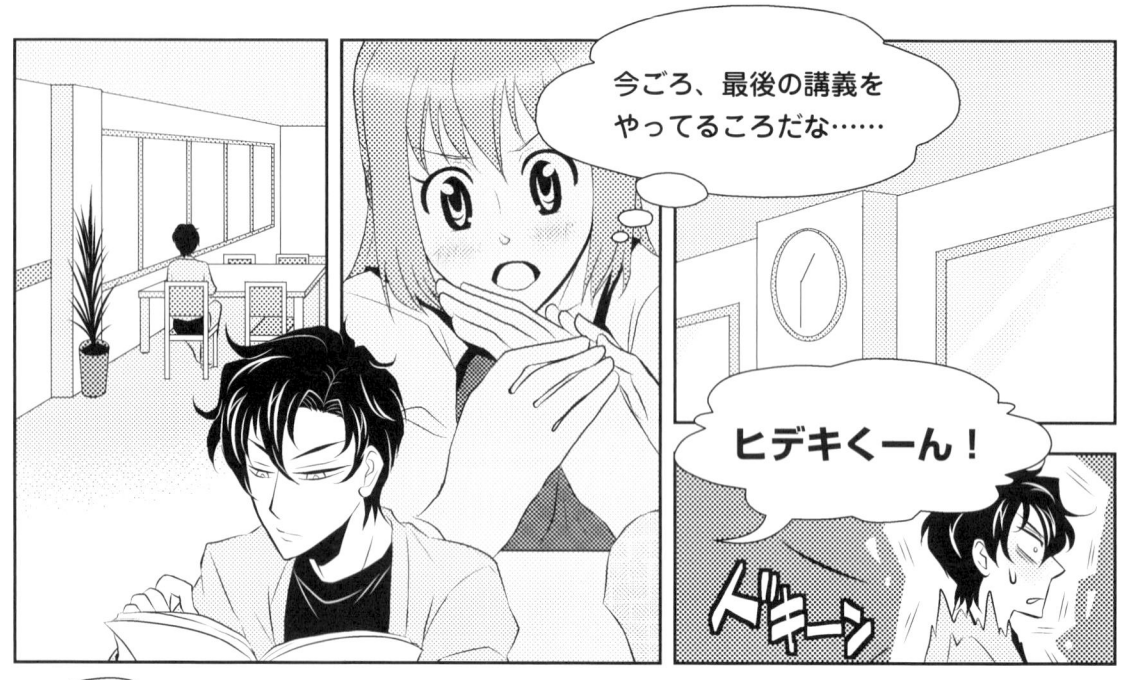

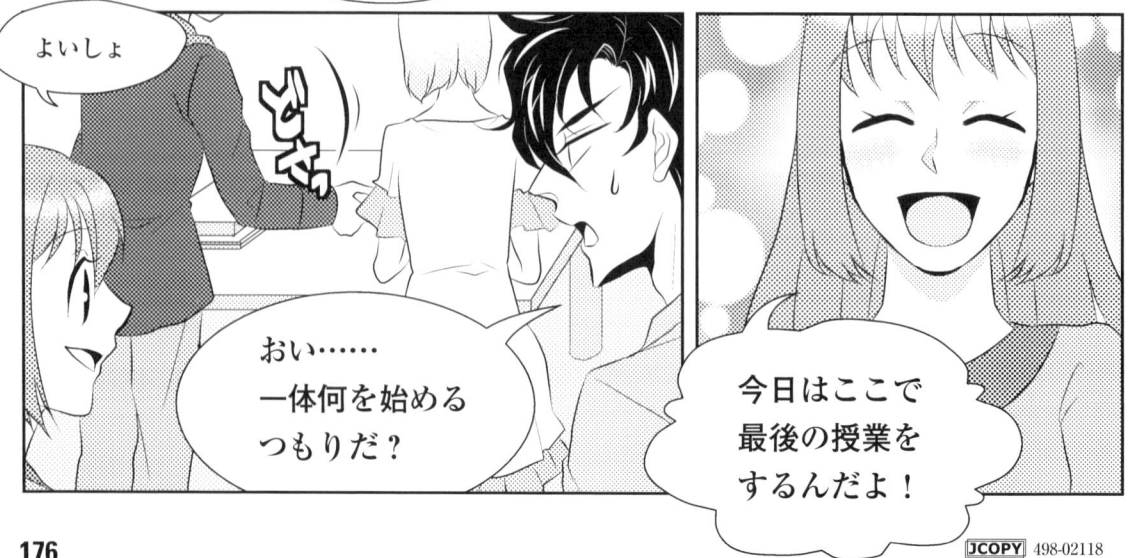

第6章 ◆ 感染性心内膜炎 感染症は難しい

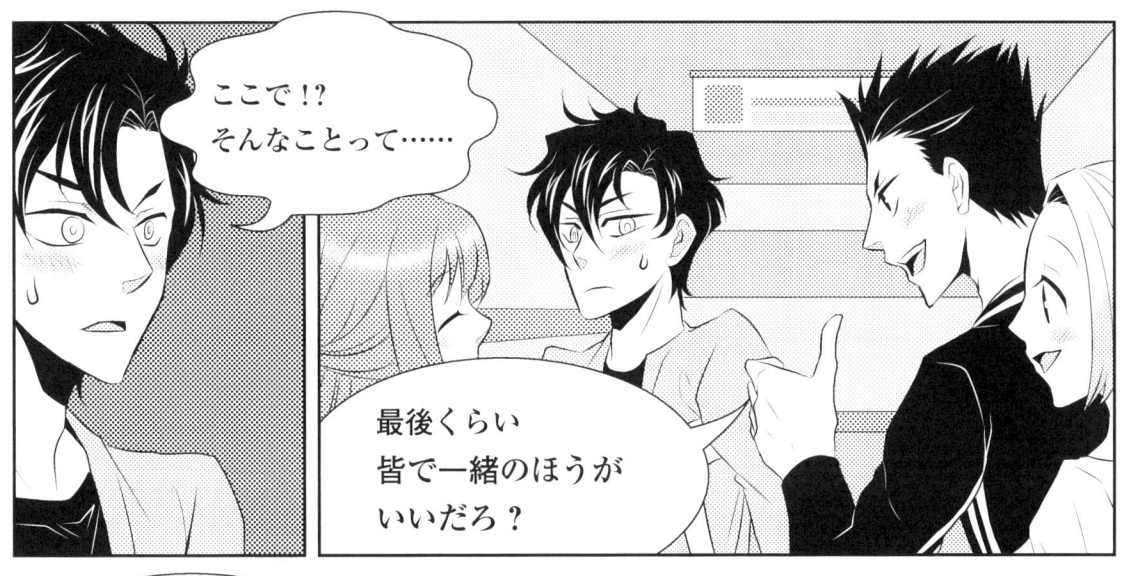

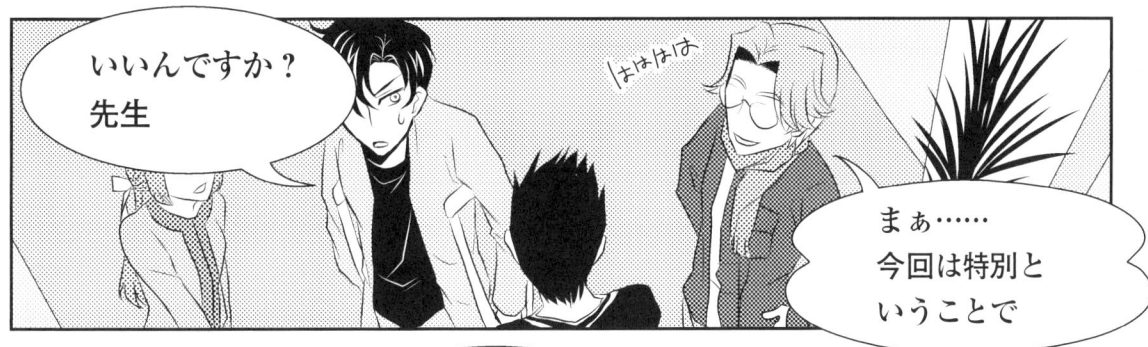

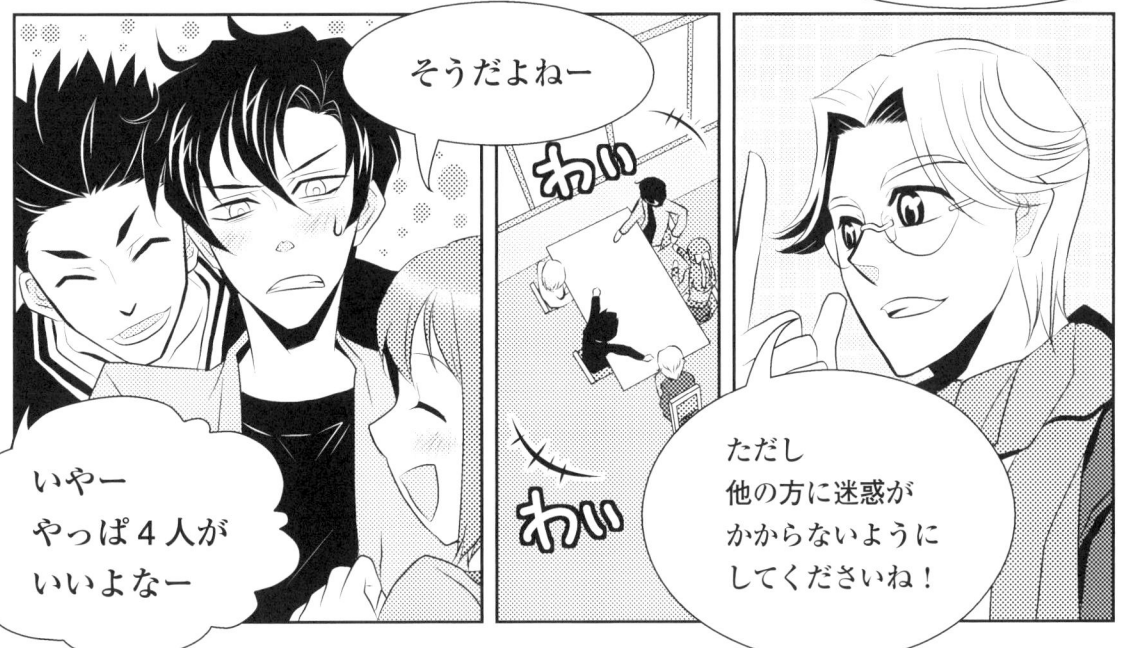

1 心内膜炎の症例

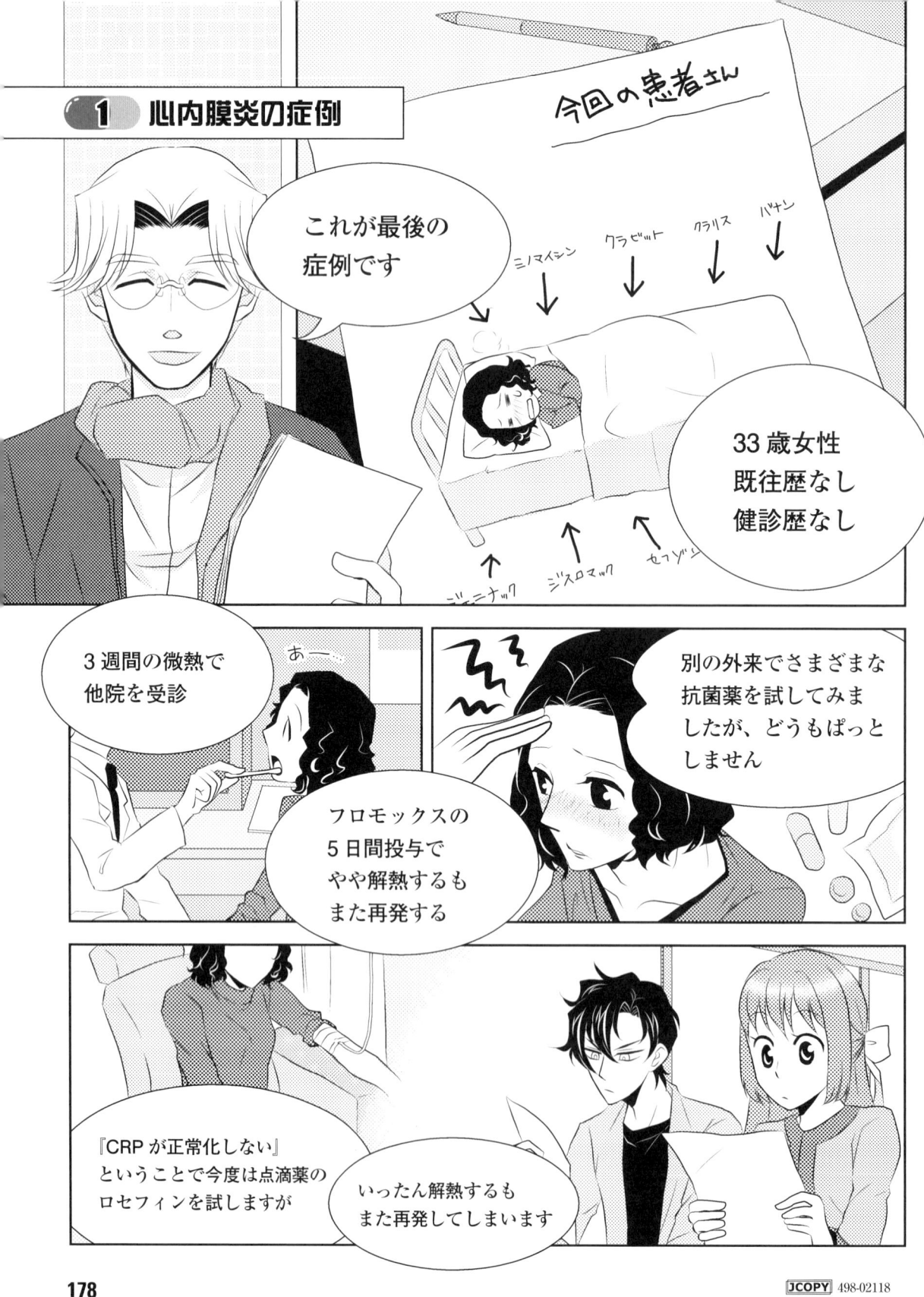

これが最後の症例です

今回の患者さん

↓ミノマイシン ↓クラビット ↓クラリス ↓バナン
↑ジェニナック ↑ジスロマック ↑セフゾン

33歳女性
既往歴なし
健診歴なし

3週間の微熱で他院を受診

フロモックスの5日間投与でやや解熱するもまた再発する

別の外来でさまざまな抗菌薬を試してみましたが、どうもぱっとしません

『CRPが正常化しない』ということで今度は点滴薬のロセフィンを試しますが

いったん解熱するもまた再発してしまいます

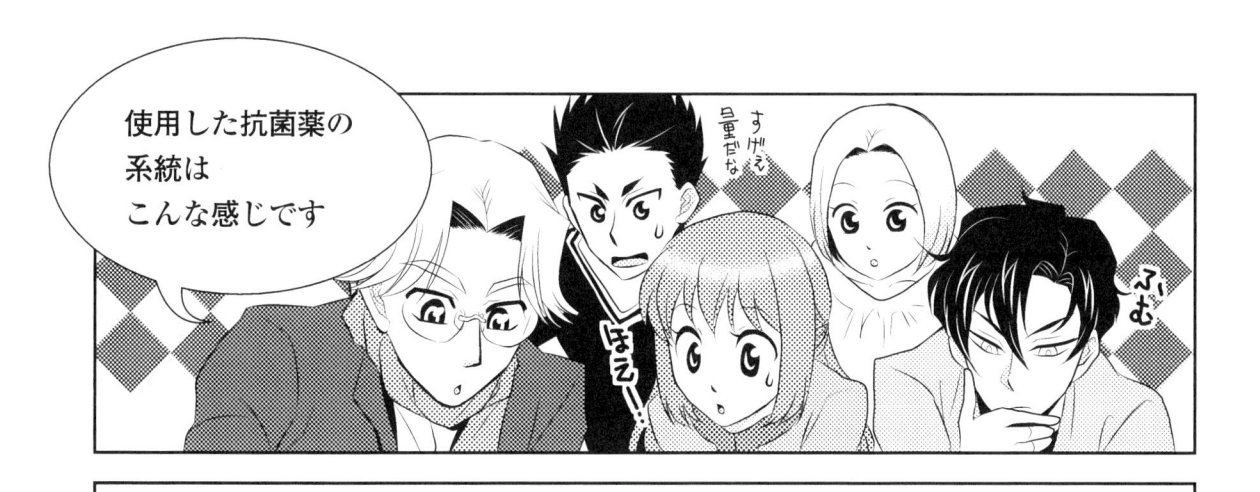

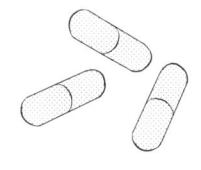

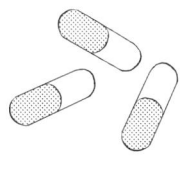

使用した抗菌薬の系統はこんな感じです

セフェム	クラリスロマイシン＝マクロライド系	レボフロキサシン＝ニューキノロン系
フロモックス	クラリス	クラビット
ガチフロキサシン＝ニューキノロン系	アジスロマイシン＝マクロライド系	セフジニル＝セフェム
ガチフロック	ジスロマック	セフゾン
セフポドキシム＝セフェム	ミノサイクリン＝テトラサイクリン系	セフトリアキソン＝セフェム
バナン	ミノマイシン	ロセフィン

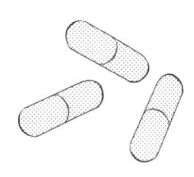

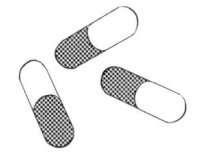

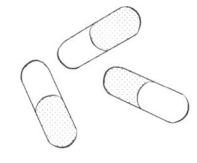

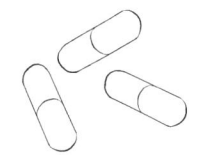

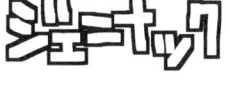

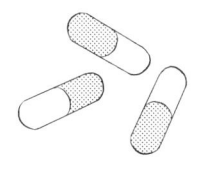

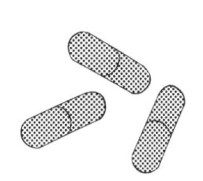

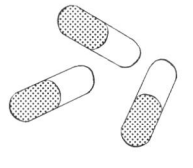

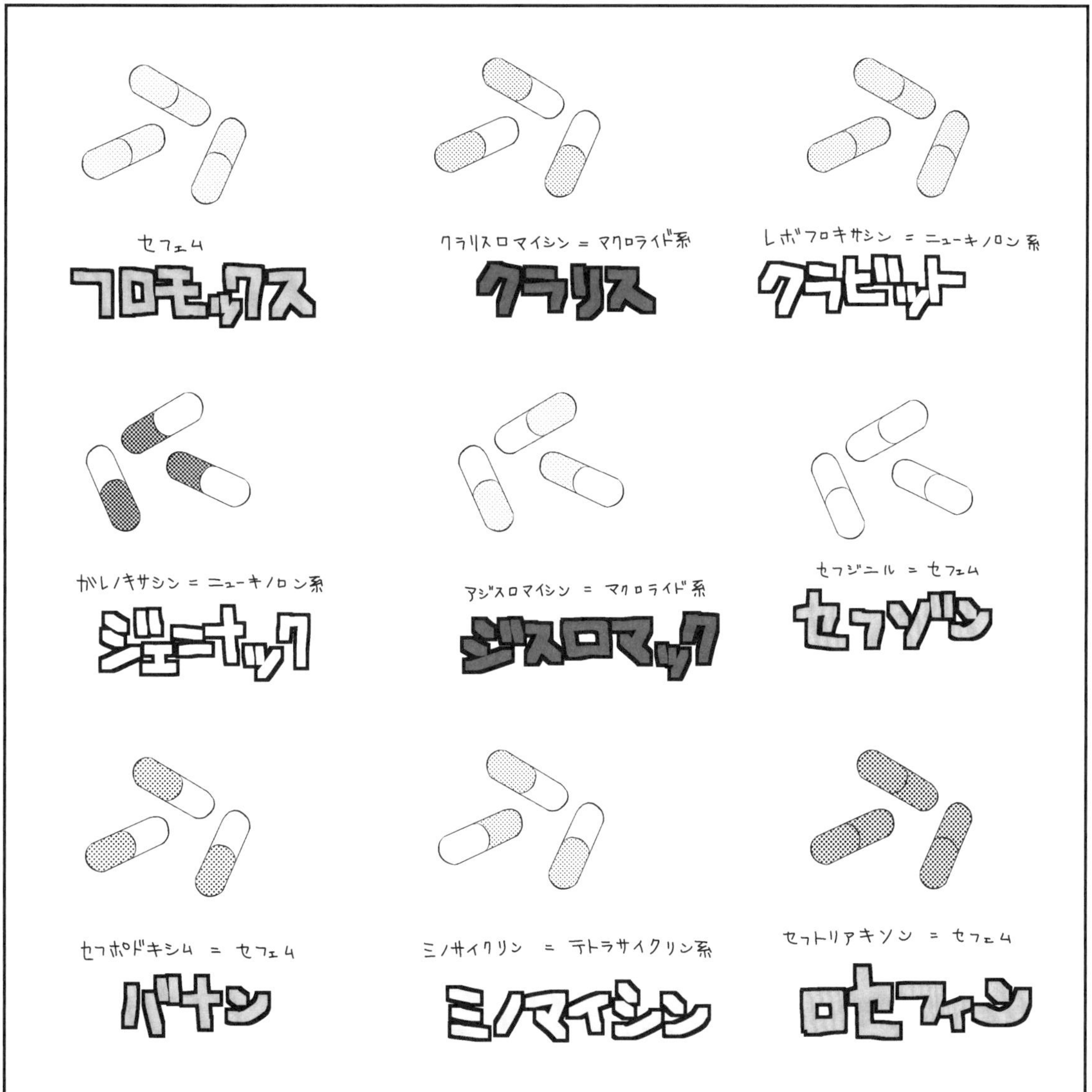

第6章 ◆ 感染性心内膜炎　感染症は難しい　　179

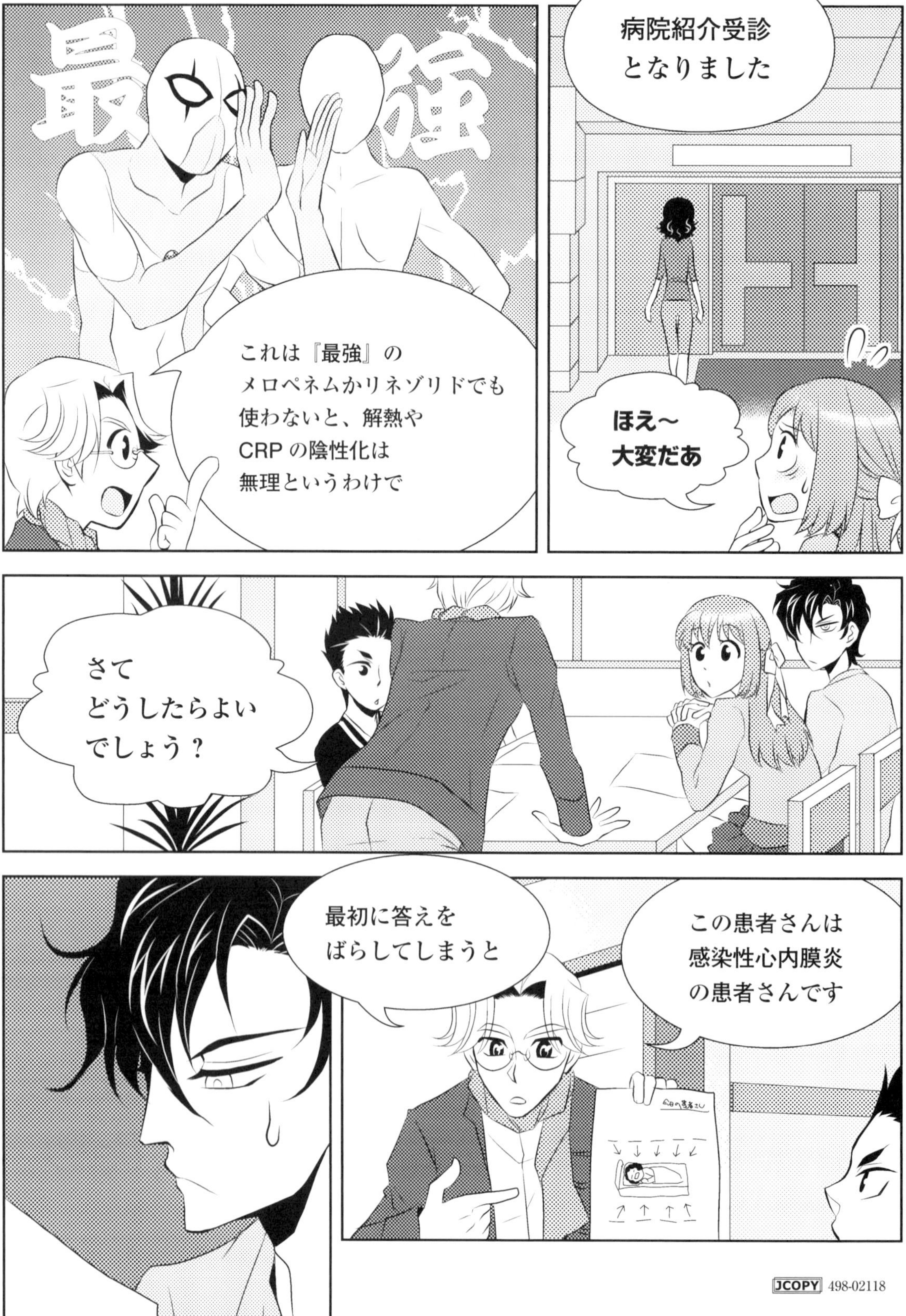
病院紹介受診となりました
ほえ～大変だあ
最強
これは『最強』のメロペネムかリネゾリドでも使わないと、解熱やCRPの陰性化は無理というわけで
さてどうしたらよいでしょう？
最初に答えをばらしてしまうと
この患者さんは感染性心内膜炎の患者さんです

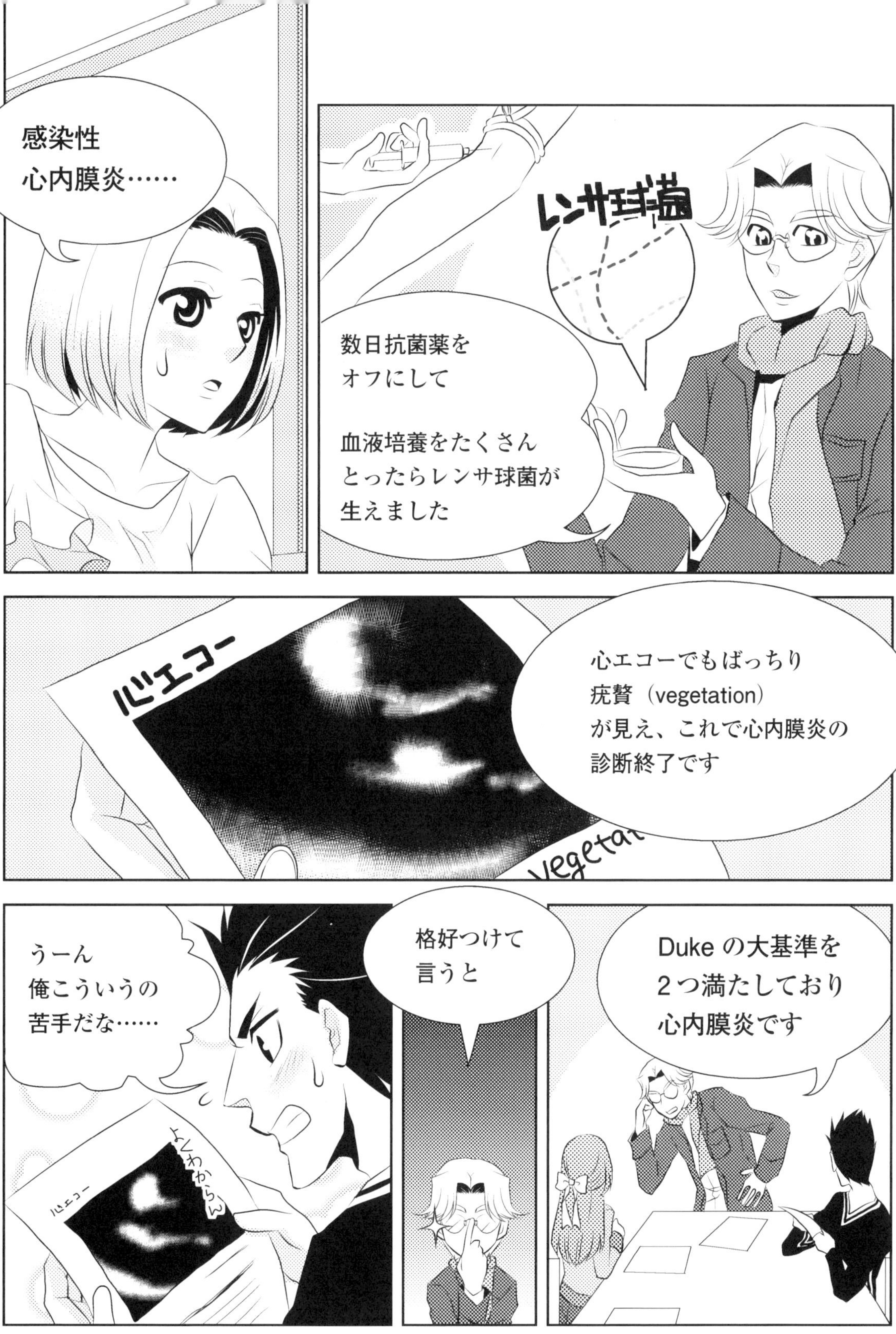

数日抗菌薬を
オフにして
血液培養をたくさん
とったらレンサ球菌が
生えました
レンサ球菌
感染性
心内膜炎……
心エコー
心エコーでもばっちり
疣贅（vegetation）
が見え、これで心内膜炎の
診断終了です
Duke の大基準を
2つ満たしており
心内膜炎です
格好つけて
言うと
うーん
俺こういうの
苦手だな……
よくわからん
心エコー

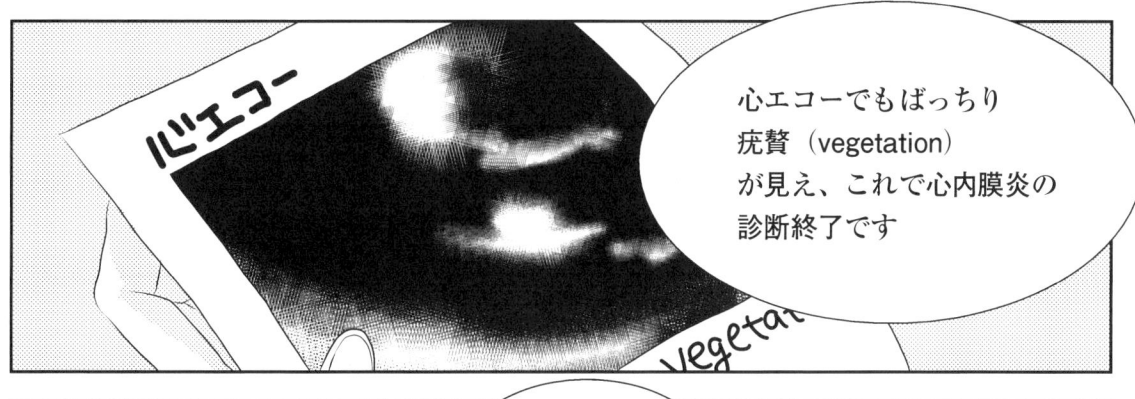

2 心内膜炎を見逃すな！

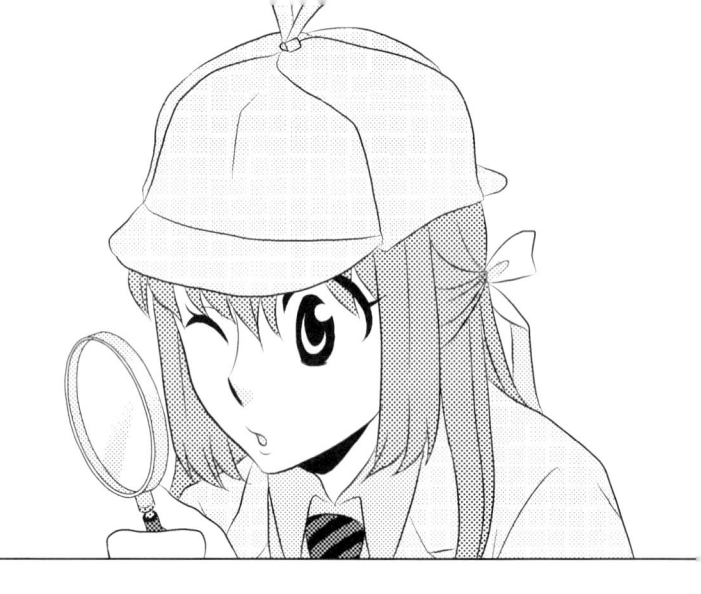

日本で見逃しの多い感染症ナンバーワンには，感染性心内膜炎にその称号が与えられると言えましょう．

そんな称号，全然うれしくないな……．

もちろん，見逃し症例の統計はとりにくいですし，数的に本当にナンバーワンかどうかはよく分からないんですけどね．

そうなんですか．

でも私個人の実感として「ああ，見逃されていた」とがっくりしてしまうインパクト的に，ナンバーワンなのです．

確かに，がっかりはしそうだな……．

臨床現場ですから，それは間違いはあります．

よく，『問診と診察だけで8割の病気は診断ができる』みたいに言う人もいますね．

それは，たぶん正しいコメントなんだと思います．

そうなんですか!?

でも，8割正解というのは2割不正解な訳で，午前の外来で20人診たら，そのうち4人は不正解なんです．

結構な人数だな．

毎日毎日不正解ということになりますね……．

でも，それが医療の本質だと思います．

そういうものなんですか……．

そこで僕らが頑張らなければならないのは，『間違えない』ことではなく間違えても取り返しが付くようにバックアップ体制を取っておくことでしょう．

確かに，全く間違えないなんて無理ですもんね．

『交通事故はないほうがよい』という考えが『あってはならない』『あるわけがない』と言って決め込んでしまうのがおかしいのと同じだな．

そうです．
まっとうな方なら，『そうはいっても事故は起きる』と，
シートベルトの普及やエアバッグの整備を考えるべきなんです．

『あってはならない』が『あるわけがない』に勝手に変換されるリスクを気をつけなければいけませんね．

でも，なんで感染性心内膜炎は見逃されるんスか？

それは，心内膜炎が循環器の病気と認識されていることに理由があると思います．

どういうことです？

確かに，心内膜炎は心臓の病気なので，循環器内科の先生がその勉強をしておくのは大事だと思いますし，そういう意味では心内膜炎は循環器の病気です．

まぁ，そうですね．

しかしながら，他の心臓の病気と違い，心内膜炎の患者さんは循環器の先生のところには来院しません．

『胸が痛い』『脈が飛ぶ』『息が苦しい』ならいいですが
『熱』『だるい』が心内膜炎のメインの症状です．

はい．

もちろん，進行すると心不全になりますが，それはかなり手遅れな状態です．

それ以前に診断しなくてはいけませんね．

同じことは意識消失発作，syncope にもいえるでしょう．
syncope の多くは心原性ですが，いきなり循環器に行かずに頭の CT をとってみたり，見当違いなワークアップがされているのはよく見ます．
病歴を十分に取っていないからでしょう．

なるほど．

心内膜炎の患者さんは，大抵はまず開業医さんや一般病院の内科外来に行きます．
膠原病科や免疫内科，内分泌なんかにも行くかもしれません．
合併症で四肢に紅斑とか作ると皮膚科に行くかもしれないし，
椎体炎を合併すれば整形外科に行くでしょう．

いろいろ考えられますね．

でも，99％の心内膜炎の患者さんは，発症時に循環器内科外来にはいきません．

それはマズイな．

したがって，心内膜炎を診断するグループと，心内膜炎が専門のグループに大きなギャップができてしまいます．
誤診，診断の遅れはこのためにやってくるのです．

なるほど～．

では，専門家外来に来ない患者さんの誤診を防ぐためにはどうしたらいいんですか？

それは，発熱患者の原理・原則をしっかり守ることにあります．

3 発熱患者の原理・原則

その1 診断の付いていない患者に安易に抗菌薬を処方しない！

第1の原則はこれです

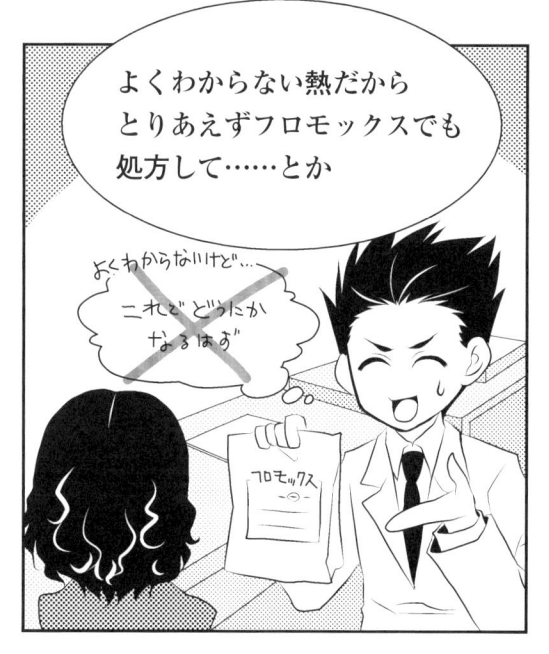

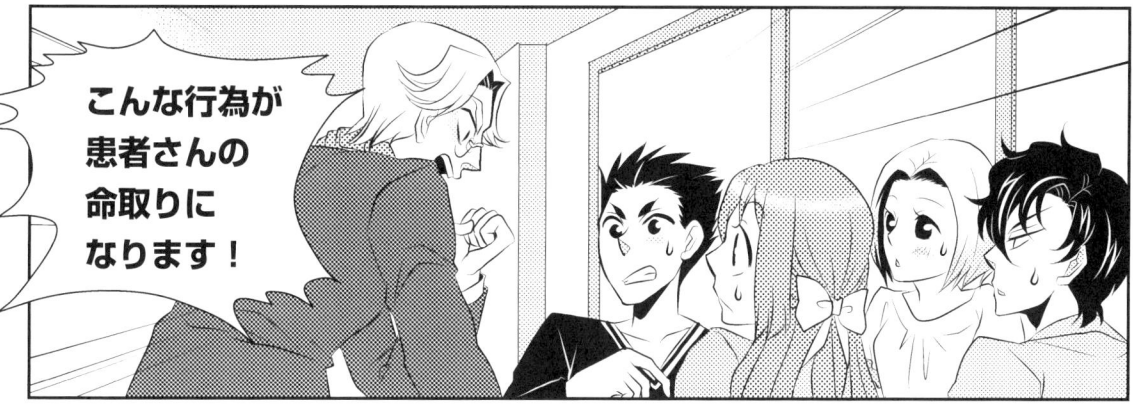

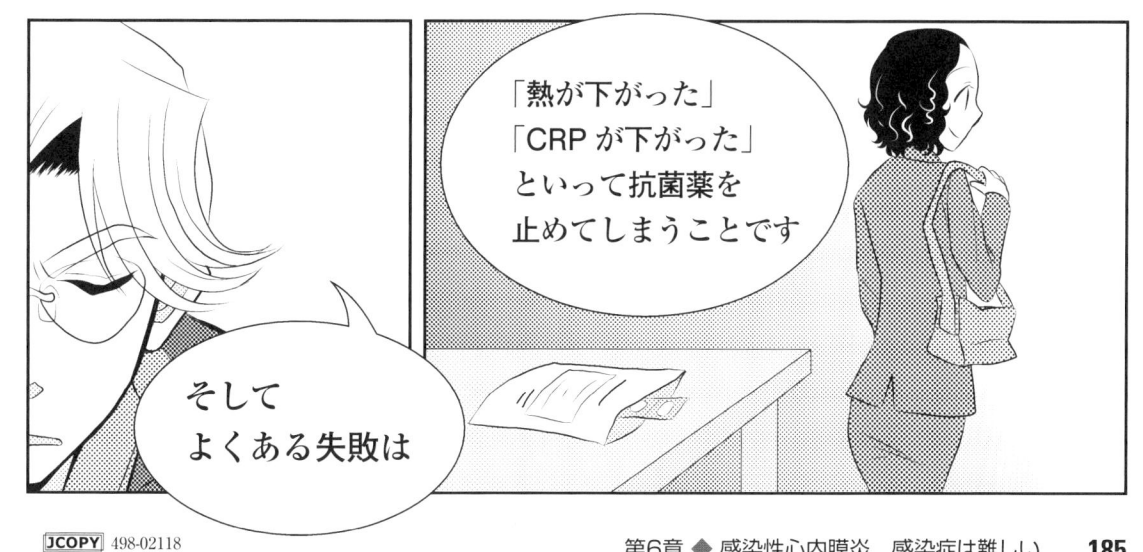

よくわからない熱だからとりあえずフロモックスでも処方して……とか

こんな行為が患者さんの命取りになります！

そしてよくある失敗は

「熱が下がった」「CRPが下がった」といって抗菌薬を止めてしまうことです

第6章 ◆ 感染性心内膜炎　感染症は難しい

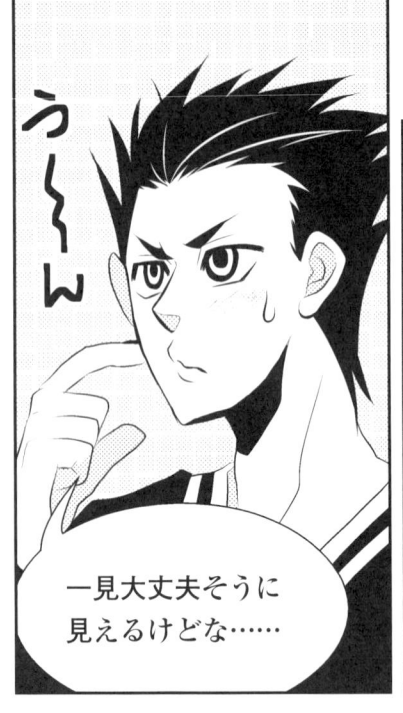

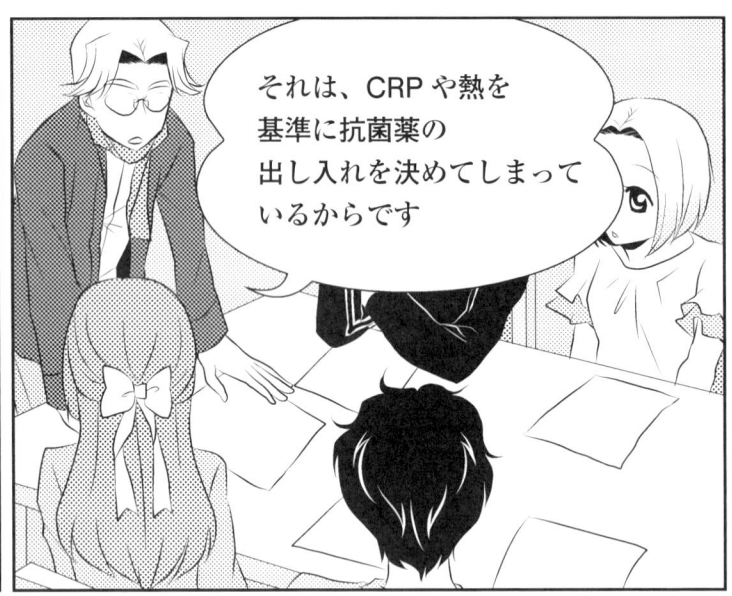

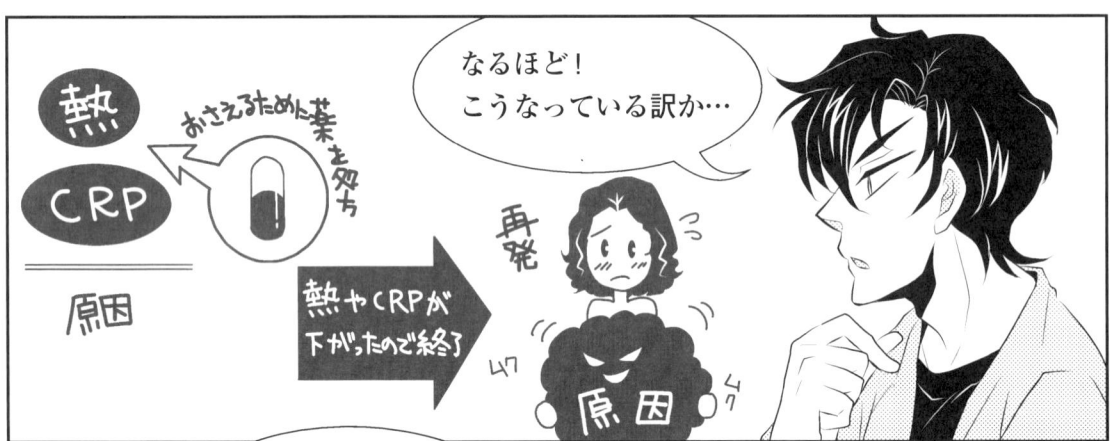

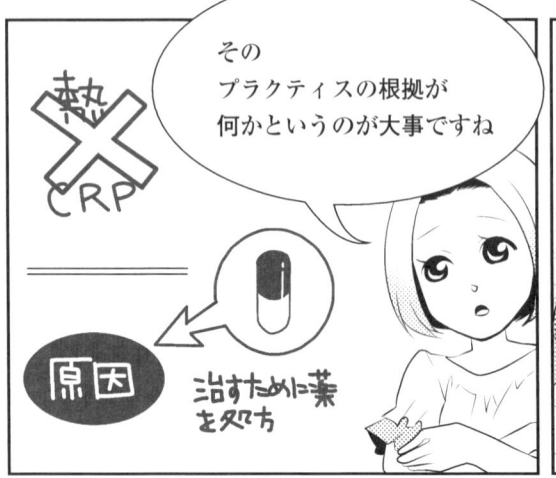

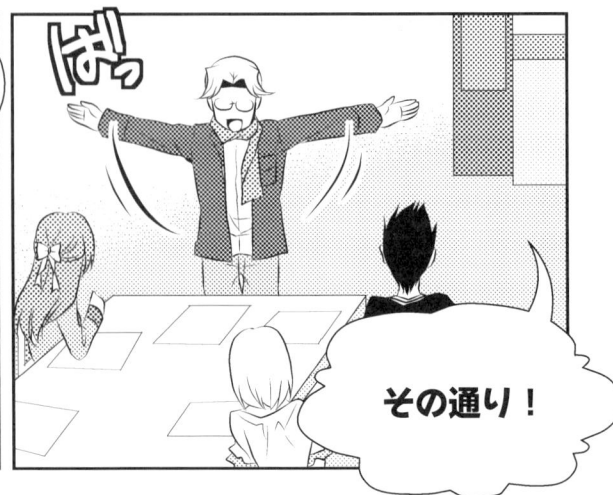

そもそも抗菌薬とはなんでしょう？

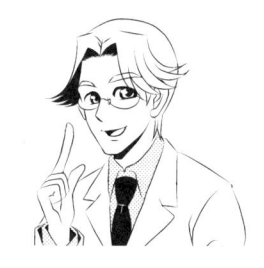

　抗菌薬は，ばい菌を殺す薬ですね．では CRP って何でしょうか．
　それは肝臓で作られる炎症マーカーです．抗菌薬が直接 CRP を下げているわけではないのです．
　ばい菌を殺した結果，CRP が下がる！　この点は要注意です．
　確かに，ばい菌を殺すと CRP が下がり，この 2 つは多くの感染症ではパラレルに進みます．
　しかし，当然この 2 つは同じものではないので，完全に同一ではありません．

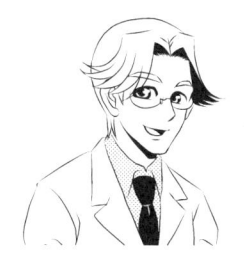

それはどういうことかと言いますと……

　例えば，心内膜炎の患者さん．抗菌薬を使うと熱は下がります．
　CRP も下がるでしょう．でも，細菌は死に絶えていません．
　心臓の弁にくっついている細菌は，活動性は弱まっていますが，そこにちゃーんと生きている．
　こいつらを殺し尽くさないと，また再発してしまうんです．

非常に残念なことに，このように安易に抗菌薬を投与され，しばらく熱は下がるんだけどまた再発する．
　また抗菌薬を出す，熱は下がる，やめる，熱上がる……と，こんなことを続けていると，どんどん弁は破壊され，疣贅は大きくなり，そしてある日どうしようもない心不全や，頭に飛んで意識がなくなった状態で病院に担ぎ込まれます．
　そうなってしまうと，もう困ってしまいます．
　いくら細菌を殺してもいったん物理的に壊された心臓や脳はそうは戻ってきません．
　生命を救ったとしても，その人の今後数十年の生涯はもう大きく違うものになることを強いられるのです．
　それが，考えなしにフロモックスなどを数日投与し続けた結果です．
　当然と言えば当然ですが，我々医療者は患者さんの命に関わる仕事をしています．
　外来で数週間の熱という患者さんですと，わりと元気そうですし，しゃべっていますし，歩いてますし，この人が今後生死の境をさまようなんて考えづらいかもしれません．
　でも，だったら「なぜ」そこで抗菌薬を使ってしまうのか？

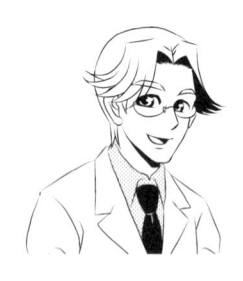

> 元気なんだから慌てなくたっていいのです
> しっかり血液培養を取って，しっかり診断をし，きちんと治療すればよいのです

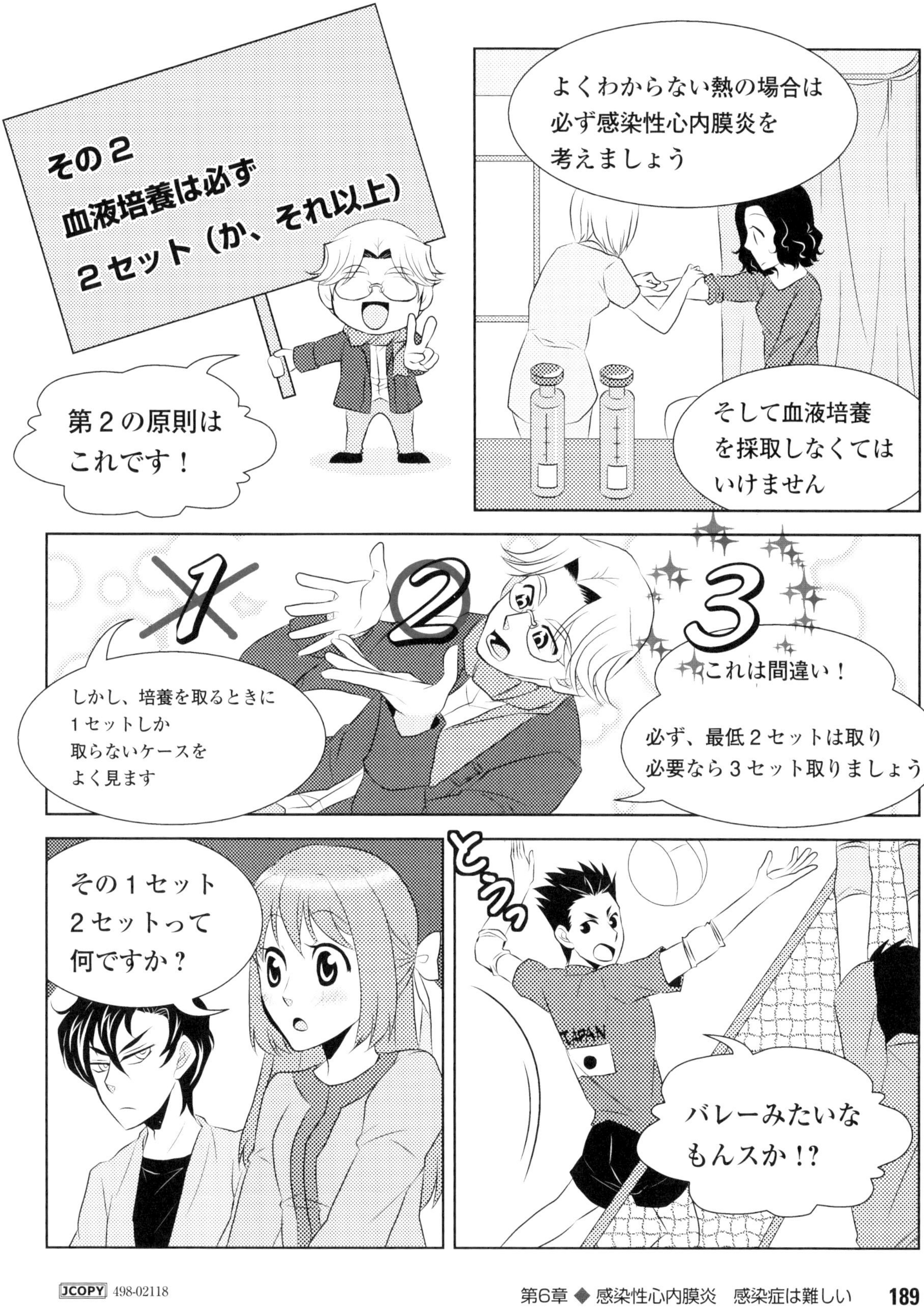
よくわからない熱の場合は
必ず感染性心内膜炎を
考えましょう
そして血液培養
を採取しなくては
いけません
その２
血液培養は必ず
２セット（か、それ以上）
第２の原則は
これです！
しかし、培養を取るときに
１セットしか
取らないケースを
よく見ます
これは間違い！
必ず、最低２セットは取り
必要なら３セット取りましょう
その１セット
２セットって
何ですか？
バレーみたいな
もんスか!?

> 1 セットというのは
> 1 回採血することを言います

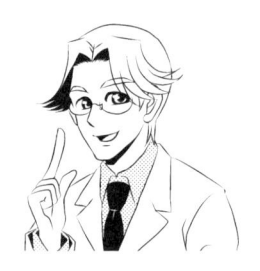

血液培養ボトルは通常 2 種類あり，嫌気ボトルと好気ボトルと呼ばれます．
それぞれ嫌気性菌，好気性菌が生えやすいのです．
なので，もう一度，別の部位から採血をして同じように 2 本のボトルに分注します．
このように，採血 2 回，ボトルが 4 本の状態を作ることを血液培養 2 セットと言います．

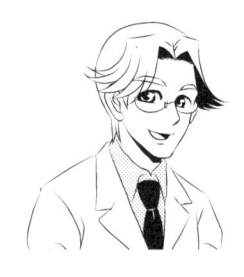

> どうしてこんな面倒くさいことを
> するかというと……

一つには，検出感度を高める目的があります．
しかし，感染性心内膜炎の診断において大事なのは，むしろ特異度でしょう．
繰り返し血液培養から同じ細菌が出てきた場合，それが心内膜炎である可能性が高まってくるのです．
心内膜炎は血液の中にばい菌が巣くっている病気ですから，血液培養が陽性になりやすいんです．
実際，Duke の基準でも，複数の血液培養が繰り返し陽性になるという項目があるんです．
よく，多くの病院でこの血液培養を取らなかったり，1 セットしか取らなかったりして失敗しています．
血液培養 2 セットは医療の基準，スタンダードですから，心電図は 12 誘導であるように，胸部 X 線写真は横隔膜も撮影しなければならないように，きちんと基本を守ってやりましょう．

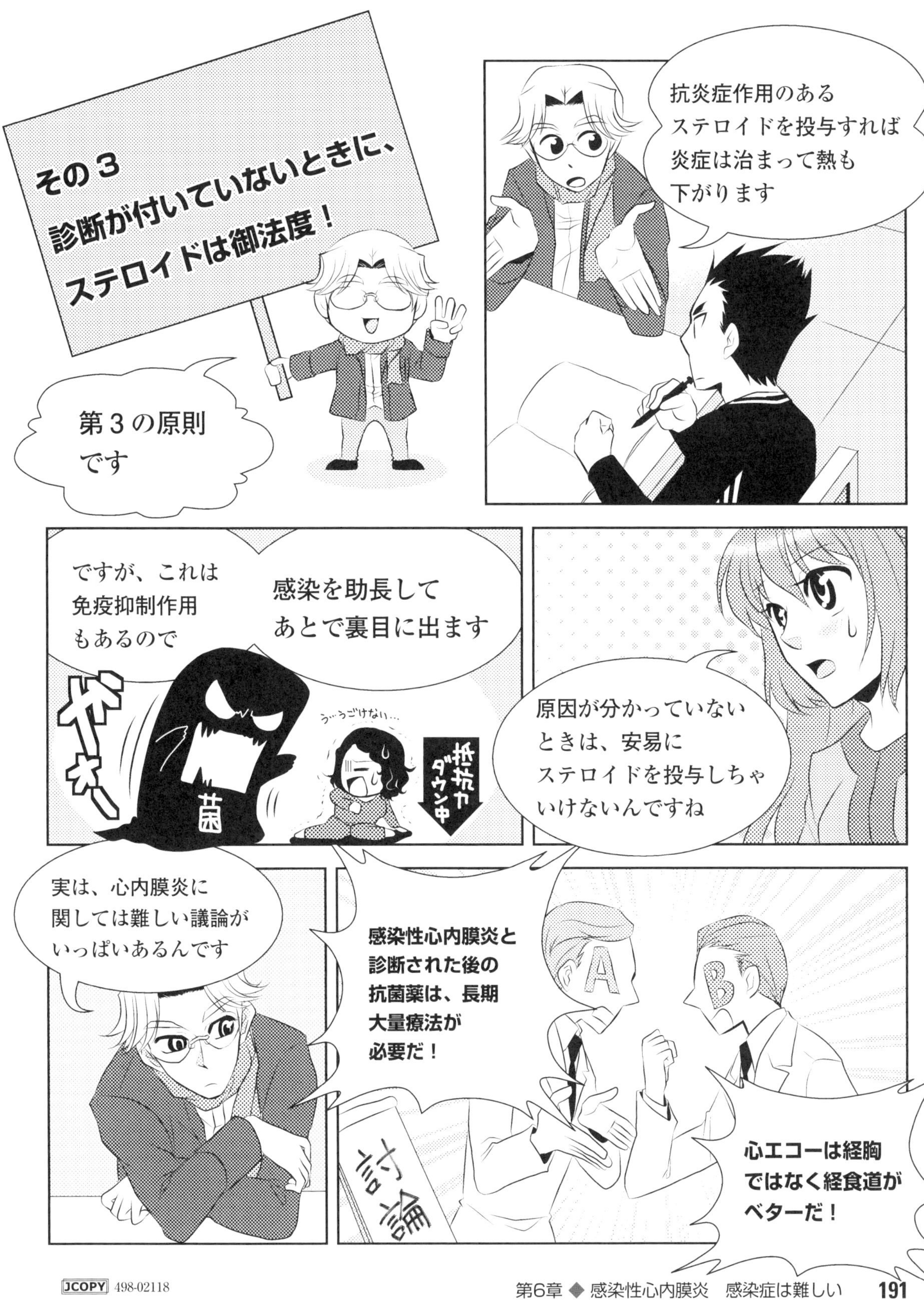

その３
診断が付いていないときに、
ステロイドは御法度！
第３の原則です
抗炎症作用のあるステロイドを投与すれば炎症は治まって熱も下がります
ですが、これは免疫抑制作用もあるので
感染を助長してあとで裏目に出ます
菌
う…うごけない…
抵抗力ダウン中
原因が分かっていないときは、安易にステロイドを投与しちゃいけないんですね
実は、心内膜炎に関しては難しい議論がいっぱいあるんです
感染性心内膜炎と診断された後の抗菌薬は、長期大量療法が必要だ！
A
B
心エコーは経胸ではなく経食道がベターだ！
討論

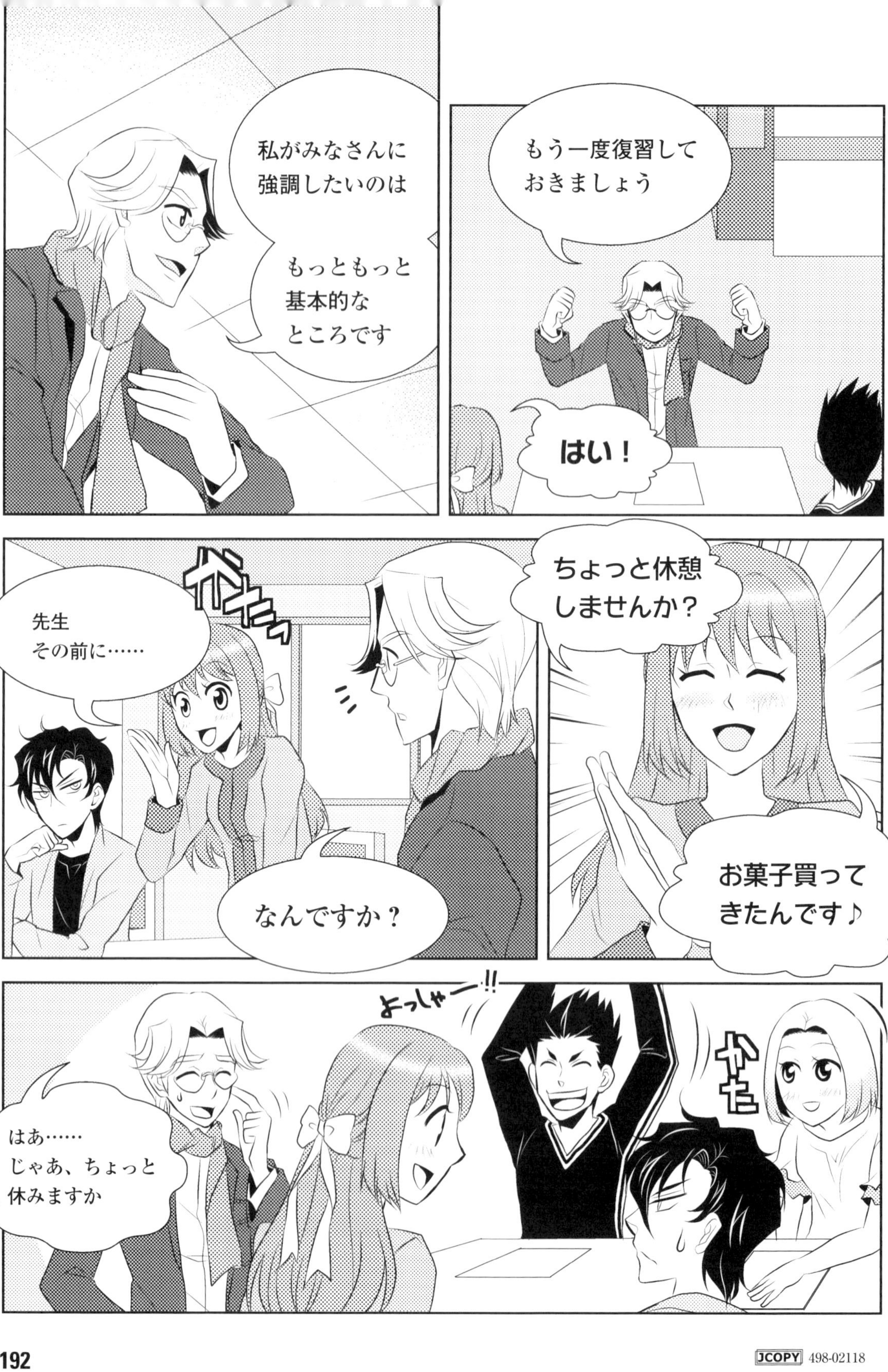

JCOPY 498-02118

4 感染症は難しい

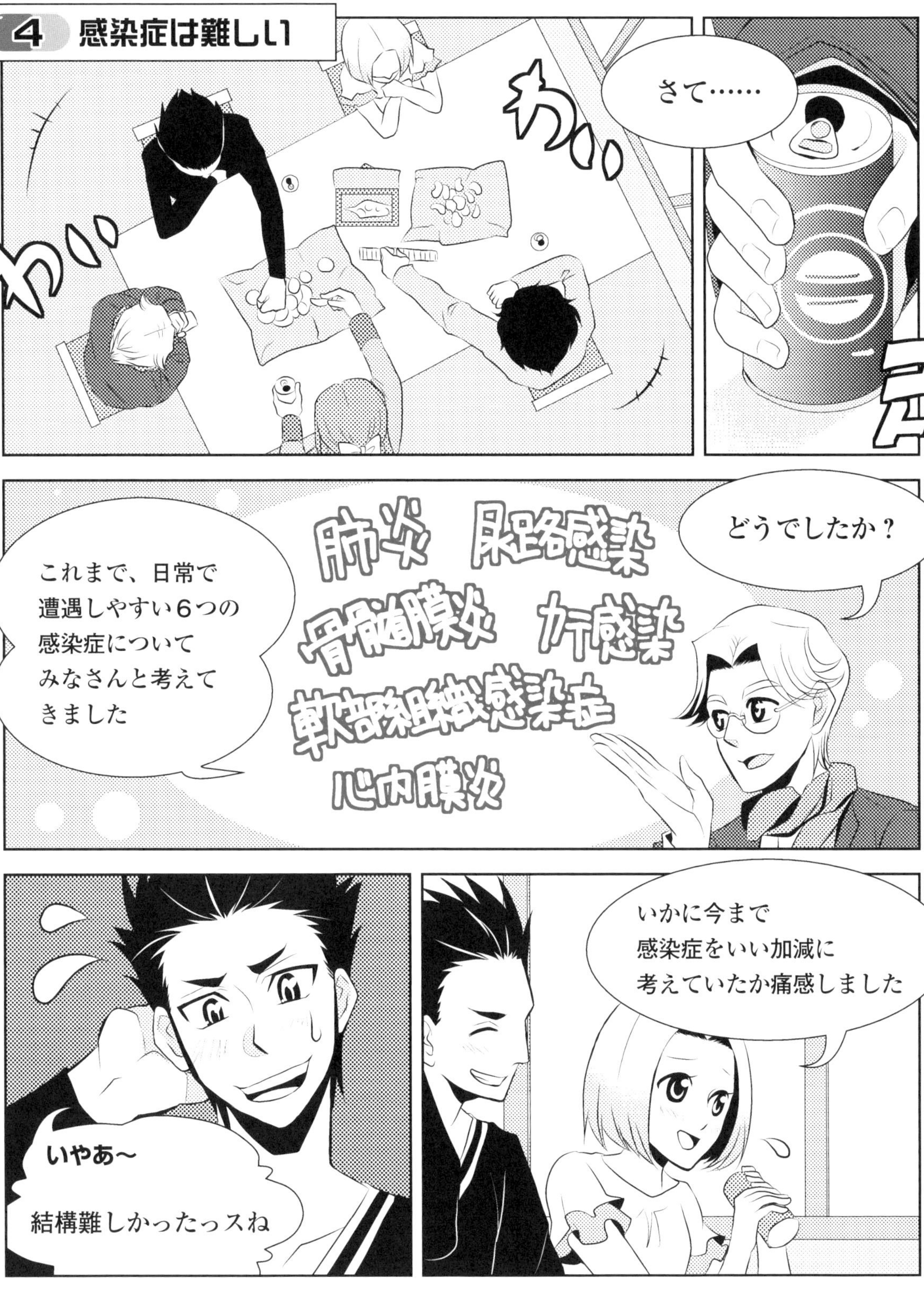
さて……
コト
わいわい
わいわい
どうでしたか？
これまで、日常で
遭遇しやすい６つの
感染症について
みなさんと考えて
きました
肺炎　尿路感染
骨髄膜炎　肝感染
軟部組織感染症
心内膜炎
いかに今まで
感染症をいい加減に
考えていたか痛感しました
いやあ～
結構難しかったっスね

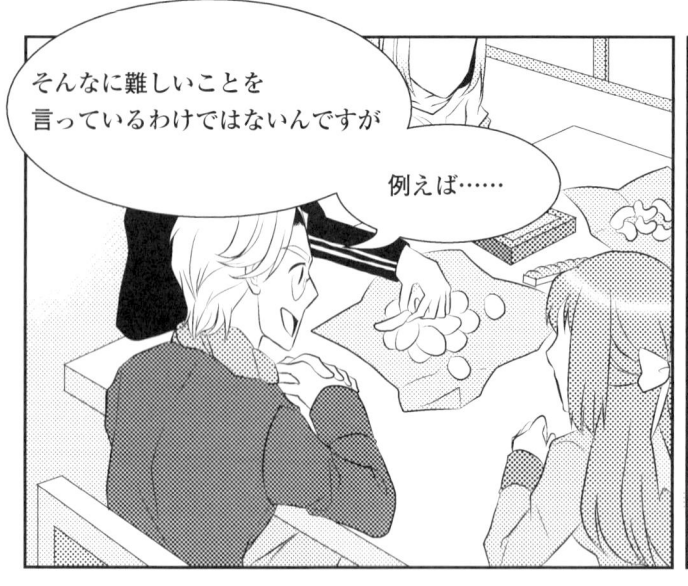

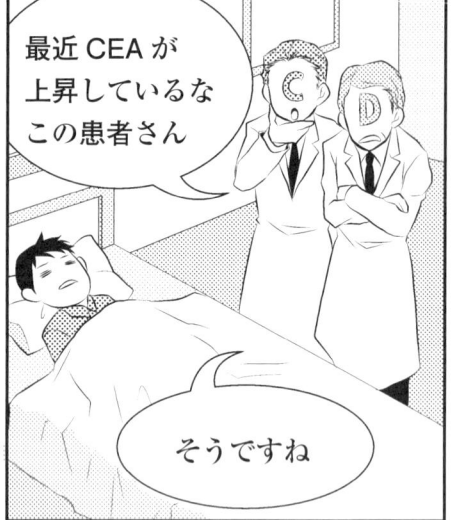

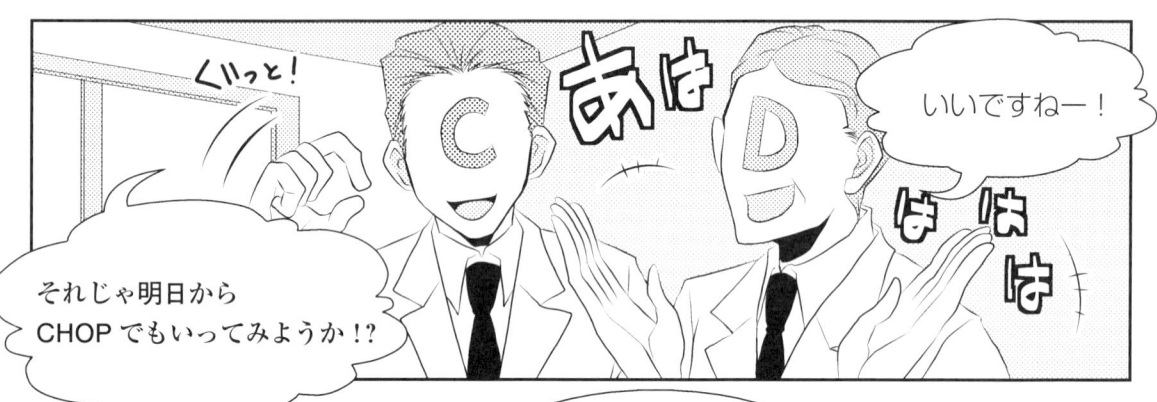

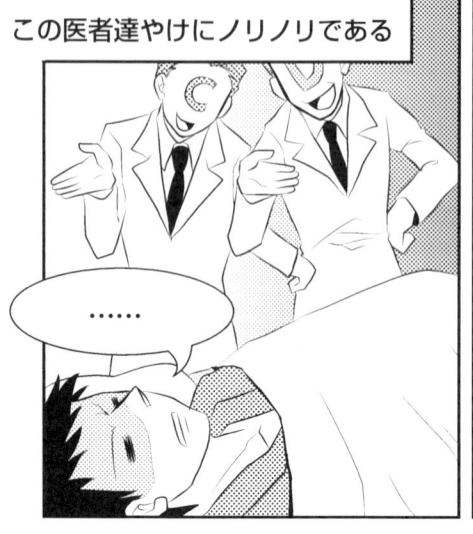

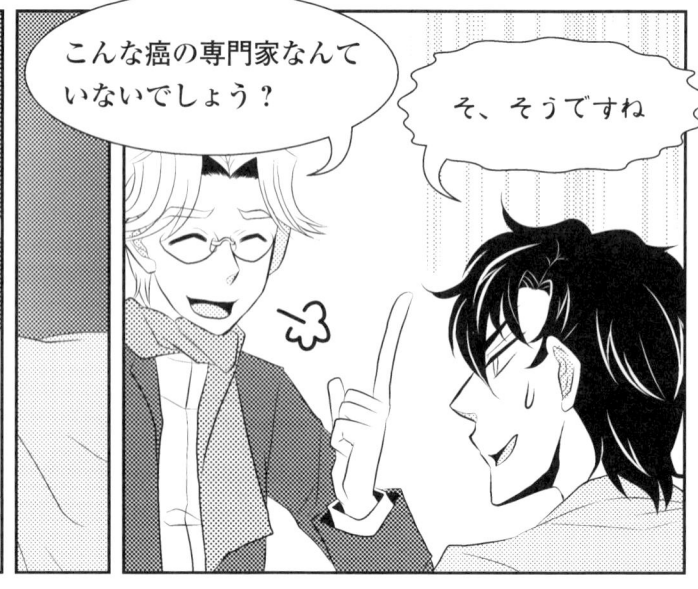

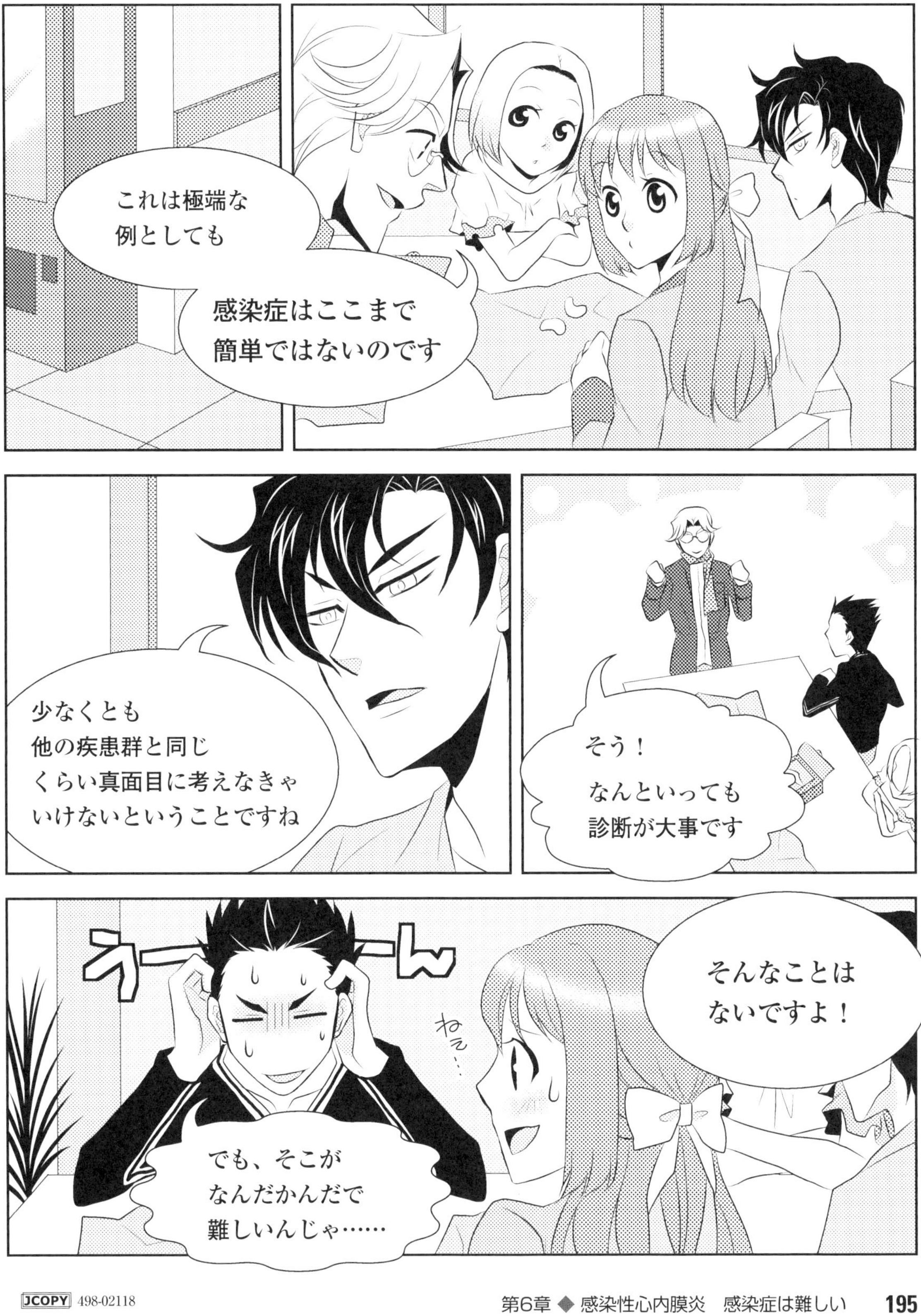
これは極端な例としても
感染症はここまで簡単ではないのです
少なくとも他の疾患群と同じくらい真面目に考えなきゃいけないということですね
そう！
なんといっても診断が大事です
うーーん
でも、そこがなんだかんだで難しいんじゃ……
ねぇ…
そんなことはないですよ！

感染症の診断は，以下の３つの キーワードで分かります

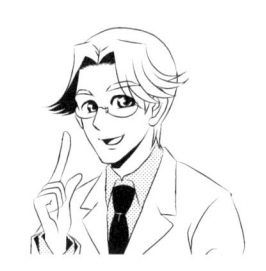

1．感染臓器はどこか？
　感染臓器は，病歴と診察，それに検査（血液検査や画像）を加えて確定します．

2．原因微生物は何か？
　原因微生物を見つける方法は３つ．１つ目はグラム染色，２つ目は培養検査，３つ目はその他，です（抗原抗体，遺伝子検査など）．

3．患者は重症か軽症か？
　患者の状態は，意識状態やバイタルサイン，各種検査で評価します．間違ってもCRPが高い，ということだけで重症患者扱いしてはいけません．

　感染症は普遍的なので，感染症のプロ，専門家が全てを牛耳り，感染症と名が付けば専門家が片っ端から治療していくなんて構図は成り立ちません．
　脳腫瘍は脳外科医が，心臓の手術は心臓血管外科のゴッドハンドのお出ましですが，感染症屋の役割はそういうところにはないのです．
　私達の仕事は，どの科に行っても遭遇する感染症に，まっとうに立ち向かっていけるよう各科の先生をお手伝いすることです．
　それができれば，OKなのですね．
　感染症は難しいですが，分かってくると楽しいものです．
　『感染症は簡単』から，『感染症は難しい，でも楽しい』へと，そういう気持ちの変遷を是非皆さんにも味わっていただきたいなと思います．

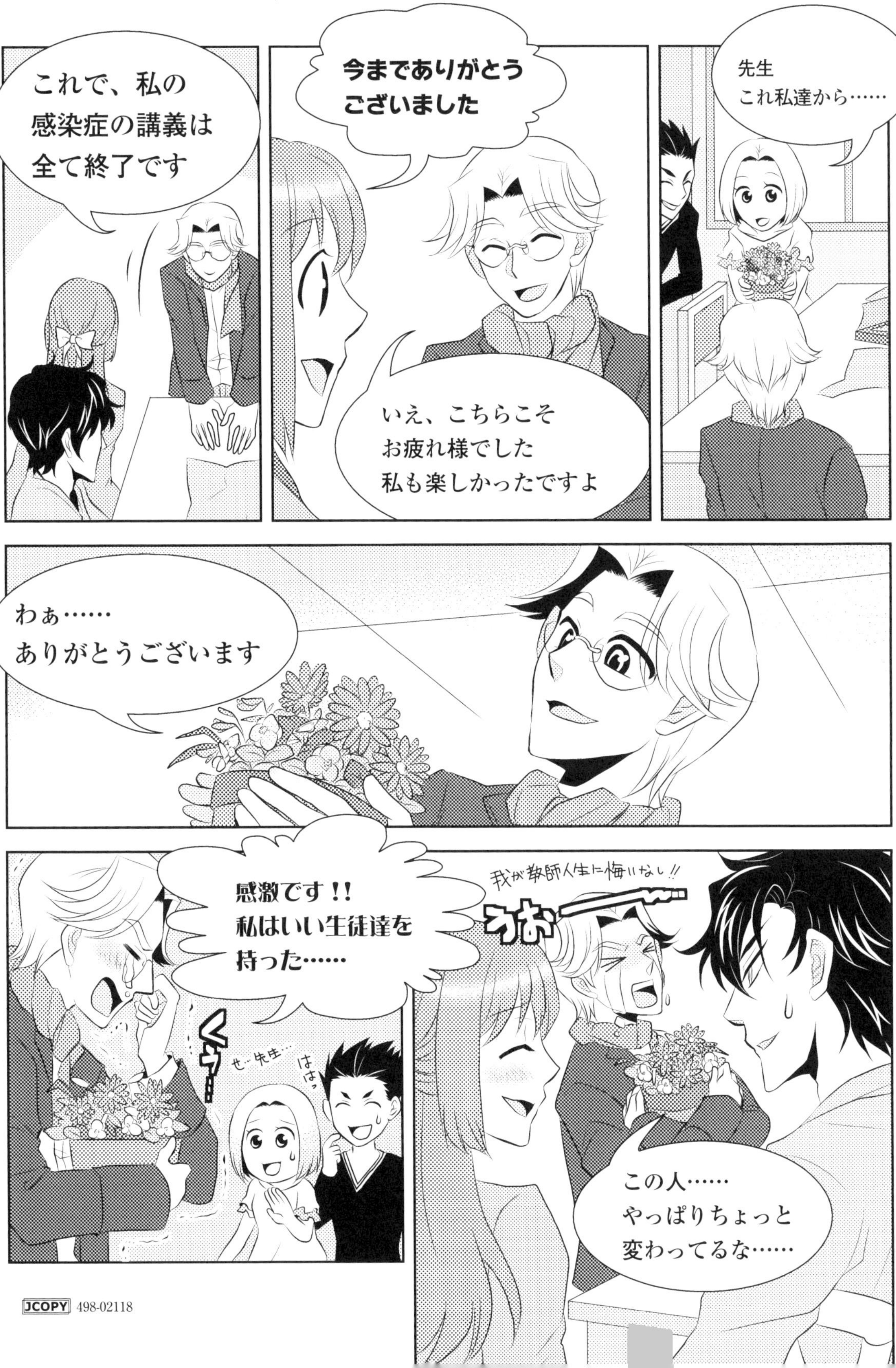
これで、私の
感染症の講義は
全て終了です
今までありがとう
ございました
いえ、こちらこそ
お疲れ様でした
私も楽しかったですよ
先生
これ私達から……
わぁ……
ありがとうございます
感激です!!
私はいい生徒達を
持った……
くッ…
せ…先生…
はは…
我が教師人生に悔いなし!!
わおーーー…
この人……
やっぱりちょっと
変わってるな……

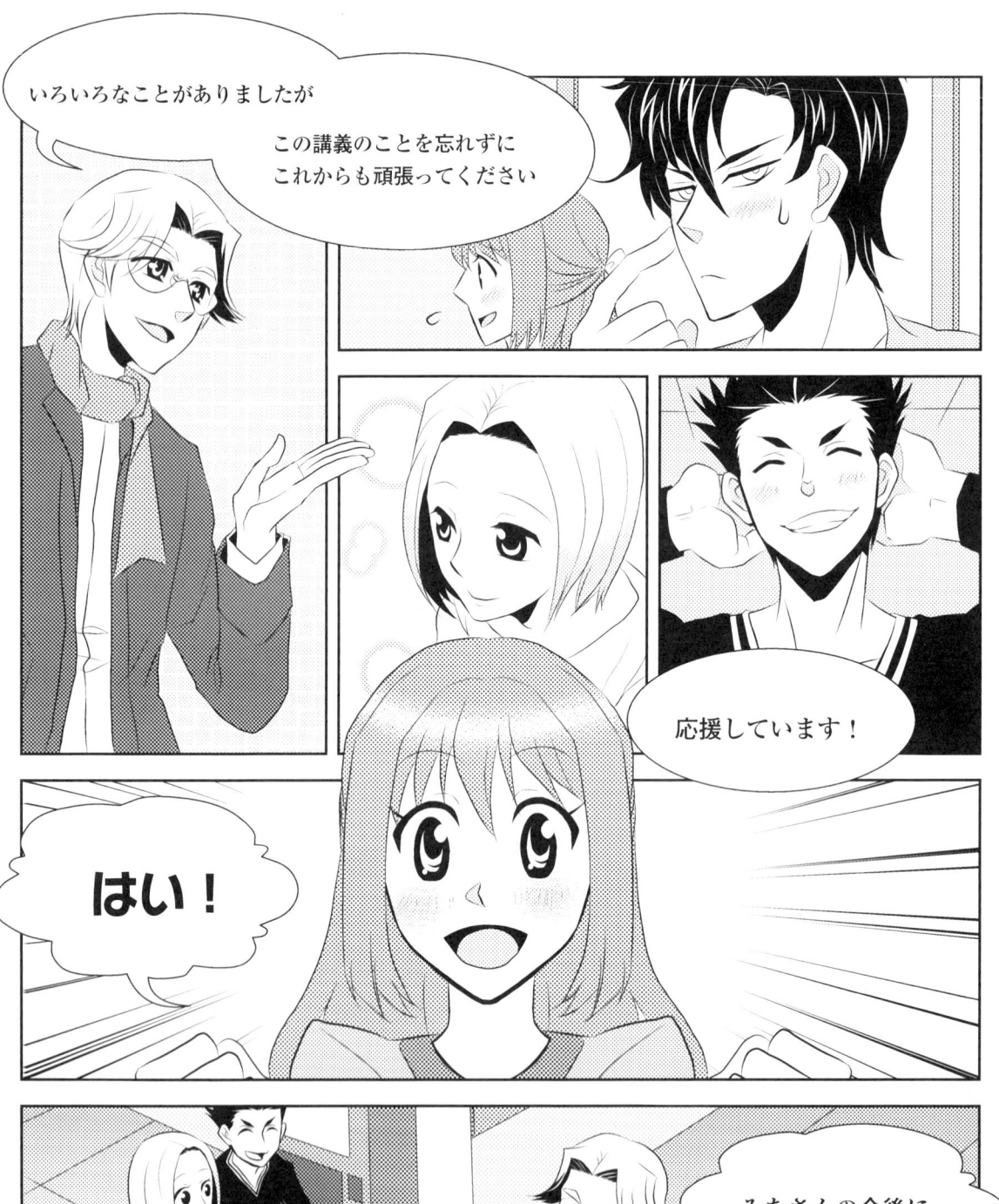

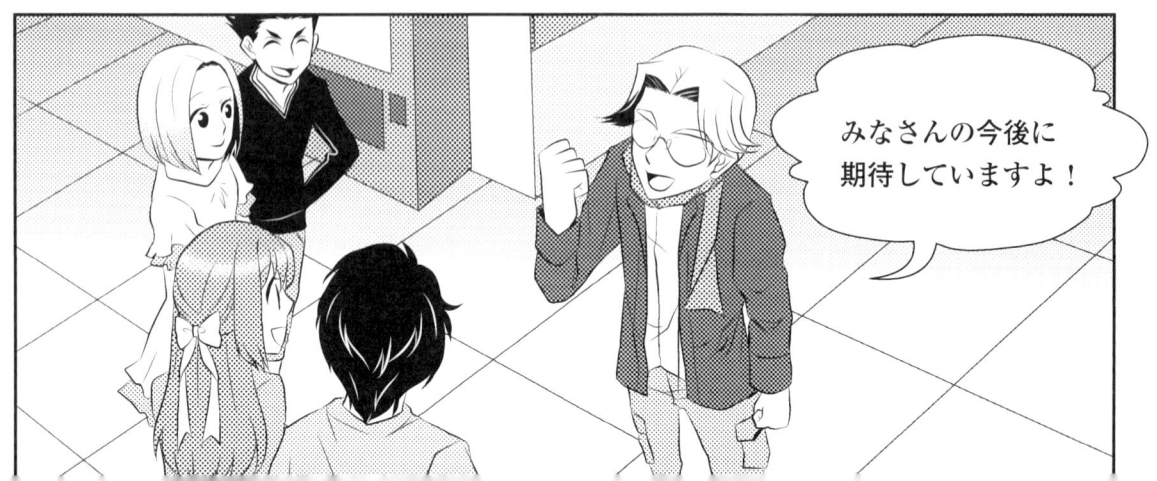

いろいろなことがありましたが
この講義のことを忘れずに
これからも頑張ってください

応援しています！

はい！

みなさんの今後に
期待していますよ！

6 フォローアップ

　僕が前職の亀田総合病院に異動したとき，病院で感染性心内膜炎の症例が激増した，というデータがあるそうです．
　そう，私が心内膜炎の原因で……
　んなわけはなく，心内膜炎は容易に見逃されてしまうのですね．そして，うやむやになってしまう．だから，一所懸命探すようにすると，見かけ上症例が激増します．

これは，

CRP が高い
↓
抗菌薬
↓
CRP が下がる

という世界観で診療をしていると陥るピットフォールです．心内膜炎の患者さん，熱があってCRP が高い．経口抗菌薬を数日使うと，熱も下がるし，CRP も下がる．

しばらくの間は．

　そうこうしているうちに，また熱が上がってしまいます．それで別の医療機関に行く．このようにまったく無検証，無反省なままに日常が過ぎていくのです．弁膜破壊が進んで，いきなり心不全になったり，頭に疣贅が飛んで半身麻痺になったり，大きなイベントが起きるまで，このような見逃し・実検証のサイクルは続けられます．
　だから，心内膜炎はとても怖いのです．この疾患の存在を，十分に理解しておく必要があります．
　やはり，きっかけは血液培養だと思います．心エコーも Duke の基準では大きな要素ですが，あれは最後の詰めですね，詰め．まず心内膜炎を臨床的に疑ったらきちんと血液培養を取りましょう．

　なんとなく，外来診療で血液培養とかだと，『イメージ』で拒否的な反応が返ってくるものです．「ええ？　このひと外来でぴんぴんしているのに，なんで血液培養取るんですか？」って．

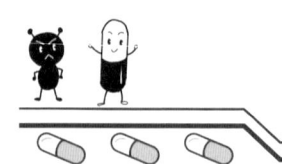

あれですね，そういう人は心内膜炎と敗血症のゲシュタルトがごちゃごちゃになっているんですね．心内膜炎は外来にくるゆっくりした病気で，患者さんも割と元気，ちゃんとしゃべれるし，ちゃんと歩けるし，敗血症は，冷や汗をかいてひいひい息をしていて，頻脈があって血圧が低め……とあからさまに『やばそう』な感じがします．このイメージ＝ゲシュタルトをもとに鑑別を挙げると，心内膜炎の診断はできっこないのです．
　感染症の教科書でも，心内膜炎と敗血症を同じ章にまとめているのがありますが，それはあまりよくない教科書です．臨床的なアプローチが，できていないのですね．

　僕は患者さんを診察するときは，必ず手からいきます．いきなり眼にはいきません．だいいち，アルコール製剤で手指消毒してからいきなり眼にいったら，しみるでしょ（笑）．
　まず手をとって，両手の脈をとり，それから指や爪を見ます．心内膜炎のときは，爪に線状の出血が見えたり（splinter hemorrhage），手掌に無痛性のJaneway lesionが見えたり，有痛性のOsler結節が……こいつが見えることはあまりないんだけれど．
　あと，時々足の上に何かが乗っかって内出血……とか，指で血糖測っていて，血糖測定のための指先の針の後がJanewayか？と見えてしまって……なんて勘違いしちゃうことがあります．これは研修医の前でやるとかなり失笑物なので気をつけなければ．
　それで，手を十分に堪能してから顔に……と，ちょっと待った！
　僕としては，診察の時に文脈を大事にします．病気の診断のことばかり考えていると，しなやかな診察ができなくなるような気がします．
　このおばさん，えらい派手な指輪してるやんけ，おっと時計はなんとカル○ィエじゃありませんか．どうしているんだろう．
「あの，失礼ですが，お仕事は……」
「清掃業を」
　ええ？　掃除のおばちゃんがどうしてこんなに貴金属を持ってるの？
「あの，失礼ですが，ご主人は何を……」
「ああ，あたしと同業」
　夫婦で清掃業？　カルティエ？　貴金属？　ここで僕は訳が分からなくなりました．
　よく聞いたら，この方，ある清掃会社の社長マダムなんですって．うーん，マンダム（分かりませんよね）．それで納得だ．
　このように，納得いかないときは，納得のいく説明を求める癖みたいなのができてしまうのですね．患者さんの身につけているもの，サイドテーブルに載っている物，飾ってある花

束，写真，絵，手紙……全部注目します．これも診察・回診の一部です．見ているテレビ番組，読んでいる新聞・雑誌なんかも参考になります．

「おっ，今日も阪神勝ってますね（神戸ではこれでほとんどの患者さんは上機嫌）」
「へえ，朝○龍負けましたか（こっちはファンとアンチが半々なので慎重にコメント……）」
「あ，せっかく時代劇ご覧になっていたのに，回診でおじゃまして済みません」（さっさと終わらせますね……）
「へえ，これお孫さんが書いた手紙ですか？　おいくつです？」
　別に診断には寄与しないかもしれないけれど，こういうコミュニケーションって大事だと思います．患者さんのイメージも，より豊かにわき上がるし……

　眼を見るときに，なんとかの一つ覚えで，「貧血なし，黄疸なし」なんて言っていませんか．眼は貧血と黄疸を見るだけのためにあるわけではありません．
　例えば，眼瞼結膜の点状出血．こいつを見つけたら，ほぼ心内膜炎と思って間違いない……に限りなく近い．医療の世界では，間違いないは御法度で，never say never，なんだけれど．

　心音．実を言うと，僕も心音の聴取はそんなに得意なわけではないです．ただ，リットマンの電子聴診器は愛用していて，これの良いところは，ベル音と膜音が同時に聞こえることです．これは便利です．日本の業者さんで買うと高いので，インターネットで直接買っています．今（原稿執筆時点では）円高なので，チャンスチャンス．

http://www.steeles.com/

　もっとも，最近は国内の業者さんもそんなに高い値段を設定しなくなりましたが．インターネット販売って健全な価格調整をしてくれるんですねえ．
　学生の時は，とにかく心雑音が雑音と認識できるだけでも結構いけると思います．あとは，施設で一番心音聴取の上手な先生を捕まえて一緒に聞くこと．これに限ります．グラム染色と同じですね．
　最近は，心エコーもほとんど聴診器のように使いこなすドクターが増えました．僕は残念ながらエコーはへたっぴいなので偉そうなことは言えません．でも，いつかちゃんと勉強し

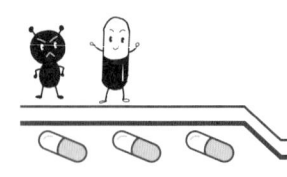

直したいなあ，とは思っています．

　ただ，いずれにしても，心音聴取や心エコー所見に引っ張られないのが肝心です．これらの所見がなくても，心内膜炎を否定するものではないのでした．ある技術におぼれてしまうと，それに流されて全体像が見えなくなってしまうので（僕にも経験あるから，分かるけど……），そこは要注意．1つの検査は全体像を凌駕しません．これはグラム染色でも心電図でも胸部X線写真でもMRIでもPETでも同じ．ここを間違えると，失敗まっしぐらです．

【結核のまとめ】

　結核ですよ．思い出すと，失敗談ばかりだなあ．

　とにかく診断がとても難しいのです．これはないだろ，と思っていたりすると結核だったりします．ケースカンファレンスで，石でも投げるみたいに診断名『結核』とかいっといてみてご覧．指導医は「うーん，それもあり得るねえ」なんて納得してくれると思いますよ．

　結核，梅毒，HIVはプレゼンテーションの多彩な御三家です．頭のてっぺんから足の先まで，ありとあらゆる臨床症状を伴ってやってきます．だから，このプレゼンだったら梅毒はありえないとか，結核はなさそうとか，HIVは考えなくてもよい，と自信を持って言うのは結構難しい．

　ただ，梅毒とHIVはいいのです．思いつきさえすれば，検査は比較的簡単ですから（ピットフォールはあるので，勉強はしなくてはいけませんよ）．でも，結核はたとえ疑ったとしても，決め手になる検査があまりないのです．

　培養検査で結核菌が生えればいいのですが，生えないことも多いですし，例え生えたとしても時間がかかり，結果が出るまで何週間もかかります．PCRは以外に感度が高くありません．顕微鏡の塗抹検査（抗酸菌染色）も然り．ADAもぱっとしない．ツベルクリン検査やクオンティフェロンは潜伏結核の診断にはある程度役に立つけれども，どちらも人間の細胞性免疫に依存した検査ですから，細胞性免疫が落ちると偽陰性になってしまいます．そして，その細胞性免疫が落ちている人にしばしば，結核という病気は発症するのです．なんというジレンマでしょう．

　おまけに，結核は人にうつります．ちゃんと疑って，適切に個室隔離をしないとその間に他の患者さんや医療従事者に感染させてしまいます．梅毒やHIVならこういうことは起きませんから，やはり結核はやっかいな代物なのですねえ．

　特に難しいのは結核性髄膜炎．臨床症状も既往歴も，曝露歴も全然役に立たないことがあ

ります．診察所見も血液検査も，CT，MRI もぱっとしない．髄液検査も単球優位で糖が低くて蛋白が高ければ……なんて言うけれども，僕はニューヨーク市の結核性髄膜炎を何百例も調べてみたけれども，結構バリエーションが多くてよく分からない，というのが実際だと思いました．

だから，疑わしければ罰しちゃえ……という見切り発車で抗結核薬を使っちゃったりするのです．半年間．これがまた結構苦痛です．何となく患者さんも良くなるんですが，抗結核薬のお陰なのか，単なるウイルスによる無菌性髄膜炎で，今せっせと飲んでもらっている抗結核薬は本当に役に立っているんだろうか？　という感じです．正直，よく分かりません．

「うーん，調子いいですね．良くなってるんじゃないんですか」

なんてコメントも空々しい．なんとも虚しい外来です．

やっぱり，診断の付いていない患者さんは難しいし，こうなんというか，comfortable ではありません．だから，診断をきちんと付けることについてはこだわりを持つことが大事なのではないかなあ，と思います．

そうそう，前にいた千葉の病院の医療圏では平均よりもたくさんの結核患者さんが見つかるので，千葉県のお役人が「ここは結核の多い地域ですねえ」なんて言っていたなあ．そんなわけない．すごい田舎だし，日当たりはいいし，とても結核が流行しそうな地域には見えません．結核はやはり都会で，やや経済的には苦戦していて，ごみごみしていて，人が多くて，というところで多いのです．単にそこではたくさんの結核を見逃さずに地道に診断していたという，そういう話でした．

結核は昔とても多かった病気なので，すこし年配の結核に慣れていらっしゃる方のエキスパートオピニオンは参考になります．「治療の副作用はこの時期に出やすいんだよ」とか，「結核性胸膜炎のドレナージチューブは，なかなかキズが閉じなくてね」なんて，こう細かいヒダの間を埋めてくれるような，親切なアドバイスをもらえます．まあ，逆に最近のスタディーとかを読んでいなくて，治療レジメンとかはちょっとなあ，と思うこともあるけれど……この辺，若手医師とベテラン医師がどのような形で協力し合えるか，興味深いケーススタディーになるかなあ，なんて思います．この世代間の格差なんて，古代からずっと続いてきた問題だし，未来永劫続いて行くであろう問題でもあるからです．だから，この問題を無視しようとしたり排除しようと思っても根源的に無理なのです．上手に形を作っていくに限ります．

あと，患者さんのことばは大事です．血液検査がぱっとしなくても，「なんとなく調子が

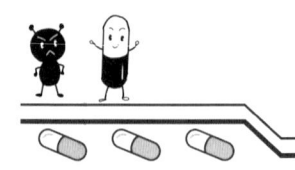

おかしい」みたいな微妙な症状が実は結核だったりします．ここでも大事なのは，時間とことば．患者さんのことばに耳を傾けて，オンセットを大事にします．数週間の単位で急に体調が悪くなった場合，『不定愁訴』で捉えてしまってはいけません．だって，例えば60年以上人生を生きてきた人が，なんで理由もなく数週間前から不定愁訴を訴え出すのか……通常なら納得いかないじゃないですか（5年前から，だと逆に結核の可能性はずいぶん低くなりますよね……）こういう感覚が大事だと思います．

　まあ，偉そうなことを書きましたが，僕も結核については新しいケースを見る度に新たな発見があり新たな勉強があり，新たな論文が見つかり，新たな議論が起き，まだまだ発展途上という感じです．この病気から学ばせていただくことは，とても多い．古くて新しい病気，結核は侮れません．大事な私の師匠の一人（一匹？）ですね．

まとめ

・原因の分からない熱に，とりあえず抗菌薬を投与しない．
・ステロイドも投与しない．
・心内膜炎を必ず鑑別に入れよう
・血液培養は2セット．

このたった4つのルールを守るだけで，多くの心内膜炎は正しく診断できます．日本では心内膜炎がまれな病気，と信じている人もいますが，それは間違いです．単に，ものすごく見逃されているだけなのです．

退院の日――

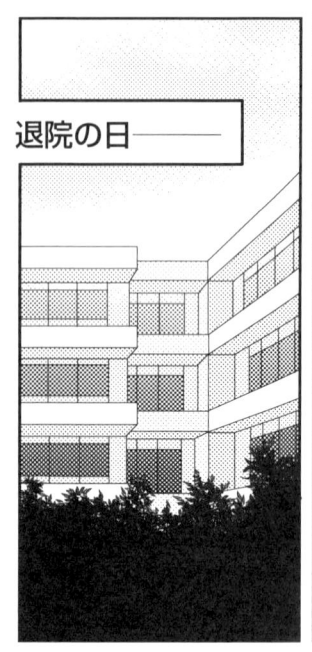

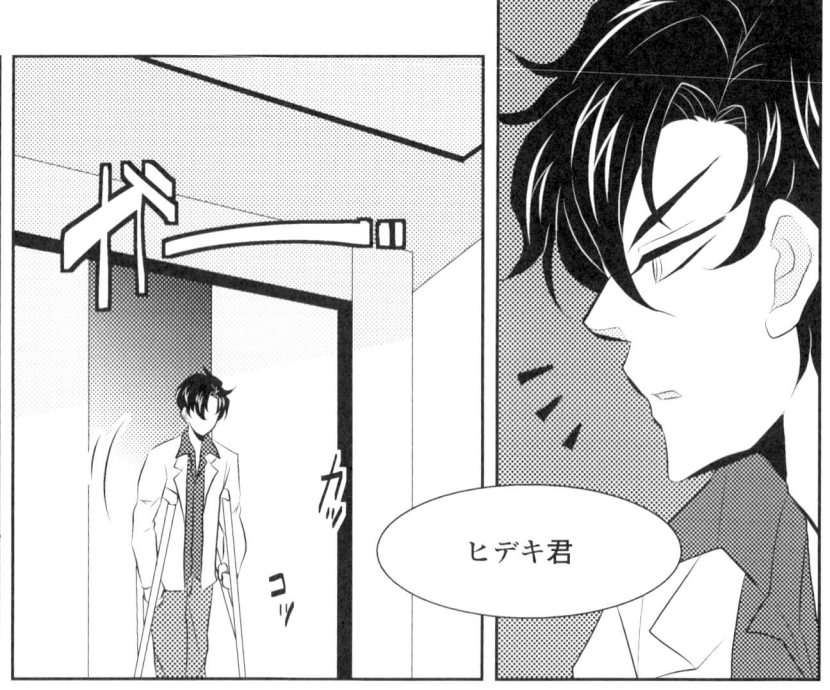

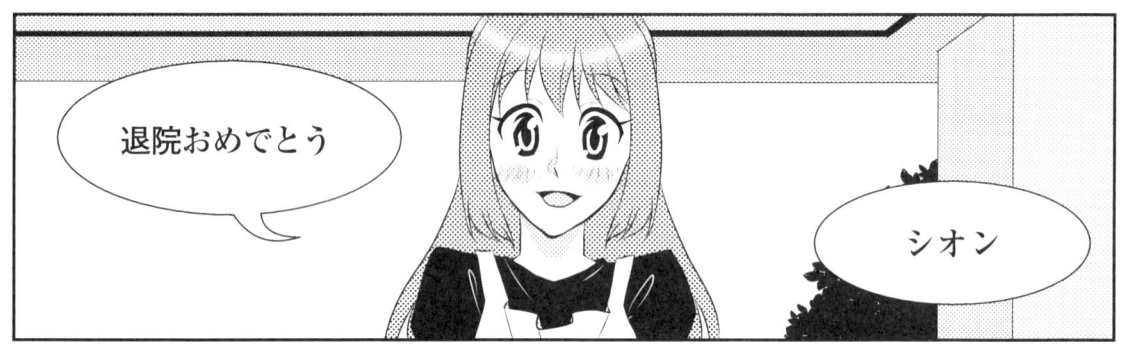

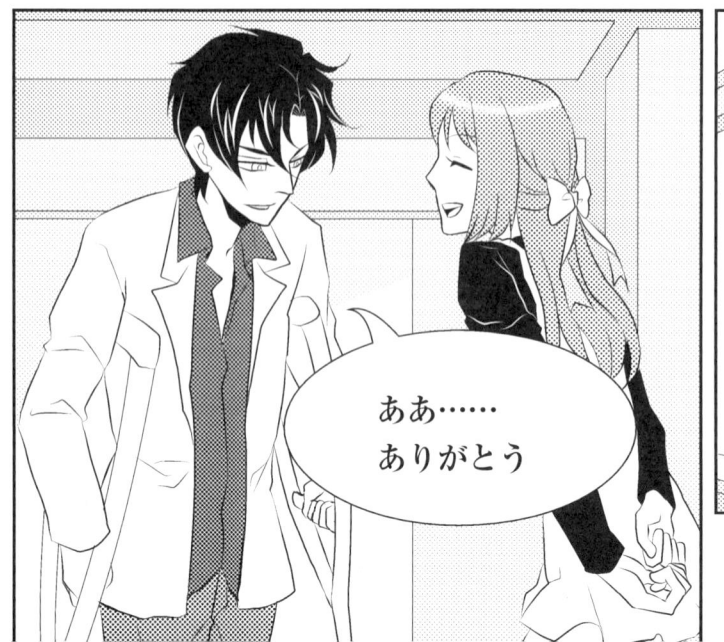

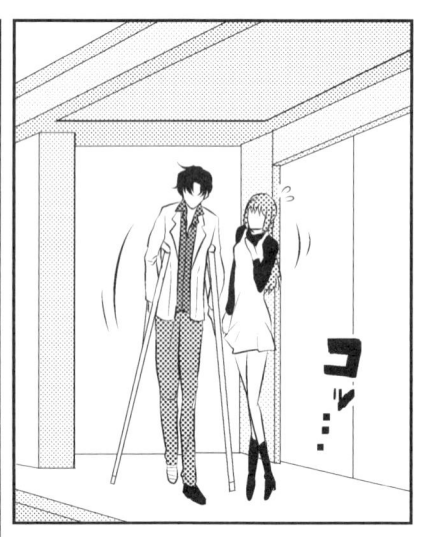

ヒデキ君

退院おめでとう

シオン

ああ……
ありがとう

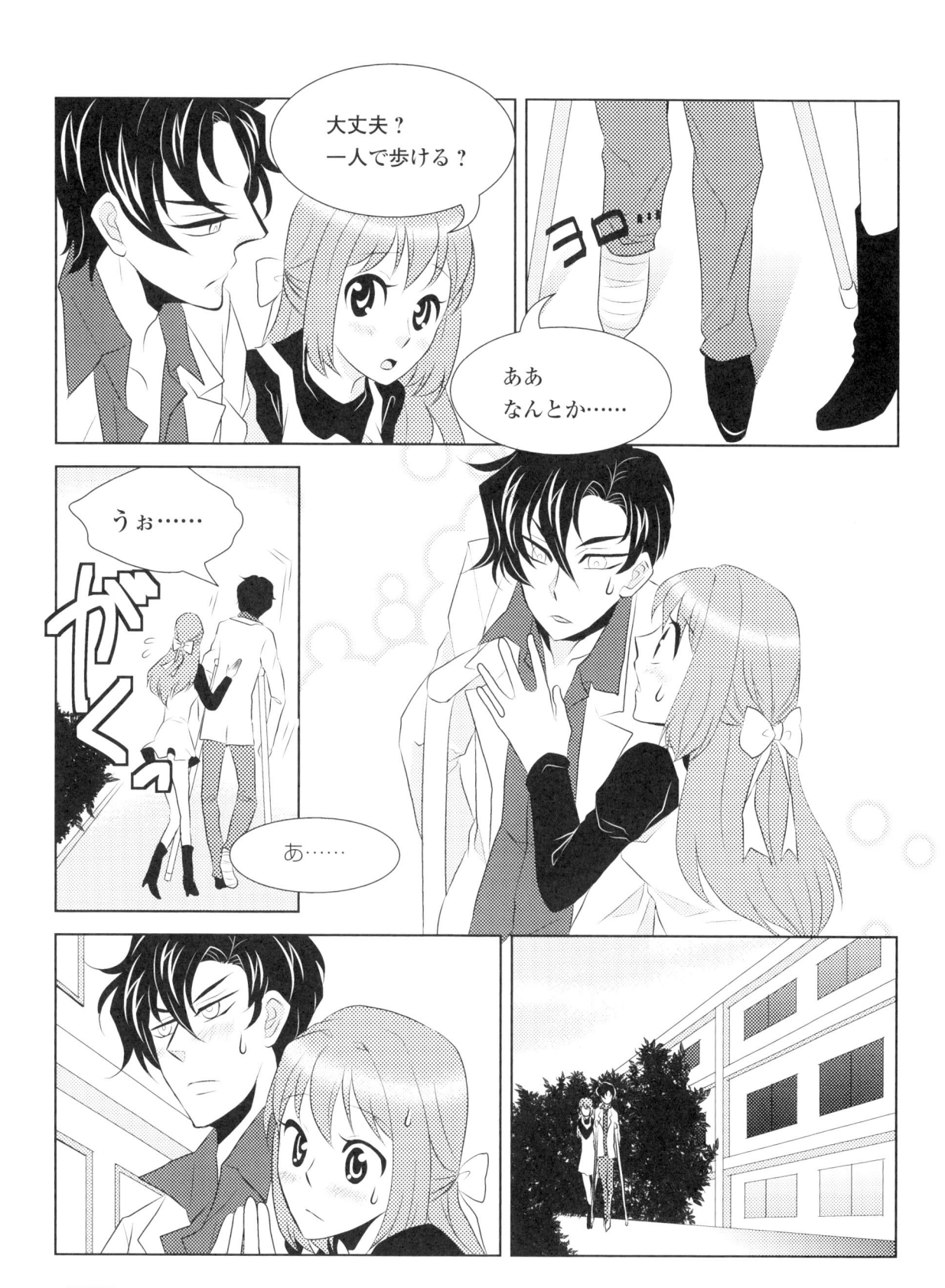

第6章 ◆ 感染性心内膜炎　感染症は難しい

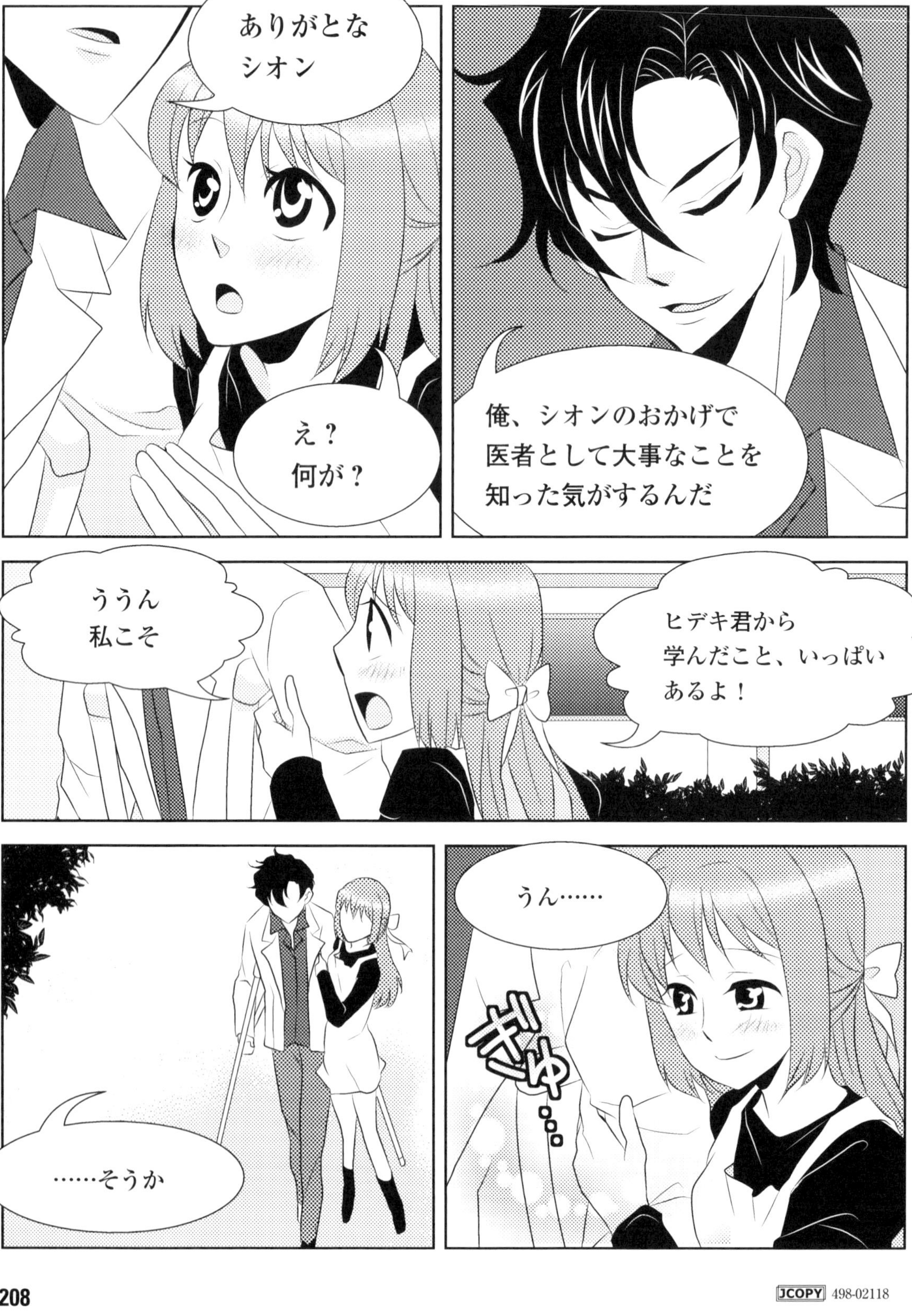
ありがとな
シオン
え？
何が？
俺、シオンのおかげで
医者として大事なことを
知った気がするんだ
ううん
私こそ
ヒデキ君から
学んだこと、いっぱい
あるよ！
……そうか
うん……
ぎゅ。。。

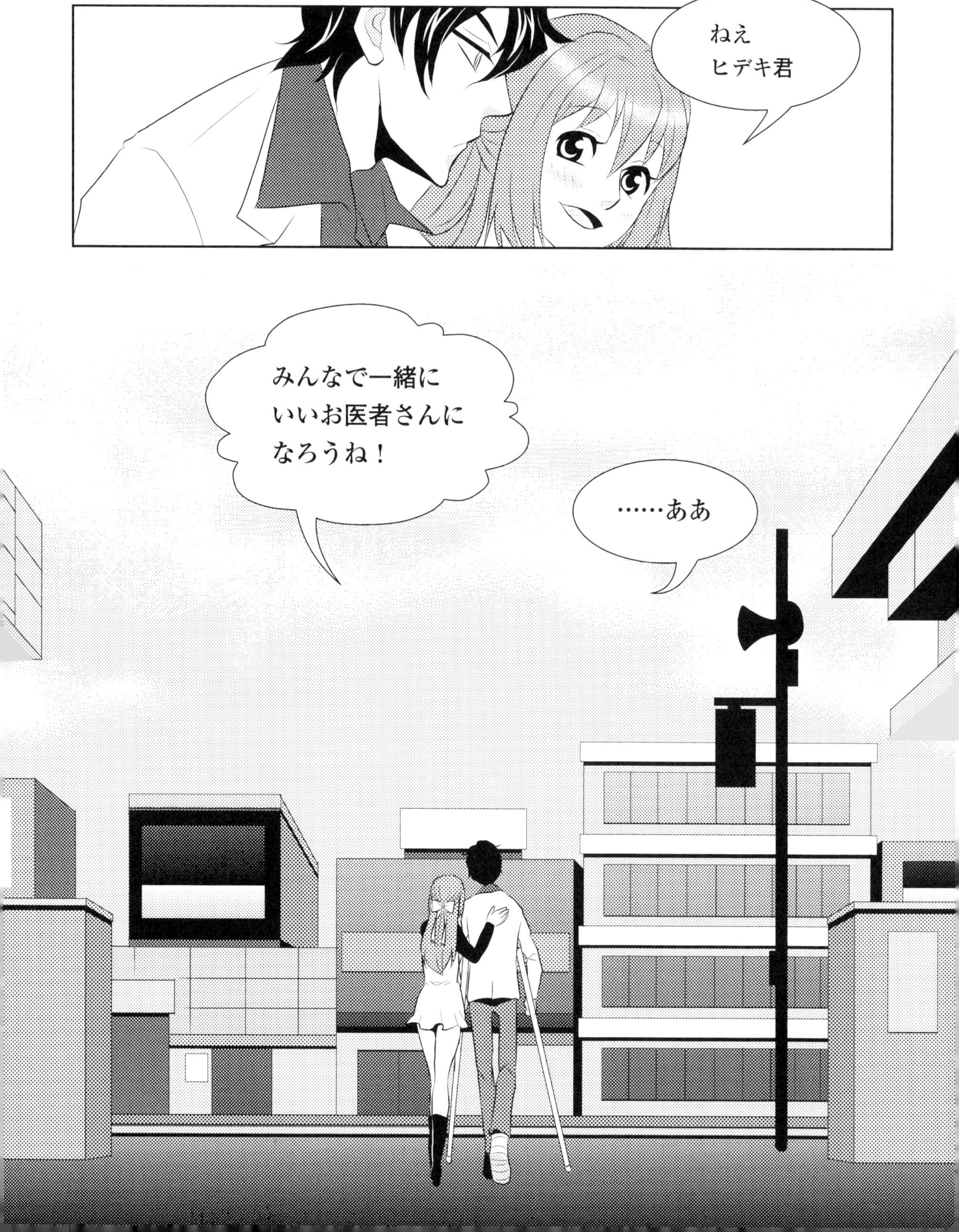
ねえ
ヒデキ君
みんなで一緒に
いいお医者さんに
なろうね！
……ああ

＜著者略歴＞
岩田　健太郎（いわた　けんたろう）

島根県生まれ

1997 年	島根医科大学（現・島根大学）卒業	2003	中華人民共和国一般医師免許
1997〜1998	沖縄県立中部病院研修医	2004	米国感染症科専門医
1998〜2001	コロンビア大学セントルークス・ルーズベルト病院内科研修医	2004	アイオワ州医師免許
2001	米国内科専門医	2004	亀田総合病院総合診療部・感染症内科部長代理
2001〜2003	アルバートアインシュタイン医科大学ベスイスラエル病院感染症フェロー	2005	同部長
2002〜2006	ロンドン大学熱帯医学衛生学校感染症修士コース（通信制）	2006〜2008	同総合診療・感染症科部長
2003〜2004	北京インターナショナルSOSクリニック家庭医	2008	神戸大学大学院研究科微生物感染症学講座感染治療学教授（現職）

● マンガ制作　株式会社トレンド・プロ／ブックスプラス
● シナリオ　　清水カツヒロ
● 作　　画　　弐月匡
● Ｄ Ｔ Ｐ　　マッキーソフト株式会社

マンガで学ぶ感染症　Ⓒ

発　　行　2009年8月1日　1版1刷
　　　　　2010年6月1日　1版2刷
　　　　　2012年6月1日　1版3刷
　　　　　2020年6月1日　1版4刷

著　者　岩田　健太郎

発行者　株式会社　中外医学社

　　　　代表取締役　青木　滋

　　　　〒162-0805　東京都新宿区矢来町62
　　　　電　話　03-3268-2701（代）
　　　　振替口座　00190-1-98814番

印刷・製本／三和印刷（株）　＜HI・KF＞
ISBN978-4-498-02118-1　　Printed in Japan

JCOPY　＜(社)出版者著作権管理機構　委託出版物＞
本書の無断複製は著作権法上での例外を除き禁じられています．複製される場合は，そのつど事前に，(社)出版者著作権管理機構（電話 03-5244-5088, FAX 03-5244-5089, e-mail: info@jcopy.or.jp）の許諾を得てください．